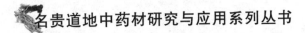名贵道地中药材研究与应用系列丛书

石斛的
研究与应用

梁　奇　梅全喜◎主编

U0301987

全国百佳图书出版单位
中国中医药出版社
·北　京·

图书在版编目（CIP）数据

石斛的研究与应用 / 梁奇，梅全喜主编 . -- 北京：
中国中医药出版社，2024.9. --（名贵道地中药材研究
与应用系列丛书）

ISBN 978-7-5132-8906-1

Ⅰ . R282.71

中国国家版本馆 CIP 数据核字第 2024HD9126 号

中国中医药出版社出版

北京经济技术开发区科创十三街 31 号院二区 8 号楼
邮政编码 100176
传真 010-64405721
三河市同力彩印有限公司印刷
各地新华书店经销

开本 710×1000 1/16 印张 18.5 字数 324 千字
2024 年 9 月第 1 版 2024 年 9 月第 1 次印刷
书号 ISBN 978-7-5132-8906-1

定价 76.00 元
网址 www.cptcm.com

服 务 热 线 010-64405510
购 书 热 线 010-89535836
维 权 打 假 010-64405753

微信服务号 zgzyycbs
微商城网址 https://kdt.im/LIdUGr
官 方 微 博 http://e.weibo.com/cptcm
天猫旗舰店网址 https://zgzyycbs.tmall.com

如有印装质量问题请与本社出版部联系（010-64405510）

为"名贵道地中药材研究
与应用系列丛书"而题

名贵道地中药材是我国中
医药的宝贵资源，望认
真开展研究，积极推广
应用！

己亥年 秋月

金世元

黄　序

我国地域辽阔，自然地理环境复杂多样，孕育了丰富的中草药资源。从最早的本草著作《神农本草经》载药 365 种起，至李时珍的《本草纲目》已发展至 1892 种，再到 1999 年出版的《中华本草》则猛增至 8980 种，而根据第四次全国中药资源普查统计，我国现有中药资源种类达 13000 多种。从古至今，中药资源不断发现与应用为历代人民防病治病、中华民族繁衍昌盛作出了不可磨灭的贡献，也极大地推动了中医药学的发展。

名贵道地中药在中医药临床防病治病过程中一直占据重要的位置，特别是在治疗某些疑难病、急性病及危重病方面，疗效显著，深受历代医家、患者的重视，在国内、国际医药市场享有较高声誉。名贵道地中药特指一些质量优良、药效独特、疗效显著、道地性强、资源稀缺的品种，主要有东北人参、鹿茸、冬虫夏草、蕲艾、新会陈皮、化橘红、广藿香、沉香、川附子、文三七、岷当归等。它们有的可单独用于疾病的治疗与养生保健，如由单味人参组成的独参汤能治疗元气欲脱、诸虚垂危之证；冬虫夏草对多种疾病有很好的治疗和保健作用，制作各种药膳和直接鲜用均备受欢迎；由蕲艾叶制作的艾灸用品成为养生保健热销产品；沉香、新会陈皮、化橘红等既是广东知名的地产药材，也是临床常用的道地药材，深受欢迎。有的药材又可配伍组成汤剂或中成药使用，如著名的参附汤，可治疗元气大亏、阳气暴脱的厥脱证，具补血止血、调经安胎作用的胶艾汤，以及主治痰湿咳嗽的二陈汤等。这些应用名贵道地中药材配伍的方药应用得当，则能效如桴鼓，救患者于垂危。此外，一些著名中成药配方中也有名贵道地中药材，这些中成药不仅畅销国内，还远销海外，为挽救世人的生命作出了重要贡献。

深入挖掘、研究与应用名贵道地中药材对确保中药质量、提高中药疗效及中医治疗水平等都具有重要意义。为此，全国各地中医药学者都十分重视开展名贵道地中药材的研究与应用工作，梅全喜教授就是其中一位代表。他早年就开展了蕲艾的研究与应用，持续几十年深入研究，取得骄人成果。近年来他又带领团队先后开展了鲜冬虫夏草、新会陈皮、沉香、鲜龙葵果等名贵道地中药材的研究与应用，取得显著成绩。为进一步收集、整理全国名贵道地中药材的研究与应用，梅全喜教授在前期工作的基础上，带领团队编写了这套《名贵道地中药材研究与应用系列丛书》。

　　这套丛书共计 50 种，所选药物均为我国名贵道地中药材，目前已完成蕲艾、冬虫夏草、沉香、新会陈皮、鲜龙葵果和重楼等，每种中药材独立成书。每本书全面系统地介绍了该名贵道地中药材的相关研究与应用成果，包括药用历史、本草学概述、生药学研究、炮制与制剂研究、化学成分、药理作用、临床应用及产业发展现状等内容，其中不少内容是作者团队研究的成果，具有较强的参考价值。相信本套丛书的出版，对名贵道地中药材的深入研究、推广应用及推动中医药产业的发展都将起到积极的作用。

　　有鉴于此，乐为之序。

中国工程院院士

中国中医科学院院长

2020 年元旦

前　言

中医药学是我国劳动人民几千年来同疾病做斗争的经验总结，是中华文明的瑰宝，也是打开中华文明宝库的钥匙。中药是中医药学的重要组成部分，是我国历代人民在漫长的岁月里与疾病做斗争的重要武器。我国地域辽阔，拥有丰富的中药资源，根据第四次全国中药资源普查结果，我国现有中药资源品种达13000多种，其中在中医临床上常用的有600多种，而能称为名贵道地中药材的有200种左右。

一般常见常用的中药材价格都不是很贵，但也有些非常珍贵的中药材品种，这些药材疗效显著，但资源极少，难以种植（养殖），物以稀为贵，因此它们的价格是十分昂贵的，有些珍品的价格甚至超过黄金的价格，这一类药材称为名贵中药材。1990年上海中医药大学出版社（现上海浦江教育出版社）出版的《中国名贵药材》收载常用名贵中药材50种。我国目前常用的名贵中药材有人参、西洋参、冬虫夏草、灵芝、雪莲、三七、番红花、沉香、石斛、天麻、重楼、蛤蚧、鹿茸、阿胶、海马、燕窝、哈士蟆、血竭、麝香、羚羊角、牛黄、珍珠等，其中许多都是道地中药材。道地中药材又称地道药材，是一个约定俗成的中药标准化的概念，是指一定的中药品种在特定生态条件（如环境、气候）、独特的栽培和炮制技术等因素的综合作用下，所形成的产地适宜、品种优良、产量较高、炮制考究、疗效突出、带有地域性特点的药材。1989年黑龙江科学技术出版社出版的由胡世林教授主编的《中国道地药材》一书收载常用道地中药材159种。我国常见常用的道地中药材有"四大怀药"（怀地黄、怀菊花、怀牛膝、怀山药）、"浙八味"（杭麦冬、杭菊花、浙玄参、延胡索、白术、温郁金、杭白芍、浙贝母）、"粤八味"（化橘红、广陈皮、阳春砂、广藿香、巴戟天、沉香、广佛手、何首乌），以及甘肃岷县的岷当归、山西长治的潞党参、江西清江的江枳壳、宁夏中宁的枸杞、山东东阿的阿胶、湖北蕲春的蕲艾等，这些都是闻名遐迩的道地中药材。这些名贵道地中药材一直是中医药防病治病的中坚力量，在治疗某些疑难杂症及危急重症方面疗效显著，深受古今医家、患者的欢迎，在中医临床上享有较高声誉。

为积极推动这些名贵道地中药材的研究、应用与产业发展，进一步挖掘整理其古今研究与应用的历史与经验，继承、发扬和推动名贵道地中药材在防治疾病、养生保健等方面的应用，笔者团队与相关单位及团队合作，决定在自己研究成果的基础上全面收集名贵道地中药材古今应用及现代研究资料，编写这套反映其本草记载、研究与应用历史，现代研究与应用情况的学术丛书《名贵道地中药材研究与应用系列丛书》。本套丛书初定50种，选择的都是国内外著名的名贵道地中药材品种，每种药材独立成书，全面系统地介绍该名贵道地中药材的相关研究与应用成果，包括药用历史、本草学概述、生药学研究、化学成分、药理作用、炮制与制剂、临床应用及产业发展现状等内容，其中不少内容是笔者团队的研究成果。这是国内第一套专门介绍全国名贵道地中药材的丛书，相信本套丛书的出版对于指导医药人员和普通老百姓深入研究及合理应用名贵道地中药材，推动中医药对全民健康事业的发展，以及推动相关产业发展都具有重要的意义。同时也期待全国各地有更多的单位、团队与笔者合作开展当地名贵道地中药材的研究与资料整理工作，将其纳入这套丛书，为推动各地名贵道地中药材的研究与应用、推动中药产业的发展作出积极贡献。

本套丛书在编写出版过程中得到了诸多单位和个人的帮助与支持，国医大师金世元教授应邀担任本套丛书的编委会名誉主任委员，并为本套丛书题词，中国工程院院士、中国中医科学院院长黄璐琦教授为本套丛书作序。在此一并致谢！

本套丛书出版工作量大、出版周期较长，书中若有考虑不周及遗漏之处，敬请广大读者提出宝贵意见，以便再版时修订提高。

梅全喜
2020 年元旦

编写说明

石斛是我国传统常用的名贵中药，系指兰科石斛属多种植物的新鲜或干燥茎的统称。因其独特的药用价值和保健功效，受到古今医家、道家及民间的重视。石斛稀少而珍贵，有"药中黄金"的美称，国际药用植物界称石斛为"药界大熊猫"，因其"久服轻身延年"，故又有"不老草"之称。唐代开元年间的道家经典著作《道藏》还将石斛列为"中华九大仙草"之首。

石斛药用历史悠久，历代本草医籍对石斛均有记载，其最早记载见于《山海经》，但将其作为药物应用则是始见于《神农本草经》，列为"上品"，载其"味甘平，主伤中，除痹，下气，补五脏虚劳，羸瘦，强阴，久服厚肠胃，轻身延年"，这也为石斛后世的药用性味功效奠定了基础。其后陶弘景在《名医别录》又记载了石斛的别名、产地、生态环境、采收时间、药用部位及加工方式等新的内容。东晋时期葛洪在《肘后备急方》中较早记载了石斛入方剂的应用，《雷公炮炙论》初次记载了石斛的炮制加工方法，后唐代《新修本草》《备急千金要方》《千金翼方》《外台秘要》、明代《本草纲目》、清代《本草备要》等医籍均收录了石斛的药用历史及功能主治，可见古代人们已经广泛使用石斛了。延续至现代，从《中国药典》（1963 年版）开始，往后每一版本的《中国药典》均有收录石斛，从 1977 年版至 2020 年版《中国药典》，收录石斛的具体品种包括金钗石斛、环草石斛、马鞭石斛（后修改为流苏石斛）、黄草石斛、铁皮石斛、鼓槌石斛、霍山石斛等。2023 年 11 月，国家卫生健康委员会和国家市场监督管理总局还将铁皮石斛新增入"药食同源品种"目录。

现代研究表明，石斛主要含有多糖类、生物碱类、萜类、黄酮类、芪类、酚酸类、苯丙素类、氨基酸及微量元素等化学物质。石斛有显著的抗氧化作用，有较强的还原氧化能力，能清除自由基和抑制脂质过氧化；石斛有较好的免疫调节和抗辐射作用，对免疫细胞的激活具有多成分、多靶点、多通路的特点；石斛还有抗肿瘤活性，有较好的降血糖、抗肺纤维化作用，并对肾脏、肝脏、中枢神经系统、心血管系统及消化系统有保护作用。石斛现代临床应用广泛，对多种疾病疗效显著，包括内科疾病如支气管炎、肺结核、糖尿病、甲亢性突眼、慢性胃炎、乙型肝炎、高血压、冠心病、关节炎、干燥综合征；外科疾病如皮炎、血栓闭塞性脉管炎；妇科疾病如卵泡发育不良型不孕症、多囊卵巢综合征；儿科疾病如小儿顽固性发热、小儿厌食症、小儿便秘；五官科疾病如干眼症、视疲劳、近视、弱视、葡萄膜炎、玻璃体混浊、视网膜病变；其他疾病如肿瘤放化疗损伤、足跟痛、早衰等。

近年来，随着生活水平的提高，养生成为热门话题，人们越来越关注药物的保健作用。石斛的高药用价值及其药食两用的特点受到人们的广泛关注，国内外市场需求量急剧增加，由于野生石斛资源日渐枯竭，已被国家列为二级保护植物。近年来，我国中药科研人员对石斛的关注度不断提高，对石斛的药用功效和种植加工进行了深入的研究，其药用价值将得以更好地挖掘和利用。但现有的出版物中正缺少一本全面系统介绍石斛的专著，为积极推动名贵道地药材的深入研究、推广应用与产业发展，进一步挖掘整理其古今研究与应用的历史及经验，继承、发扬和推广名贵道地药材在防治疾病、养生保健等方面的宝贵医药经验，我们组织有关专业技术人员编写出版了这本《石斛的研究与应用》专著。

全书共分八章，包括石斛的药用历史、本草学概述与生药学研究、制剂与炮制、化学成分、药理作用、临床应用、药膳食疗，以及石斛的综合开发利用和产业发展现状等。本书全面系统地挖掘和整理了古代医药学家及本草医籍在石斛研究和应用上所取得的宝贵经验，回顾和总结了现代医药工作者对石斛研究及应用所取得的最新进展。相信本书的出版对于石斛作为药食同源名贵药材的应用将起到积极的推动作用，也为推动石斛中药产业的发展作出积极贡献。

本书编写由深圳市宝安区中医院药学部牵头，中山市中医院药学部、广东药科大学中山校区实验中心、中山市黄圃人民医院药学部、广东一方制药有限公司技术中心、贵州赤水芝绿金钗石斛生态园开发有限公司等单位的专业技术骨干共同完成。本书出版得到了深圳市医疗卫生三名工程"深圳市宝安区中医院－广州中医药大学刘中秋教授中药制剂开发及转化药学研究团队项目"（项目编号：SZZYSM202206005）的经费支持。书中采用了广州中医药大学李薇教授、大连市药品检验检测院陈代贤主任中药师、香港浸会大学中医药学院陈虎彪教授、中国中医科学院中药资源中心郝近大研究员及安徽中医药大学第一附属医院张玉婷副主任中药师等提供的图片，编写中参考引用了部分医药专著和医药杂志公开发表的文献资料（参考文献附各章之后），在此一并表示衷心感谢！

由于时间仓促，加之水平有限，书中难免出现遗漏和差错，敬请广大读者提出宝贵意见，以便再版时修订提高。

《石斛的研究与应用》编委会

2024 年 5 月

目 录

第一章　石斛的药用历史

　　石斛是我国传统常用的名贵中药，是兰科石斛属多种植物的新鲜或干燥茎的统称。石斛的药用历史悠久，其药用始载于《神农本草经》，列为上品，因其独特的药用价值和保健功效，被历代诸多本草专著和中医药典籍收录，广泛运用于多种疾病的治疗。有关石斛的古方众多，且应用中非一种单用，而是多个品种石斛混用，又因其品种及产地不同，故有铁皮石斛、紫皮石斛、铜皮石斛、霍山石斛、川石斛、金钗石斛等诸多名称。石斛集药用和观赏价值于一体，除大部分品种可入药外，部分品种石斛因其花姿优美、花色艳丽、气味芬芳，而成为名贵的观赏花卉之一。

　　石斛稀少而珍贵，有"药中黄金"的美称，国际药用植物界称石斛为"药界大熊猫"。据唐朝开元年间道家经典《道藏》记载，石斛被誉为"九大仙草"（石斛、天山雪莲、三两重人参、百二十年首乌、花甲之茯苓、深山野灵芝、海底珍珠、冬虫夏草、肉苁蓉）之首。历代医家以石斛入药，用以"久服轻身延年"，故石斛又有"不老草"之称。古时，深山而居的人们生活困苦，疾病缠身而延医救治困难，多靠采集野生石斛来治疗各种疑难杂症，久之，铁皮石斛就有了"救命仙草"的美誉。九大仙草之中，只有石斛可以补阴，是唯一可以调理阴虚的，正所谓"阳虚易补，阴虚难调"。"滋阴生津"一向被认为是石斛最大的药性特点，历代名医如华佗、张仲景、孙思邈、李时珍等都用石斛医治过危重病患者，也多取其"滋阴生津"的功能，通过"滋阴生津"来改善人体的阴虚症状。

第一节　石斛药用历史

　　石斛喜附生于树干或岩石之上，饱浴云雾雨露，满受天地灵气，吸足日月精华而被称为"仙草"，是自古以来深受王公贵族推崇的传统名贵中药。关于石斛名字的由来说法众多，有人认为，"石"与"斛"两字合起来在古代的意思应是"如石之重，如斛之容"，由此表示古人对石斛的重视。有人认为，其生长环境"不借水土、缘石而生"，并因其茎有数节，每节形如古代的量具"斛"，因此得名"石斛"。另有人认为，古时人们用十斛米才能换得一点石斛来治病救人，于是就有名字"十斛"，再后来口耳相传逐渐演变成"石斛"。此外，斛是古代量器名，石斛多生水旁石上，形状如斛，故而得名。或说斛是秦汉时期皇室专用酒具，象征尊贵地位，石斛药效非凡、名贵稀有，故有石斛之名。石斛的药用历史如下。

一、先秦、南北朝时期

石斛之名，最早见于《山海经》，称为"禁生、林兰"，意即长在林下、溪旁。石斛作为药用始载于东汉末年的《神农本草经》，距今已有2300多年的药用历史，言其："味甘，平。主伤中，除痹，下气，补五脏虚劳、羸瘦，强阴。久服厚肠胃、轻身延年。一名林兰，生山谷。"将其归为上品，其意为石斛味甘、性平，主治内脏损伤，能除痹阻，使气下行，能补五脏虚损劳伤而消瘦，能使阴津强盛；久服更能滋养肠胃，能使身体轻巧，延缓衰老。《神农本草经》仅对石斛的性味、功能与主治范围等做了一定的描述，对石斛的形态、特征，特别是产地未加阐述，故无法考证所述确切为何种植物。虽然《神农本草经》的药学理论比较粗略，仅归纳了石斛最初的药学理论，但后世历代本草对石斛有不断的增补与发挥，《神农本草经》基本奠定了石斛药用功效的基础。

继《神农本草经》之后的《名医别录》为秦汉以来历代医家汇集的用药经验集录，在传抄《神农本草经》一书时增补收录了石斛的别名、产地、生态环境、采收时间、药用部位及加工方式等新内容："一名禁生，一名杜兰，一名石遂，生六安水傍石上。七月、八月采茎，阴干。"六安为今安徽省六安市一带，根据该区域的石斛属植物分布看，应为霍山石斛、铁皮石斛、细茎石斛等品种的石斛，但尚不能确定为何种石斛。该书还增补收载了当时诸多医家运用石斛的新功效，言其："无毒。主益精，补内绝不足，平胃气，长肌肉，逐皮肤邪热痱气，脚膝疼冷痹弱。久服定志，除惊。"该书填补了《神农本草经》的空白。

梁代陶弘景所撰《本草经集注》是把《名医别录》中的365种药与《神农本草经》合编而成，共收载了730种药物，对后世本草学发展影响巨大。该书首次新增了关于石斛产地、生境的记载"今用石斛出始兴，生石上，细实，桑灰汤沃之""近道亦有，次宣城间"。始兴为今广东韶关一带，有铁皮石斛、细茎石斛等分布；近道为江苏句容一带，宣城为今安徽宣城一带。并首次描述了石斛"色如金、形似蚱蜢髀者为佳"的外观形态特征，"髀"为大腿，其形态似蚱蜢大腿，在基部上方肿胀，向上逐渐变细。这与霍山石斛、铁皮石斛等形态相似，此为提示石斛的品种提供了重要依据。此外，《本草经集注》将石斛归于中风脚弱、虚劳两项中，明确石斛在"世方"中"最以补虚，治脚膝"，故可以推测当时医家多以石斛来治疗诸如虚劳、腰脚膝痹证等疾患。但由于文献资料的散佚，尚未见到该时期石斛的具体方剂组成，仅可见东晋时期葛洪《肘后备急方·治风毒脚弱痹满上气方第二十一》载"其有风引、白鸡、竹沥、独活诸汤，及八风、石斛、狗脊诸散，并别在大方中""孔公孽二斤，石斛五两，酒二斗，浸，服之"，以治风毒脚弱痹满上气的脚气之病，亦基本沿用了前代本草著作的功效治疗。

及至南北朝，雷敩撰《雷公炮炙论》，载有石斛的酒浸后酥蒸加工炮制法"凡使，先去头、土了，用酒浸一宿，漉出，于日中曝干，却用酥蒸，从巳至酉，却，徐徐焙干用"，更言石斛之功效："石斛锁涩，涩丈夫元气。如斯修事，服满一镒，永无骨痛。"

二、唐代

唐代本草专著《新修本草》为世界历史上第一部由国家制定的具有药典性质的书籍，是在《本草经集注》的基础上进一步修订补充后编撰而成。该书基本延续了《神农本草经》及《本草经集注》中石斛内容，称其："味甘，平，无毒。主伤中，除痹，下气，补五脏虚劳羸瘦，强阴，益精，补内绝不足，平胃气，长肌肉，逐皮肤邪热痱气，脚膝疼冷痹弱。久服厚肠胃，轻身延年，定志除惊。"石斛功效在此时期并没有增加内容。

此外，唐代代表性的方剂学著作有《备急千金要方》《千金翼方》《外台秘要》等，集唐以前方剂之大成，皆收录了唐及唐以前石斛的功能主治，多用石斛以补五脏虚损、疗腰脚膝痹症。如《千金翼方》载石斛："味甘，平，无毒。主伤中，除痹下气，补五脏虚劳，羸瘦，强阴，益精，补内绝不足，平胃气，长肌肉，逐皮肤邪热，痱气，脚膝疼冷痹弱。久服厚肠胃，轻身延年，定志除惊。"《备急千金要方》收录有石斛的使用方法："凡牛膝、石斛等，入汤、酒拍碎用之。石斛入丸、散者，先以砧槌极打令碎，乃入臼，不尔捣不熟，入酒亦然。""至于石斛、菟丝子等难捣之药，费人功力，赁作捣者隐主悉盗弃之。又为尘埃秽气入药中，罗筛粗恶随风飘扬，众口尝之，众鼻嗅之，药之精气，一切都尽，与朽木不殊。又复服饵，不能尽如法，服尽之后，反加虚损，遂谤医者，处方不效，夫如此者，非医之咎，自缘发意甚误，宜熟思之。"此外，甄权所著《药性论》云："（石斛）君，益气除热，主治男子腰脚软弱，健阳，逐皮肌风痹，骨中久冷，虚损，补肾积精，腰痛，养肾气，益力。日华子云：暖水脏，轻身，益智，平胃气，逐虚邪，治虚损劣弱，壮筋骨。"唐代开元年间的道家经典《道藏》更是将石斛中的铁皮石斛作为"中华九大仙草"之首，是九大仙草中唯一纯滋阴的药材，为历代道家修身养性首选的药物。

三、两宋时期

在宋代，国家重视医药事业发展，医药文化得到了进一步的发展和创新。宋代总结唐以前石斛的功效用法，使之在临床上的运用日趋广泛且逐渐成熟，其对石斛的运用基本延续了《神农本草经》《名医别录》等汉唐以前经典著作的记载，仍以补虚损、除痹症为主。《经史证类备急本草》载曰："味甘，平，无毒。主伤中，除痹，下气，补五脏，虚劳羸瘦，强阴，益精，补内绝不足，平胃气，长肌肉，逐皮肤邪热痱气，脚膝疼冷痹弱。久服浓肠胃，轻身延年，定志除惊。"《日华子本草》亦记石斛可"治虚损劣弱，壮筋骨，暖水脏，轻身益智，平胃气，逐虚邪"。苏颂等人编纂的官修本草《本草图经》总结了大量的民间用药、辨药知识，收录了《神农本草经》《本草经集注》《药性论》及《日华子本草》等本草著作中石斛内容，并在前人的基础上进行整理而有其独到的见解："石斛，生六安山谷水傍石上，今荆湖、川、广州郡及温、台州亦有之，以广南者为佳。多在山谷中。五月生苗，茎似竹节，节间生出碎叶；七月开花，十月结实；其根细长，黄色。"可见当时在湖南、湖北、四川、广东、广西、温州、台州等地都有石斛，且以广西的为最好。该书收录并引用了《雷公炮炙论》中关于石斛的采收、炮制内容："七月、八月采茎。以桑灰汤沃之，色如金，阴干用。或云以酒洗，拌蒸，炙成，不用灰汤。"并首次直观地描绘了两种石斛："其江南生者有二种：一种似大麦，累累相连，头生一叶，名麦斛；一种大如雀髀，名雀髀斛，惟生石上者胜。亦有生栎木上者，名木斛，不堪用。"在功效上，将石斛在北宋之前的功效进行了一次汇总，并补充云："石斛锁涎，涩丈夫元气。如斯修事，服满一镒，永无骨痛。"

在此时期，石斛的作用机理理论在传承中亦有所突破，如寇宗奭撰言："真石斛，治胃中虚热有功。"这与现代认为石斛具滋养脾胃、清退虚热之功效一致。

宋代的《太平惠民和剂局方》是我国也是世界上最早的国家成药处方集之一，该书中含有石斛方剂的应用十分普遍，诸如金钗石斛丸、天麻石斛酒、菟丝子丸、紫石英丸、石斛酒等多个以补益虚损、强壮腰膝为主的方剂，还有"明睛地黄丸"以滋肾养肝、明目之功应用于眼科。此外，该书收录有"金钗石斛丸"，为官修方书中以"金钗石斛"首次出现的名称。《圣济总录》中记载的"石斛散"可治疗"雀目，昼视精明，暮夜昏暗，视不见物"。可见，石斛尚有明目除障之功而应用于眼科，但并非其主要功效，该时期仍以补肾壮阳、舒筋利关节为主。

四、金元时期

金元时期，《增广和剂局方药性总论》仍沿用前朝石斛的功效主治，谓其："味甘，平，无毒。主伤中，除痹，下气，补五脏虚劳羸瘦，强阴，益精，补内绝不足平胃气，长肌肉，逐皮肤邪热痱气，脚膝疼冷痹弱，久服浓肠胃，轻身延年，定志除惊。"该时期的大型本草著作相对较少，主要以探讨医学经典中有关药物升降浮沉、归经等药性理论为主。如李东垣在《珍珠囊补遗药性赋》言："金钗石斛，解使元阳壮，腰疼膝痛并皆驱。"朱丹溪言"石斛君壮肾"，均认为石斛可壮肾而疗痹。而元代《瑞竹堂经验方》载有以金钗石斛等多种药材组方的"夜光丸"，及至半个世纪后，倪维德所编纂的眼科专著《原机启微》将其更名为"石斛夜光丸"，随着石斛夜光丸、石斛明目丸、鹿茸石斛丸等著名眼科方剂的涌现，明目除障逐渐成为石斛的重要功用之一。

五、明代

明代官修的一部本草书籍——《本草品汇精要》，基本沿用了《神农本草经》《名医别录》《图经本草》《新修本草》等本草典籍中石斛的相关记载并有新增，其载："（石斛）生六安，山谷水傍石上，今荆州、广州郡及温台州亦有之。荆襄及汉中江左出始兴、宣城、庐江始安（道地）、广南者为佳，五月生，七月、八月取收，阴干用，茎质类木贼而扁，色黄，味甘，性平缓，气浓于味，阳之阴，补肾气，暖腰膝。"陈嘉谟《本草蒙筌》记载："石斛，味甘，气平。无毒。多产六安，亦生两广。茎小有节，色黄类金。世人每以金钗石斛为云，盖亦取其象也。其种有二，细认略殊。生溪石上者名石斛，折之似有肉中实；生栎木上者名木斛，折之如麦秆中虚。石斛有效难寻，木斛无功易得。卖家多采易者代充，不可不预防尔。恶凝水石、巴豆，畏白僵蚕、雷丸。以酒浸蒸，方宜入剂。却惊定志，益精强阴。壮筋骨，补虚羸，健脚膝，驱冷痹。皮外邪热堪逐，胃中虚火能除。厚肠胃轻身，长肌肉下气。"

李时珍《本草纲目》对石斛有详细记载："石斛丛生石上，其根纠结甚繁，干则白软。其茎叶生皆青色，干则黄色。开红花，节上自生须根。人亦折下，以砂石栽之，或以物盛挂屋下，频浇以水，经年不死，俗称为千年润。"并正式将"金钗"作为石斛的别名而收载，对金钗石斛有比较详细的描述："石斛名义未详，其茎状如金钗之股，故古有金钗石斛之称。"可见金钗石斛之名古已有之。书中除引述自《神农本草经》至元明时期各家学所载石斛的学说外，还阐述了个人的发现与学术见解，补增了石斛"治发热自汗，痈疽排脓内塞"的解毒疗痈疽功效，自此后世医家将石斛用于治疗鹤膝风、下肢痈疽等外科疾患。

医家缪希雍在《神农本草经疏》中首次系统总结了石斛的配伍用法，后世医家多依从此说法："主治参互：同麦门冬、白茯苓、橘皮、甘草，则益胃强四肢。同麦门冬、五味子、人参、炙甘草、白芍药、枸杞、牛膝、杜仲，则理伤中，补五脏虚劳羸瘦，强阴益精。同枇杷叶、麦门冬、橘皮，则下气。得木瓜、牛膝、桑白皮、石楠叶、白鲜皮、黄柏、茯苓、菖蒲，则主诸痹及逐皮肤邪热痱气冷痹弱。"除此以外，缪希雍还讨论了石斛的药用之理："石斛禀土中冲阳之气，兼感春之和气以生，故其味甘平而无毒。气薄味厚，阳中阴也。入足阳明，足少阴，亦入手少阴……定志除惊者，以其入胃，入肾、入心、脾，补益四经，则四经所生病皆得治疗……又主除痹逐肌肤邪热痱气，脚膝疼冷痹弱者，兼能除脾胃二经之湿故也。"

李中梓在《删补颐生微论》中记载："石斛性和，主用宏多，但气力浅薄。得参芪便能奏功，专倚之，无捷得之效也。选择味甘者佳。"明代云南嵩明人兰茂著《滇南本草》，收录了石斛的功效及注意事项："味甘、淡，性平。升托阴中之阳也。平胃气，能壮元阳，升托发散伤寒。（补注）伤寒阳证，传入阴经，半表半里，或表证陷入于里，有升托发汗解表之功。退虚劳发热，一切寒热往来，形如疟症。治湿气伤经，故筋骨疼痛；升托散湿气，把注腰膝疼痛，不得屈伸，祛湿散寒，止疼痛。"

明代医学家仍偏于注重石斛清虚热、益精之功效，如李中梓《本草征要》言石斛："清胃生肌，逐皮肤虚热。强肾益精，疗脚膝痹弱。厚肠止泻，安神定惊。益阴也，而愈伤中；清肺也，则能下气……其安神定惊，兼入心也。"张景岳所著《景岳全书》中亦提到石斛的功效"乃性力之缓者，能清微热"。卢之颐《本草乘雅半偈》谓石斛："甘平，无毒。主伤中，除痹下气，补五脏，虚劳羸瘦，强阴，益精。久服浓肠胃。"李梴《医学入门》云石斛："甘平，平胃气，皮间热痛多生痱，定惊长肉益精神，内绝虚羸脚膝痹。"李中梓增补《雷公炮炙论》的有关内容而编撰成《雷公炮制药性解》，论述了石斛的归经并总结归纳了石斛的功效及炮制方法："（石斛）味甘，性平无毒，入胃肾二经。补虚羸，暖水脏，填精髓，强筋骨，平胃气，逐皮肤邪热，疗脚膝冷痹，久服浓肠胃，定志除惊。去根，酒浸一宿，曝干酥炙用，陆英为使，恶寒水石巴豆，畏僵蚕、雷丸。"

明代《普济方》中尚载石斛具润泽护肤的功效："充肌肤益气力，治颜色枯悴，治肾劳虚寒面肿垢黑、面无悦泽肌体虚羸，治颜色不泽志意昏沉，治血痹，去邪益心，悦颜色，壮筋力……"明代医家除注重石斛补虚、清热的功效外，还指出石斛能治疗肺部虚弱导致的咳嗽不止，如名医贾所学《药品化义》补载石斛能"治肺气多虚，咳嗽不止"。可见随着本草学的发展，石斛的功效主治在扩展补充的同时，其药性理论学说也得以丰富。

六、清代

延至清代，本草著作除了同样延续历代本草有关石斛的记载外，更增补了石斛性味、归经、归脏腑、配伍禁忌等中医药理论，特别是认为石斛的功效与其性味归经密切相关的归经理论，成为后世本草中石斛药物性味的一个重要内容，使得本草典籍中收载的石斛相关内容日臻成熟完备。如清代赵学敏《本草纲目拾遗》，总结了清中期以前的药物，其中收载石斛代茶饮的药用方法及功效："霍石斛解暑醒脾，止渴利水，益人气力。其功长于清胃热，惟胃肾有虚热者宜之，虚而无火者忌用。清胃除虚热，生津已劳损，以之代茶，开胃健脾。功同参芪。""以石斛代茶，能清胃火，除虚热，生津液，利咽喉，开胃口，化痰涎。"清初名医张璐撰《本经逢原》讲述该药的主要疗效及临床使用特点，言："石斛是足太阴、少阴脾肾之药。甘可悦脾，故厚肠胃而治伤中。咸能益肾，故益精气而补虚羸，为治胃中虚热之专药；又能坚筋骨，强腰膝，骨痿痹弱，囊湿精少，小便余沥者宜之。"张志聪及其弟子所著《本草崇原》为历史上第一部注释《神农本草经》的药学专著，仍延续了《神农本草经》的记载，并对其中关于石斛除痹之功加以详细论述："《本经》上品，多主除痹，不曰风寒湿，而但曰痹者，乃五脏外合之痹也。盖皮者，肺之合。脉者，心之合。肉者，脾之合。筋者，肝之合。骨者，肾之合。故除痹即所以治五脏之虚劳羸瘦，是攻邪之中而有补益之妙用。治伤中即所以下气，是补益之中而有攻邪之神理云。"黄宫绣所著《本草求真》载："石斛（专入脾肾）……甘淡微苦咸平。故能入脾而除虚热，入肾而涩元气。"汪昂撰《本草备要》曰石斛："补肝肾，甘淡入脾，而除虚热，咸平入肾，而涩元气。益精，强阴，暖水脏，平胃气，补虚劳，壮筋骨。疗风痹脚弱，发热自汗，梦遗滑精，囊涩余沥。"并阐述了石斛的炮制加工方法及配伍禁忌："去头、根，酒浸用。恶巴豆，畏僵蚕。细锉水浸，熬膏更良。"吴仪洛《本草从新》言石斛："平胃气、除虚热。甘淡微咸微寒，平胃气。"陈其瑞《本草撮要》载："石斛味甘咸，入足阳明太阴少阴经，功专清胃热，兼益肾精。"周岩撰《本草思辨录》中除描述了石斛的生境、形态特征外，更以五行学说论证了石斛具有补肾、益肺、健脾、利肠胃等多重功效："石斛借水石而生，若石挹水以溉斛，斛因石以吸水。石属金，内应乎肺，气平亦入肺，水则内应乎肾，其为引肾阴以供肺，肺得之而通调下降无惑矣。斛之生不资纤土，而味甘淡则得中土之正，色黄又主五金之贵，合乎胃为戊土而属阳明燥金，与肺皆职司下行，故其为用，每以肺胃相连而着。惟既禀土德，何能于脾无与，肺胃与大肠皆一气直下，又何能于大肠无与。此石斛入肾，入肺，入胃而兼入脾，入大肠之所以然也。"并强调石斛是肾脏、肺脏、脾脏和肠胃方面的药物："叠鞘石斛，为肾药，为肺药，为脾药，为肠胃药，是故肺胃得之则下气平气，脾得之则长肌肉，肠得之则浓肠，肾得之则益精，大凡证之恰合夫斛者，必两收除痹、补虚之益。"

清代后期医家凌奂所著《本草害利》提出"药害"理论，强调根据病证辨证用药，趋利避害，对于合理用药、减少"药害"具有现实的指导意义，书中指出石斛："（害）长于清胃除热，惟胃肾有虚热者宜之。虚而无火者，不得混用。长、虚、味大苦者，名木斛，服之损胃。（利）甘淡微寒，清胃除虚热，补肾涩元气，疗脚膝。"《本草经解》托名当时著名医家叶天士得以广泛流传，实为姚球所著，该书对《神农本草经》等书的原文做了必要的注解，称石斛："气平，禀天秋降之金气。入手太阴肺经。味甘无毒。得地中正之土味。入足太阴脾经。甘平为金土之气味。入足阳明胃、手阳明大肠经……石斛味甘益脾胃，所以强阴。精者，阴气之英华也。甘平滋阴，所以益精……石斛同麦冬、五味、人参、白芍、甘草、杞子、牛膝、杜仲，理伤中，补虚劳，强阴益精。同麦冬、白茯、陈皮、甘草，治胃热四肢软弱。专一味，夏月代茶，健足力。"徐大椿所著《神农本草经百种录》认为石斛："主伤中，培脾土。除痹，治肉痹。下气，使中气不失守。补五脏虚劳，后天得养，则五脏皆补也。羸瘦，长肌肉。强阴，补脾阴……故洪范论五行之味，润下作咸，炎上作苦，曲直作酸，从革作辛，皆即其物言之……石斛味甘而实淡，得土味之全，故其功专补脾胃，而又和平不偏也。"汪讱庵《本草易读》延续了前人对石斛功效的论述，并详尽记录了石斛的炮制方法及配伍禁忌："去头与根，酒浸日晒酥蒸用。陆英为使，恶凝水石、巴豆，畏雷丸、僵蚕。甘，淡，微咸，无毒。"蒋介繁《本草择要纲目》介绍了石斛："甘平无毒，短而中实如金钗者良，阴中之阳，降也，乃足太阴脾、足少阴右肾之药。"

严洁等人编撰的《得配本草》论述了石斛的配伍组方："即金钗石斛……但力薄必须合生地奏功。配菟丝，除冷痹（精气足也）。佐生地，浓肠胃（湿热去也。虚寒者用之，泄泻不止）。佐以川芎搐鼻，治睫毛倒入。使以生姜煎服，治阴湿余沥。"对后世临证应用石斛有重要的指导价值。黄元御撰《玉楸药解》曰："（石斛）味甘，气平，入手太阴肺、足少阴肾经。"并增补石斛能"降冲泻湿，下气通关"，故有"治发热自汗，排痈疽脓血，疗阴囊湿痒，通小便淋漓"的功效之说。冯兆张著《冯氏锦囊秘录》论述石斛"主治（痘疹合参）入胃……痘后调理，药中多用"，扩大了石斛的适应证，并具有现实指导意义。同时期的曾香田辑《痘疹会通》，收录了以地骨皮、牡丹皮、金钗石斛等组方而成的"地骨皮散"，主治麻疹退清之后，虚热神昏，阴虚血热者。

七、近现代药用研究

民国时期，石斛入方大多取其滋阴清热、除障明目的功效，多治疗虚热型疾病、眼科疾病。清末至民国时期医学家张山雷著《本草正义》，首次将铁皮石斛从石斛属中明确列出，第一次正式定义了铁皮石斛的名称、性状、形态："必以皮色深绿，质地坚实，生嚼之脂膏黏舌味厚微甘者为上品，名铁皮石斛，价亦较贵。"指出："石斛清热降气，专泄肺胃虚火，而味亦不薄。故为益胃强阴之品。"并强调"若老人虚人，胃液不足，而不宜太寒者，则霍山石斛为佳"。张宗祥《本草简要方》云："石斛主治生胃液，益气，除虚热，强阴补精，安神定惊，逐皮肤邪热，腰脚软弱痈疽，排脓内塞。"

1935 年陈存仁在《中国药学大辞典》石斛项下"近人学说"栏目中引用徐究仁对石斛的几个观点："①石斛功能清胃生津，胃虚热者最宜。石斛专滋肺胃之气液，气液充旺，肾水自生。②夫肺胃为温邪必犯之地，热郁灼津，胃液本易被劫。况复南人阴虚，温邪为多。如欲清胃救津，涵疹滋痞，自非用石斛之甘滋清灵不为功。③抑有不可滥用石斛者，如温病尚未化燥，没见口燥欲漱，苔腻皮干，理宜辛淡之法，若误用石斛，则舌苔立转黑燥，湿遏热蒸，渐入昏谵者有之，是又不可不谛审者也。"认为石斛最能清胃生津，胃、肾虚热最适合，尤功专温邪致肺胃阴津耗劫。书中指出石斛的功效："养胃阴，除虚热，对胃略能促进胃液，帮助消化之不足，至肠能激肠蠕动，且能制止其吸收力，故能使积粪排出，同时亦能使体温下降三度余，乃作健胃强壮药。"书中还特别提到霍山石斛："若老人虚人，胃液不足而不宜太寒者，则霍山石斛为佳……而近时更有所谓绿毛风斛者，色作淡绿，质柔而软，味浓而又富脂膏，养胃益液，却无清凉凝脾之虚，确为无上妙品……"

从历年各版《中华人民共和国药典》（以下简称《中国药典》）来看，1953年版《中国药典》并未收载石斛，自1963年颁布的第二版《中国药典》始收载，但未对具体品种做规定。1977年版开始规定具体品种，从1977年版至2020年版，规定的具体石斛品种涉及金钗石斛、环草石斛、马鞭石斛（后修改为流苏石斛）、黄草石斛、铁皮石斛、鼓槌石斛、霍山石斛等。石斛的功能主治在历版中亦存在着不断的变化，如1963年版《中国药典》中首次收载的石斛具有"滋阴除热，生津止渴"之功效，用于"热病伤津，口干烦渴，病后虚热"；1977年版《中国药典》中的石斛功效为"养阴益胃，生津止渴"，用于"热病伤津，口干烦渴，病后虚热"；1985年版《中国药典》中石斛的功效调整为"益胃生津，滋阴清热"，用于"阴伤津亏，口干烦渴，食少干呕，病后虚热，目暗不明"，此石斛的功能主治一直沿用到2005年版《中国药典》；2010年、2015年、2020年版《中国药典》中石斛的功效与1985年版相比没有更改，但其主治病症增加了"胃阴不足，阴虚火旺，骨蒸劳热，筋骨痿软"等主治病症。自2010年版开始，到2015、2020年版《中国药典》另单设铁皮石斛，其功能主治与石斛的功能主治一致，并无修改。2020年版《中国药典》收录石斛、铁皮石斛，其中石斛和铁皮石斛的功效主治为"益胃生津、滋阴清热，用于热病津伤，口干烦躁，胃阴不足，食少干呕，病后虚热不退，阴虚火旺，骨蒸劳热，目暗不明，筋骨痿软"，并收载有中成药制剂石斛夜光丸，为石斛与其他24味中药炼制成的水蜜丸、小蜜丸和大蜜丸，用于治疗肝肾两亏、阴虚火旺、视物昏花。

《中华本草》记载石斛的功能主治："生津养胃，滋阴清热，润肺益肾，明目强腰。主治热病伤津，口干烦渴，胃阴不足，胃痛干呕，肺燥干咳，虚热不退，阴伤目暗，腰膝软弱。"其收录的功效与《中国药典》大致相同，但另增有润肺之功而可用于肺燥干咳。

其实，石斛除主要具"滋阴补虚"之功外，其"除痹"功效早在《神农本草经》中就有记载，但却往往为后世所忽视，但随着对石斛的发掘研究，其治疗疾病谱有所不同，及至现代有医家临床用于治疗脚膝痹症。1996年有作者发表《浅议石斛除痹》，文中明确提到"本品甘滋轻灵，人多用于养胃，其除痹之功，近人有所忽视，不知本品亦为除痹之良药，尤宜于久痹虚羸者"。临床上治疗痹证，曾多用疏风活络、温经散寒、祛风通痹、活血通络等法，一部分患者用之有效，一部分患者效果不明显，亦有不仅无效，而且越治越重者。后来对于热痹采用甘寒养阴通络法，重用石斛滋阴荣筋，可使阴液得养，脉络自通，每收良效。《岳美中医案》亦载有岳美中用四神煎治疗鹤膝风，方中重用石斛。国医大师朱良春教授亦善用石斛治疗痹证，以痹证久延，肝肾阴伤，呈现筋脉拘挛作痛、形体消瘦或午后低热、舌红少苔、脉细数者用之为多。另有学者认为石斛可用于机体正虚失养及静脉阻塞气血闭阻之疼痛，尤其脾胃阴伤、肝肾不足的虚热之证，其作用机理在于石斛味甘养阴生津，助机体阴伤之恢复，性寒清热以促气血和，并具有养阴不助湿、清热不伐正的特点。由此看出，现代医家逐渐开始重视石斛"除痹"之功效，将石斛视为补虚除痹、祛邪扶正之主药，更将其作为血管的保护剂，将其运用至心血管方面，取得良效。

石斛作为我国传统名贵中药材，药用价值显著，为历代医家所青睐。当下，随着生活水平的提高，养生成为热门话题，人们越来越关注药物的保健作用。石斛的高药用价值及其药食两用的特点受到人们的广泛关注，国内外市场需求量急剧增加。由于野生石斛资源日渐枯竭，已被国家列为二级保护植物。近年来，我国中药科研人员对石斛的关注度不断提高，对石斛的种植及药用功效进行了深入研究，其药用价值得以更好地挖掘和利用。近现代多用石斛之滋阴清热、养胃益肾及养肝明目除障等保健养生功效。

综合上述，从秦汉到唐宋再到明清及至当代，石斛的发展史可以说与中医学的历史息息相关。伴随着历代本草学术发展，对石斛药性功能理论的认识与临床药学实践不断丰富和发展提高。

第二节　不同石斛品种的药用历史考证

由于石斛应用的古今品种不一致，历代本草学家对其收载的石斛给予不同的命名，造成石斛在历代本草中收录的名字比较混乱，同时，不同品种的石斛其性味、功效及临床应用在历代本草的收载非完全一致，故有必要对几个重要的药用石斛品种进行考证，以正本清源。

一、霍山石斛的药用历史考证

石斛产地，最早汉魏时期著录的是安徽六安一带，唐宋以来扩展到两广地区，明代较为推崇川产、浙产，清代则推崇霍山所产之霍山石斛。其中，石斛属中有"中华仙草之最"之称的霍山石斛是安徽道地药材之一，主产于安徽霍山县，为历代本草中明确记载的药用石斛，因其品质上乘而作为石斛属中的珍品备受历代医者推崇。早在魏晋时期的《名医别录》中记载石斛产地"六安"，六安为霍山石斛分布区，结合产地，即可知所言为霍山石斛，其应用历史悠久。霍山石斛因其品质优良在唐代已成为贡品，据唐《通典》记载，淮南道年贡石斛230余斤，其中寿州（今霍山岳西一带）生石斛50斤。到北宋时，霍山石斛仍然是上等药品，每年都要上贡。不过由于野生石斛的大量开采，霍山石斛产量迅速下降。北宋时淮南道每年进贡量下降到了40斤，其中寿州（今霍山县）只进贡10斤，寿州（霍山）进贡的石斛应当是霍山石斛，从其数量的变化说明当时霍山石斛已是非常珍贵而且资源十分稀少。

霍山石斛之名始见于清代著名医家赵学楷《百草镜》（《本草纲目》转引）："石斛，近时有一种形短只寸许，细如灯心、色青黄、咀之味甘、微有滑涎，系出六安州及颍州府霍山县，名霍山石斛，最佳。咀之无涎者，系生木上，不可用，其功长于清胃热，惟胃肾有虚热者宜之，虚而无火者忌用。"清代最重要的本草专著当推赵学敏的《本草纲目拾遗》，书中对霍山石斛产地、植物形态、产品加工应用情况及伪品鉴别、功效作用等有明确、详尽的阐述："出江南霍山，形较钗斛细小，色黄，而形曲不直，有成毬（球）者，彼土人以代茶茗，云极解暑醒脾，止渴利水，益人气力。或取熬膏饷客，初未有行之者，近年江南北盛行之，有不给。市贾率以风兰根伪充，但风兰形直不缩，色青黯，嚼之不黏齿，味微辛，霍石斛嚼之微有浆，黏齿，味甘微咸，形缩者真。""今市中金钗及诸斛俱苦而不甘，性亦寒，且形不似金钗，当以霍斛为真金钗斛。"书中还特别记载了霍石斛"有成毬（球）者"，这是枫斗雏形的最早记载，可见枫斗的起源应来自霍山石斛。该书又引范瑶初所述："霍山属六安州，其地所产石斛，名米心石斛，以其形如累米，多节，类竹鞭，干之成团，他产者不能米心，亦不能成团也。"

且由于该品种的石斛出自霍山，因此专称为"霍山石斛"，以示有别于其他地区所产之石斛。又因其尺寸大小仅两三寸，且色黄并形似金钗故亦称之为金钗石斛（金钗为古代女子一种固定头发的首饰，一头大，一头小，比较像米斛）。

《神农本草经百种录》中亦提及霍山石斛："石斛其说不一，出卢江六安者色青，长三二寸，如钗股，世谓之金钗石斛，折之有肉而实，咀之有腻涎黏齿，味甘淡，此为最佳。"该著作流传到日本，日本学者铃木素行在《神农本草经解故》中亦引用了他对石斛的真伪判定之法。这几部书对霍山石斛的产地、形态特征、生长环境、功效、品种鉴定等进行了详细的描述，成为霍山石斛在清代推广和应用的重要依据。同时也表明当时霍山石斛和金钗石斛被视为一物，并没有完全分开而共同述说。其实尚早于赵学敏《本草纲目拾遗》成书以前，六安本地人杨友敬熟知当地石斛的情况，在《本草经解要》刊行之时，在该书"附余"考证中详细记录了霍山石斛的有关资料，如霍山石斛生品形态矮小的特点："其生者高不及寸，极似矮小瓦松，丛生连根，种之磁盘。"更首次讲到了如何采摘峭壁上的石斛："然六境罕有，产英邑深山中，峭壁千寻，可望而不可即。采者自巅顶缒巨绳而下及山腰，用器极力搜剔，令纷纷坠落，始就涧谷敛取，亦至危险矣。"更言其自然产量低、需求量大，然而官员不珍惜，造成浪费，故弥足珍贵："且每斤干才数两，故采者绝少……彼地亦甚贵。以上官熬膏，需索无厌也，取之铢锱，用之土苴。"

到了清末民国时期，霍山石斛的名气早已是家喻户晓，甚至报纸、药房、医学字典，均收录有霍山石斛的信息。《申报》是中国近代影响深远的一份报纸，清朝同治年间（1872年）便已创刊，具有很高的史料价值，被称为"近现代史的百科全书"。早在清光绪十一年八月十二日的《申报》，即1885年9月20日就有关于"霍山石斛"的报道。珠溪同仁堂报道某病治疗过程："后腹中不饿，胸前必觉大热，思食生冷之物，切勿与食。此系胃津枯乏，并非病情化热。急用米炒洋参二钱、霍山石斛五钱、通草五分，煎服。其热自退。"1912年（民国元年）出现了霍山米斛枫斗的药材拍卖信息。另据1938年的《申报》记载，当时霍山米斛枫斗的价格基本上超过所有诸如野山参、鹿茸等昂贵中药材。此外，民国时期的《药性字典》也明确记载了霍山石斛的产地和枫斗等信息："霍山石斛……之产于安徽霍山者……亦号枫斗。"可见在当时，对霍山石斛的认知已经十分普及。然而由于数百年来只采集而不培育，致使野生资源稀少，濒临灭绝。1950～1975年间，霍山县医药公司每年只能收购到1～5kg霍山石斛鲜货，后渐难收到。由于野生霍山石斛濒危，再加上自然繁殖率十分低、生长环境苛刻，霍山石斛在相当一段时间里几乎销声匿迹。2012 年出版的《中国珍稀濒危药用植物资源调查》一书中将霍山石斛（米斛）列为"国家一级濒危药用植物"。

二、金钗石斛的药用历史考证

至于石斛中的另一个品种金钗石斛，因其茎两头细小，中间粗壮，整枝扁平状，色泽金黄，形如古代"发簪"金钗，故称为"金钗石斛"。金钗石斛被历代医家奉为滋阴圣品，古本草文献中多有论述，如宋代寇宗奭《本草衍义》论石斛："世又谓之金钗石斛，盖后人取象而言之……其色深黄光泽，真石斛治胃中虚热有功。"李时珍在《本草纲目》中曰："石斛名义未详，其茎状如金钗之股，故古有金钗石斛之称。"《本草蒙筌》《本草求真》等在描述石斛的外形时，都明确为"色黄如金，旁枝如钗"的金钗石斛。《得配本草》更是直接在"石斛"的条目下注明"即金钗石斛"。清代张仁锡编撰的《药性蒙求》中已将石斛分为"鲜霍山、川金钗、鲜石斛"几种药材名称加以区分。清代张璐《本经逢原》论述了金钗石斛"以其色黄如金，旁枝如钗，故有是名"，并指出"近世绝无此种，川者差堪代用，其余杂产、味苦色晦、中虚多歧者，味皆极苦，误用损人"，谓金钗石斛珍稀奇缺，其功效非他药所能替代。可见当时本草所指的金钗石斛，金钗仅仅是因形状、颜色相像而言，而非真正的金钗石斛。

三、铁皮石斛的药用历史考证

石斛属的另一个品种"铁皮石斛"为近现代以来才出现的名称，民国张山雷著《本草正义》中首次记载了"铁皮鲜斛"，此外还记载了其他多种石斛的性状及品质："古人惟以色黄如金，茎壮如钗者为贵。又曰川产最良。然今市肆中所通川斛，则细小干枯，最为贱品。金钗斛则躯干较伟，色泽鲜明……必以皮色深绿，质地坚实，生嚼之脂膏黏舌，味厚微甘者为上品。名铁皮鲜斛，价亦较贵。其贱者皮作淡黄色，嚼之无脂，味亦淡薄，已不适用。且更有东瀛出品，气味更淡，则完全无效矣。若老人虚人……则霍山石斛为佳……但最佳者市肆中亦不可多得，且价贵兼金，非贫富之所可与共。又有鲜金石斛，支干较伟，即金钗斛之新采于山崖者，浙省全处诸山多有之，亦清胃之上品。"书中描述"躯干较伟，色泽鲜明"的金钗石斛即为现今的金钗石斛；提及的铁皮石斛因其表皮呈铁绿色、质地坚实、生嚼黏舌、味厚微甘而得名。自 2010 年版起至 2020 年版《中国药典》将"铁皮石斛"从石斛的来源中剔出，另立为一个单独的中药品名"铁皮石斛"。自此，铁皮石斛成为一味独立的中药，不再与其他石斛混用。尚有以铁皮石斛药材加工形态命名的，如耳环石斛、枫斗石斛等。

四、木斛的药用历史考证

除历代医家所推崇的长在石上的石斛外，明代以前多部本草著作尚载有一种生长于树根及树干上的附生植物，被称为"木斛"，如《本草经集注》曰："生栎树上者名木斛，其茎形长大而色浅……今始安亦出木斛，至虚长，不入丸散，惟可为酒渍，煮汤用尔。俗方最以补虚，疗脚膝。"始安辖境相当于今广西桂林市平乐县及永福县等地，亦有石斛属植物木斛的分布。《本草图经》曰："惟生石上者胜。亦有生栎木上者，名木斛，不堪用。"《本草衍义》曰："今人多以木斛浑行，医工亦不能明辨，世又谓之金钗石斛，盖后人取象而言之。然甚不经，将木斛折之，中虚如禾草，长尺余，但色深黄光泽而已。"明代及后世医家仍沿用前人所言，并重申石斛一药是专指生于岩石上的石斛，至于附生于树木上的石斛属植物，则称之为木斛，并强调木斛品质较劣，不堪药用，根本不能替代生于石上的石斛来作为药用，并提醒医家在临证应用时应加以辨识。如明代陈嘉谟所编撰《本草蒙筌》一书，载石斛："其种有二，细认略殊。生溪石上者名石斛，折之似有肉中实；生栎木上者名木斛，折之如麦秆中虚。石斛有效难寻，木斛无功易得。卖家多采易者代充，不可不预防尔。"书中指出该时期的石斛难觅，多以木斛这种伪品充斥市场。明代晚期李中立所著《本草原始》为本草史上一部绘制有药材图谱的重要著作，该书的药材图绘精良，文字表述精准。书中曰："今人多以木斛浑行，医工亦不能明辨。予因写其象，令人知其真伪。"并在石斛图画旁注曰："石斛入剂佳，根白；木斛不堪用，根黑。"并对两种石斛做了更为细致的描述："有二种，一种生水旁石上，茎似小竹，节节间出碎叶，折之有肉，中实，名石斛；一种生栎木上，茎似麦秆而扁大，叶在茎头，折之无肉，中虚，名木斛。因茎如金钗之股，故获金钗石斛之称。"又记载："石斛入药佳，木斛不堪用。今人见木斛形扁如钗，多用木斛，医家亦不能明辨。予并写其象，令用者知，茎圆中实者为石斛，实者有力；茎扁中虚者为木斛，虚者无能。不特此也，凡药皆然。"可见作者认为金钗石斛即"形扁如钗"，而质地空泡、多生于树的木斛，则认为是品质较差，不堪药用的品种。然张景岳著《景岳全书》有独特的个人见解："石斛此药有二种，力皆微薄，圆细而肉实者，味微甘而淡……且谓其益精强阴，壮筋补虚，健脚膝，驱冷痹，却惊悸，定心志。但此物性味最薄，焉能滋补如此？惟是扁大而松，形如钗股，颇有苦味，用除脾胃之火，去嘈杂善饥及营中蕴热……而诸家谓其厚肠胃，健阳道，暖水脏，岂苦凉之性味所能也？不可不辨。"张景岳认为石斛有两大类，可根据其性味及性状特征来划分，其中味甘淡、圆细而肉实者为一类；扁大而松，形如钗股，颇有苦味者为另一类。而后者味苦则善于泻火退热而非具养阴强壮之功，可见张景岳已认识到两类口感不同的石斛药材功效不同，并将此前医家均认为不堪入药的木斛归为清热药来应用。

清代医家姚澜著《本草分经》则认为"味苦者名木斛，服之损人"。清代徐大椿编撰《神农本草经百种录》曰："如市中长而黄色及枯槁无味者，皆木斛也。因近日无不误用，故附记于此。"阐述了质地空泡，多生于树的木斛长而中虚，并强调不能将木斛混淆作石斛来使用。据现代生药学家和本草学家谢宗万先生考证认为："本草中的木斛，很可能是指生于树上的大黄草和马鞭石斛之类。《本草衍义》所说的金钗石斛和《植物名实图考》茎扁的是一种，是指 *Dendrobium nobile* Lindl. 而言。"即木斛可能为近代以来习称的"黄草"类石斛，主要为兰科石斛属的其他品种，如流苏石斛（马鞭石斛）、美花石斛等。《中国药典》（2010年版）中收录了马鞭石斛，与金钗石斛、鼓槌石斛并列于石斛目录下。

五、鲜石斛的药用历史考证

石斛最早的应用应该是鲜用，但记载不多。鲜石斛最广泛的应用应该是从明清开始的，尤其值得一提的是，清代伴随中医温病学说的形成，认为欲治温邪以存津为第一要紧，而鲜生地、鲜石斛等鲜品具养阴生津之功，有别于干品药的特殊作用而非干品之所及，在临床用以治温病有重要价值。如黄凯钧撰《药笼小品》谓："鲜石斛清养胃阴，调理之病，最妙之品。"张秉成《本草便读》论鲜石斛："金钗干霍，方宜所产力难齐，鲜者治病除邪，每相宜于时证。"《本草害利》亦曰："川石斛，少逊鲜石斛，性加寒，尤退虚热，虚证宜干，实证宜鲜。"雷丰之《时病论》阐述治疗温病三法中的清热保津法，组方中的鲜石斛、鲜生地可保中下之阴，并具保津之功。清代中期名医王旭高在治疗温邪、暑邪、伏暑、痢疾等证时的用药，常以鲜石斛组方。及至民国时期，江浙著名医家丁甘仁对临床应用鲜石斛颇有独到之处，其处方中亦多应用鲜药，如用鲜石斛、鲜生地、鲜沙参等清肺生津。近年来，深圳市宝安区中医院重视对鲜药的研究与应用，研究开发出鲜药制剂10多种，其中鲜石斛汁、鲜石斛甘蔗汁和三鲜饮（鲜石斛100g、鲜百合

50g、鲜麦冬 50g）等鲜石斛制剂在临床应用取得显著效果，深受医患的欢迎。

　　由此可见，虽然历代本草医籍记载的石斛有不同的名称、不同的品种，但从《神农本草经》至清代诸家本草对石斛的产地、形态、生境等叙述与现今石斛属植物或石斛类药材情况基本吻合，自古以来石斛的正品当为兰科石斛属植物。而鲜石斛古代虽有应用，但并不普遍，今天鲜石斛的应用已经越来越受到重视和欢迎。

参考文献

［1］佚名.神农本草经［M］.尚志钧校注.北京：学苑出版社，2008.

［2］陶弘景.名医别录［M］.尚志钧辑校.北京：人民卫生出版社，1986.

［3］陶弘景.本草经集注［M］.尚志钧，尚元胜，校辑.北京：人民卫生出版社，1994.

［4］雷敩.雷公炮炙论［M］.南京：江苏科技出版社，1985.

［5］苏敬.新修本草［M］.尚志钧校辑.合肥：安徽科学技术出版社，1981.

［6］甄权.药性论［M］.尚志钧辑校.合肥：安徽科学技术出版社，2006.

［7］日华子.日华子本草［M］.尚志钧校注.合肥：安徽科学技术出版社，2005.

［8］张志聪，高世栻.本草崇原［M］.北京：学苑出版社，2011.

［9］马继兴.神农本草经集注［M］.北京：人民卫生出版社，1995.

［10］苏敬.新修本草.卷六［M］.尚志钧辑校.合肥：安徽科学技术出版社，1981.

［11］苏颂.本草图经［M］.尚志钧辑校.合肥：安徽科学技术出版社，1994.

［12］孙思邈.千金翼方［M］.李景荣校释.北京：人民卫生出版社，1998.

［13］孙思邈.备急千金要方［M］.李景荣等校释.北京：人民卫生出版社，1998.

［14］葛洪.肘后备急方［M］.北京：北京科学技术出版社，2016.

［15］陈邦贤.中国医学史［M］.北京：团结出版社，2011.

［16］魏刚，顺庆生，杨明志.石斛求真［M］.成都：四川科学技术出版社，2014.

［17］太平惠民和剂局.太平惠民和剂局方［M］.刘景源点校.北京：人民卫生出版社，1985.

［18］缪希雍.神农本草经疏［M］.太原：山西科学技术出版社，1998.

［19］李中梓.删补颐生微论［M］.北京：中国中医药出版社，2016.

［20］张景岳.景岳全书［M］.李玉清等校注.北京：中国中医药出版社，2011.

［21］兰茂.滇南本草［M］.云南省药物研究所增补.滇南本草整理组整理.昆明：云南科技出版社，2004.

［22］王怀隐.太平圣惠方［M］.田文敬等校注.郑州：河南科学技术出版社，2015.

［23］寇宗奭.本草衍义［M］.颜正华点校.北京：人民卫生出版社，1990.

［24］李杲.珍珠囊补遗药性赋［M］.伍悦点校.北京：学苑出版社，2011.

［25］李时珍.本草纲目［M］.长春：吉林大学出版社，2009.

［26］吴鞠通.吴鞠通医案［M］.北京：人民卫生出版社，1960.

［27］赵学敏.本草纲目拾遗［M］.北京：中国中医药出版社，2007.

［28］姚球.本草经解要［M］.北京：中国中医药出版社，2016.

［29］吴其濬.植物名实图考：上册［M］.北京：中华书局，1963.

［30］张山雷.本草正义［M］.太原：山西科学技术出版社，2013.

［31］陈嘉谟.本草蒙筌［M］.周超凡，陈湘萍，王淑民，点校.北京：人民卫生出版社，1988.

［32］徐大椿.神农本草经百种录［M］.北京：中国医药科技出版社，2011.

［33］卢之颐.本草乘雅半偈（校点本）［M］.冷方南，王齐南，校点.北京：人民卫生出版社，1986.

［34］黄凯钧.药笼小品［M］.上海：上海科学技术出版社，1990.

［35］凌奂.本草害利［M］.北京：人民卫生出版社，1982.

［36］吴仪洛.本草从新［M］.陆拯校点.北京：中国中医药出版社，2013.

［37］黄宫绣.本草求真［M］.王淑民校注.北京：中国中医药出版社，2008.

［38］汪昂.本草备要［M］.北京：中国医药科技出版社，2012.

［39］张宗祥.本草简要方［M］.上海：上海书店出版社，1985.

［40］李中梓.本草通玄［M］.上海：上海古籍出版社，1996.

［41］张璐.本经逢原［M］.赵小青等校注.北京：中国中医药出版社，2007.

［42］张继禹，李远国.中华道藏.第18册［M］.北京：华夏出版社，2004.

［43］陈存仁.中国药学大辞典：上册［M］.上海：世界书局，1935.

［44］陈存仁.中国药物标本图影［M］.3版.上海：世界书局，1935.

［45］包雪声，顺庆生，叶愈青，等.石斛类药材枫斗的历史及现状［J］.中药材，1999，22（10）：540-542.

［46］谢宗万.中药材品种论述：中册［M］.上海：上海科学技术出版社，1984.

［47］郝近大.鲜药发展的历史沿革［J］.首都医药，2009（11）：42-44.

［48］赵燏黄.本草药品实地之观察［M］.樊菊芬点校.福州：福建科学技术出版社，2006.

［49］明兴加，赵纪峰，米本中，等.基于形态学的金钗、金钗石斛名实续考［J］.中国中药杂志，2018，43（11）：2396-2401.

［50］斯金平，张媛，罗毅波，等.石斛与铁皮石斛关系的本草考证［J］.中国中药杂志，2017，42（10）：2001-2005.

［51］明兴加，李博然，赵纪峰，等.金钗、金钗石斛的名实考证［J］.中国中药杂志，2016，41（10）：1956-1964.

［52］金效华，黄璐琦.中国石斛类药材的原植物名实考［J］.中国中药杂志，2015，40（13）：2475-2479.

［53］姜武，吴志刚，陶正明.铁皮石斛的本草考证［J］.中药材，2014，37（4）：697-699.

［54］滕建北，万德光，王孝勋.石斛名实及功效的本草考证［J］.中药材，2013，36（11）：1876-1880.

［55］宦春根.石斛本草源流与混淆品种的辨别［J］.中医药临床杂志，2009，21（2）：161-162.

［56］刘守金.霍山石斛的本草考证［J］.中药材，1996，19（7）：373-375.

［57］国家中医药管理局《中华本草》编委会.中华本草［M］.上海：上海科技出版社，1999.

［58］中国科学院中国植物志编辑委员会.中国植物志（第19卷）［M］.北京：科学出版社，1999.

［59］李根林，徐江雁.浅议石斛除痹［J］.河南中医药学刊，1996，11（2）：12-13.

［60］刘世宾，高建东，张晓斌.石斛除痹止痛的研究［J］.中国中医药现代远程教育，2016，14（17）：125-127.

［61］梅全喜，梁奇.积极开展鲜药传承创新研究［N］.中国中医药报，2023-7-27（5）.

第二章　石斛的本草学概述与生药学研究

第一节　石斛的药性

中药治病的理论根据和基础是药性，药性主要包括性味、归经、升降浮沉、功能主治、用法用量、配伍应用、有毒与无毒、使用禁忌等。对石斛药性的认识是基于历代医家长期医疗实践经验概括和总结，历代本草医籍对此均有详细的记载，不少医家对石斛的药性提出了一些独特的见解。石斛是一种重要的药食同源中药材，临床应用广泛，为了更好地发挥其作用，本节介绍有关石斛的药性理论。

一、石斛的性味、归经和升降浮沉

1. 性味

石斛性味的最早记载见于《神农本草经》，载其"味甘，平"。魏晋时期的《吴普本草》记载："扁鹊：酸。李氏：寒。"唐代《新修本草》、宋代《开宝本草》均记载其"甘，平"。

明代石斛的应用记载较为广泛，其性味增加了"咸，或淡，苦"，如兰茂在《滇南本草》中增加了"淡"味，李时珍在"甘淡，气平"的基础上增加了"微咸"。明末李中梓的《本草通玄》上载"甘而微咸"。明末贾所学于《药品化义》中认为其"味苦，性凉"。张介宾在《景岳全书·本草正》中载："圆细而肉实者，味微甘而淡，其力尤薄……惟是扁大而松，形如钗股者，颇有苦味。"认为石斛不仅甘、凉，还有苦味。

在清代，随着石斛分类明确，品种间的性味有了明显不同，如陈士铎在《本草新编》中记载"金钗石斛，味甘、微苦，性微寒"；黄宫绣在《本草求真》中载"石斛……色黄如金，旁枝如钗，甘淡微苦咸平"；张志聪在《本草崇原》记载"气平，味甘"；徐大椿的《神农本草经百种录》记载"出卢江六安者色青，长三二寸，如钗股，世谓之金钗石斛，折之有肉而实，咀之有腻涎黏齿，味甘淡，平"，在《药性切用》中载"性味甘淡，微咸微寒"；汪昂在《本草备要》载"甘，淡，咸，平"；吴仪洛在《本草从新》中曰"味甘、苦，性微寒"。这些著作多记载石斛有"苦，微寒"之性。赵学敏在《本草纲目拾遗》中首次用霍山石斛之名，载其"味甘、微咸"。张秉成在《本草便读》中载"石斛，味甘咸微寒，以其甘多寒少"。

近代本草中，陈存仁在《中国药学大辞典》中记载"甘，咸"；1922年吴克潜在《药性字典》中载曰"石斛……味甘，咸"。中华人民共和国成立后的著作如《全国中草药汇编》上记载其"甘，微寒"；《中药大辞典》中载其"甘淡微咸，寒"；《中华本草》载"甘；微寒"；《中国药典》（2020年版）载石斛、铁皮石斛的性味均"甘，微寒"，传承了石斛的"甘，微寒，归胃、肾经"的记载，但其"咸"未入《中国药典》，因咸味入肾，据其功效主治，应编入较妥。

从上述诸多本草著作的记载可以看出，石斛的味是甘、微咸、苦，性平或微寒，但因品种不同，性味有异。故在使用时应针对不同品种、不同性味、不同症状，斟酌应用。

2. 归经

归经表示药物作用的部位，药物的归经是药物作用部位所归属的脏腑经络，也就是药物对脏腑经络的选择性作用。诸多本草典籍认为石斛归肾、肺、胃经。

《本草通玄》载石斛"甘可悦脾，咸能益肾，故多功于水土二脏"，谓石斛入肾、脾经。《雷公炮制药性解》载："入胃、肾二经。"《本草正》载："诸家谓其厚肠胃、健阳道、暖水脏。"《本草求真》载："石斛，入脾而除虚热，入肾而涩元气。但形瘦无汁，味淡难出，非经久熬，气味莫泄，故止可入平剂以治虚热。补性虽有，亦惟在人谅病轻重施用可耳。"《本草经疏》载："入足阳明胃、足太阴脾、手少阴心……以其补益四经。"概因脾胃互为表里，入足阳明胃经，即入脾经，故言"补益四经"。《本草纲目》载："乃足太阴脾、足少阴右肾之药。"以上本草经典均认为石斛归脾、胃、肾经。

但《药品化义》认为："石斛气味轻清，合肺之性，性凉而清，得肺之宜。肺为娇脏，独此最为相配。"《本草经解》记载："石斛性平，秉天秋降之金气，入手太阴肺经；味甘无毒，得地中正之土味，入足太阴脾经；甘平为金土之气味，入足阳明胃经、手阳明大肠经。"《本草思辨录》载："石斛借水石而生，若石挹水以溉斛，斛因石以吸水。石属金，内应乎肺，气平亦入肺；水则内应乎肾，其为引肾阴以供肺，肺得之而通调下降无惑矣。斛之生不资纤土，而味甘淡则得中土之正，色黄又主五金之贵，合乎胃为戊土而属阳明燥金，与肺皆职司下行，故其为用，每以肺胃相连而著。惟既禀土德，何能于脾无与？肺胃与大肠皆一气直下，又何能于大肠无与？此石斛入肾、入肺、入胃，而兼入脾、入大肠之所以然也。"

杭州名医徐究仁评价石斛："石斛功能清胃生津，胃肾虚热者最宜。夫肺胃为温邪必犯之地，热郁灼津，胃液本易被劫。如欲清胃救津，自非用石斛之甘滋轻灵不为功。然有不可徒恃石斛为治者，若温邪延久，伤及下焦，劫灼真阴，则鞠通吴氏有三甲复脉、大小定风珠等法，原为挽救真阴而设，石斛未免嫌其轻浮耳。"这些本草著作均认为石斛不但归脾、胃、肾经，还入肺、大肠经。

当代中药专著《全国中草药汇编》上记载其"归胃、肾经"，《中华本草》《中药大辞典》中均载其"归胃、肺、肾经"，《中国药典》（2020 年版）载石斛、铁皮石斛均"归胃、肾经"，与其功效相应。

由此可见，石斛归经应是主入脾、肺、肾经，但脾胃皆属土，肺与大肠相表里，故清代周岩在《本草思辨录》中称"此石斛入肾、入肺、入胃，而兼入脾、入大肠之所以然也"。

3. 升降浮沉

升降浮沉是表示药物作用趋向的一种性能，是药物作用的定向理论。一般而言，升，即上升提举，表示药物作用趋向于上；降，即下达降逆，表示药物作用趋向于下；浮，即向外发散，表示药物作用趋向于外；沉，即向内敛藏，表示药物作用趋向于内。

对于石斛的升降浮沉，不同的本草著作记载不同。《神农本草经》《证类本草》《本草崇原》《本草经集注》等均载其"下气"。《本草纲目》载："阴中之阳，降也。"《本草新编》载："且其性又下行，而不上行……得石斛则降而不升矣。"《本草纲目拾遗》载："解暑，甘芳降气。"历代本草著作中，绝大部分的记载认为石斛是降的，然而，也有少数记载石斛有升，比如《滇南本草》中载："升也，阴中之阳也。"也有认为石斛是能浮能沉的，比如《药品化义》中载："石斛，属阳中之阴，体轻……能浮能沉。""石斛且上焦之势，能令热气委曲下行。""盖肺出气，肾纳气，子母相生，使肺金清则真气旺，顺气下行，以生肾水。"

因此，在实际的临床运用中，会选择不同的药物进行配伍使用，可转变石斛升降浮沉的不同作用趋向，以适应治疗需要，更好地为临床治疗服务。

二、石斛的功能主治与配伍应用

1. 功能主治

石斛可益胃生津，滋阴清热，临床上多用于热病津伤，病后虚热不退，阴虚火旺，骨蒸劳热，目暗不明等症。这在古今本草著作中均有论述。

石斛最早记载于《神农本草经》，言其："主伤中，除痹，下气，补五脏虚劳，羸瘦。久服厚肠胃，轻身延年，强阴。"南北朝时期的陶弘景在《名医别录》中记载："平胃气，长肌肉，益精，补内绝不足，久服定志除惊，逐皮肤邪热痱气。"同时期的《僧深集方》记载石斛可用于"囊湿精少，小便余沥者"。唐代甄权的《药性论》载："石斛主治腰脚软弱，健阳，骨中久冷，虚损，补肾积精，养肾气，益力。"五代时期的《日华子本草》载："治虚损劣弱，壮筋骨，暖水脏，轻身益智。"

明《药品化义》载："无苦寒沉下之弊，并善长肌肉，厚益肠胃，诚仙品也。色如黄金，象肺之体，气味轻清，合肺之性，性凉而清，得肺之宜。主治肺气久虚，咳嗽不止，邪热痱子，肌表虚热。其清理之功，不特于此……强阴益精。更治囊湿精少，小便余沥。"《本草纲目》载："却惊悸，定心志，治发热自汗。"《本草蒙筌》载其"皮外邪热堪逐，胃中虚火能除，定志除惊"。《本草经疏》载其"可定志除惊"。

清代《本草备要》载："疗梦遗滑精。"《药性切用》载："益肾阴而安神志。"《本草纲目拾遗》载："石斛，清胃除虚热，能镇涎痰，解暑，甘芳降气。"《本草再新》载："理胃气，清胃火，安神定惊。"徐究仁认为："石斛功能清胃生津，胃肾虚热者最宜……如欲清胃救津，自非用石斛之甘滋清灵不为功。"《本草衍义》载："真石斛治胃中虚热有功。"《得配本草》载："清肾中浮火，而摄元气。除胃中虚热，而止烦渴。"《本草求真》称"入脾除虚热"。《本草分经》载："甘、淡、微咸，微寒。清胃中虚热，逐皮肤邪热。虚而有火者宜之。"

现代中药著作基本上是沿袭历代本草所载，《全国中草药汇编》记载："益胃生津，滋阴清热。用于阴伤津亏，口干烦渴，食少干呕，病后虚热，目暗不明。"《中药大辞典》："生津益胃，清热养阴。治热病伤津，口干烦渴，病后虚热，阴伤目暗。"均认为石斛可以"益胃生津，清虚热，阴虚所致目暗"。但《中华本草》则记其"生津益胃，滋阴清热，润肺益肾，明目强腰，主热病伤津；口干烦渴；胃阴不足；胃痛干呕；肺燥干咳；虚热不退；阴伤目暗；腰膝软弱"，增加了"益肾，强腰"功效。《中国药典》（2020 年版）中记载石斛、铁皮石斛："益胃生津，滋阴清热。用于热病津伤，口干烦渴，胃阴不足，食少干呕，病后虚热不退，阴虚火旺，骨蒸劳热，目暗不明，筋骨痿软。"这与当前石斛的应用较一致，更好地归纳了古代本草记载的功能主治。

由此可看出石斛味甘微寒质润，可升可降，上能润肺胃，下能滋肝肾，故可药食同源，食用以煲汤、代茶饮等，药用如石斛夜光丸滋阴补肾，清肝明目治阴伤目暗之证。

2. 配伍应用

石斛的配伍千变万化，功效各异，在实际运用中十分灵活。

（1）单独应用　古今单独应用石斛的记载较多，赵学敏在《本草纲目拾遗》中记载："彼土人以代茶茗，云极解暑醒脾，止渴利水，益人气力。或取熬膏饷客，初未有行之者，近年江南北盛行之，有不给。"

（2）配伍应用　《本草经集注》载："陆英为之使。"《得配本草》载："配菟丝，除冷痹，精气足也。佐生地，厚肠胃，湿热去也。虚寒者用之，泄泻不止。佐以川芎嗅鼻，治睫毛倒入；使以生姜煎服，治阴湿余沥。"

配清热凉血药：如生地黄、玄参，滋阴生津，清热凉血。同气相求，相须为用，共奏滋阴生津、清热凉血之功。对于热病伤阴、口干烦渴或久病阴虚、虚热内灼诸证，均可选用。对胃热炽盛、胃阴不足之胃脘作痛、干呕口糜、牙龈肿痛等，亦有佳效。如《备急千金要方》石斛地黄煎，《时病论》清热保津法方治温热有汗。

配补肝肾明目药：如菊花、枸杞子，滋阴清热明目。菊花清芳疏泄，入肝经，有平肝明目之效；石斛咸寒质润，入肾经，具补肾之能。二药配伍，相须相使，能滋阴清热明目，对肝肾不足、阴虚内热所致的目暗不明、眼目昏花等症适宜。如《原机启微》石斛夜光丸、《圣济总录》石斛散。

配补气药：如人参、黄芪、沙参，可治疗气阴亏虚、口干、乏力等症状。如《备急千金要方》茯神煮散、肾气丸，《医醇賸义》祛烦养胃汤治中消。

三、石斛的用量用法、毒性与禁忌

1. 用量

关于石斛的用量，历代本草医籍记载均不一致。《本草再新》载，2～4 钱

（鲜者 0.5 ～ 1 两）。《中华本草》载，6 ～ 15g，鲜品加倍。《中国药典》（2020 年版）规定石斛用量为 6 ～ 12g；鲜品 15 ～ 30g，与《全国中草药汇编》一致。石斛的临床用量，建议干品 6 ～ 12g，鲜品 15 ～ 30g 为宜。其实际用量应根据病情的严重程度、治疗阶段、病程长短、患者体质、年龄、季节等因素确定，长期使用可以减少到平时的 1/3。

2. 用法

《本草再新》载："煎汤（须久煎），熬膏或入丸、散。"《本草备要》载："细锉水浸，熬膏更良。"《得配本草》载："盐水拌炒，补肾兼清肾火、清胃火，酒浸亦可，熬膏更好。"

《全国中草药汇编》记载石斛入复方宜先煎，单用可久煎。《中华本草》载，煎汤；或入丸、散；或熬膏。鲜石斛清热生津力强，热津伤者宜之；干石斛用于胃虚夹热伤阴者为宜。

如果只是单纯食用干品石斛，可以加水煎熬 2h 左右。《中药大辞典》指出，"用文火炖煮"是一种较好的使用方法，即吃、煲汤、炒制、榨汁、泡茶等。如果是在处方中与其他中药同用，需先煎 30min 或更长时间，然后与其他中药同煎，才能使其功效得以充分发挥。

3. 有毒与无毒

《神农本草经》载："石斛，气味甘、平，无毒。"其后的《名医别录》，明代的《本草纲目》《本草蒙筌》，清代的《本草崇原》《本草经解》等均明确记载石斛无毒。如叶天士曰："石斛气平入肺，味甘无毒入脾。甘平为金土之气味，入足阳明胃、手阳明大肠。阴者中之守。"另外一些本草著作如《本草衍义》《日华子本草》《本草图经》等未记载石斛的毒性，这种情况一般认为石斛是无毒的。因此，古代基本认为石斛是"无毒"的。

王雨等人研究了铁皮石斛的亚慢性毒性，研究开始前对小鼠进行经口急性毒性试验 $LD_{50} > 15g/(kg \cdot bw)$，未观察到实验小鼠出现中毒体征和死亡，故高剂量组按最大给予量（受试物掺入饲料比例 10%）设计，组间距为 2 倍，对照组喂饲基础饲料，各剂量组按动物进食量为体重的 8% 计算添加样品。经测定铁皮石斛蛋白含量为 5.6%，在剂量组饲料中添加酪蛋白以调整蛋白水平与对照组基础饲料（蛋白含量 20%）保持一致。称取 14kg 鲜铁皮石斛粉和 2016g 酪蛋白，采用逐渐扩大、充分混匀、反复过筛的方法掺入基础饲料至 140kg，即为 8g/（kg·bw）高剂量组；称取高剂量组饲料 27.5kg，用基础饲料 2 倍稀释至 55kg，即 4g/（kg·bw）中剂量组；称取高剂量组饲料 13.75kg，用基础饲料 4 倍稀释至 55kg，即 2g/（kg·bw）低剂量组。对照组和低、中、高剂量组实验剂量分别为 0、2、4 和 8g/（kg·bw），相当于样品人体推荐摄入量的 0、80、160 和 320倍。对照组和高剂量组增加卫星组，用于试验中期（45d）和恢复期（118d）观察。恢复期高剂量卫星组在 90d 后停止给予受试物，喂饲基础饲料。结果表明，实验期间实验大鼠未出现明显拒食现象，未观察到与受试物相关的中毒反应；尿液、血常规、血生化检测值均在正常生理波动范围内，高剂量组病理组织学检查未见与受试物有关的不良改变，卫星组各指标检测结果未观察到铁皮石斛毒性的可逆性、持续性和迟发效应；雌、雄大鼠实际摄入的未观察到有害作用剂量分别为 8.53 和 8.16g/（kg·bw），分别相当于人体推荐量的 341 和 326 倍。

吴月国等研究了齿瓣石斛低、中、高剂量组（4.5、9.0、18.0g/kg）在 90d期间对大鼠的亚慢性毒性，其间观察大鼠一般情况（饮水、进食、毛色、行为、粪便、尿液），记录体质量和进食量，计算食物利用率；实验中期（第 7 周）和末期检测血常规（血红蛋白、红细胞计数、白细胞计数及分类）、血液生化指标（谷丙转氨酶、谷草转氨酶、总蛋白、白蛋白、胆固醇、甘油三酯、血糖、尿素氮、肌酐）；实验末期取主要脏器计算脏体比，进行组织病理学检查。结果表明，齿瓣石斛对大鼠一般情况、体质量、进食量、食物利用率、血常规、血液生化指标、脏体比无明显影响，主要脏器色泽、大小、形态结构无明显异常，显微镜下未发现明显组织病理学变化；齿瓣石斛在 90d 内对大鼠无明显亚慢性毒性，安全剂量为 18.0g/kg。

陈建国等研究了金钗石斛安全性，进行了急性毒性试验、小鼠微核试验、小鼠精子畸形试验、Ames 试验和大鼠 30d 喂养试验。结果表明，金钗石斛对雌、雄小鼠和雌、雄大鼠经口 LD_{50} 均大于 20.0g/kg 体重，属无毒级；三种致突变试验均未见致突变作用，对大鼠 30d 喂养试验各项指标均未见明显毒性反应。得出其无作用剂量为 5.00g/kg 体重，提示金钗石斛对大鼠进食量有一定的影响，但不影响体重增长，且有一定的提高食物利用率的作用，还具有一定的降低大鼠血清谷丙转氨酶、降低雄性大鼠血清胆固醇、提高雌性大鼠血清总蛋白的作用。这说明金钗石斛两个阶段的毒性试验结果未见毒性反应，其在受试剂量范围内是安全的。

但《中华本草》记载"石斛碱有抑制呼吸的作用，大剂量可致惊厥；对离体豚鼠子宫可使之收缩"，应引起重视。

许多中药，无论有毒、无毒，它的治疗效能与毒副作用是相对的也是密切相关的，在一定的条件下又可以相互转化。有些无毒的中药，因过量不合理应用也可毒害人体，转化为有毒之物。在实际应用石斛时，要重视和关注"毒性"对人体的安全性，避免过量或长期使用。

4. 禁忌

（1）配伍禁忌　《本草经集注》载："恶凝水石、巴豆。畏僵蚕、雷丸。"

（2）使用禁忌　《百草镜》载："虚而无火者忌用。"《得配本草》载："虚寒者用之，泄泻不止。"民国时期杭州名中医徐究仁认为："抑有不可滥用石斛者，如湿温尚未化燥，每见口燥欲漱，苔腻皮干，理宜辛淡之法，若误用石斛，则舌苔立转黑燥，湿遏热蒸，渐入昏谵者有之，是又不可不谛审者也。"《中华本草》载："温热病早期阴未伤者、湿温病未化燥者、脾胃虚寒者均禁服。"

现代多认为，大便溏薄，舌苔厚腻者忌服；虚而不热，实热，舌苔厚，腹胀者忌用。石斛不适用于体质虚寒无火气者、脾虚久泄者、实热证（中医所谓实热证，指的是人体阳气亢盛而导致的阴阳失衡，表现为壮热烦渴、目赤肿痛、舌红苔黄、痰黄等症状，治疗上以清热泻火为主）；感冒期间不能服用石斛，否则会导致邪气无法排出。

但《中国药典》（2020年版）中对石斛、铁皮石斛均无使用禁忌、毒副作用的记载，说明使用石斛是比较安全的。

第二节　石斛的品种资源

石斛在兰科（Orchidaceae）石斛属（Dendrobium）中有多个品种，如金钗石斛、铁皮石斛、霍山石斛等。我国是应用石斛最早的国家，应用量大，我国的药用石斛多达50余种。本节对在我国应用量大、流通广泛的石斛品种和资源分布进行归纳。

一、古代本草中记载的石斛品种及产地

在本草古籍中，石斛依据其功效、生境、形态特征等来命名，导致品种比较混乱，如石斛、石蓫、禁生、林兰、杜兰、金钗、金钗石斛、钗石斛、麦斛、雀髀斛、千年润、千年竹等名称。宋代《本草图经》载："石斛，生六安山谷水旁石上，今荆、湖、川、广州郡及温、台州亦有之，以广南者为佳。"

1. 霍山石斛（*Dendrobium huoshanense* **C.Z.Tang et S.J.Cheng**）

南北朝《本草经集注》谓："今用石斛，出始兴。生石上，细实，桑灰汤沃之，色如金，形似蚱蜢髀者为佳。"

唐《新修本草》记载："今荆襄及汉中、江左又有二种：一者似大麦，累累相连，头生一叶而性冷。一种大如雀髀，名雀髀斛。"前者应为有瓜石斛类，如石豆兰、石仙桃等；根据形状和现今产地，后者应为霍山石斛。

北宋《本草衍义》载："石斛细若小草，长三四寸，柔韧，折之如肉而实。"文中描述此类石斛细小、柔韧、有肉质等特征，可推测为霍山石斛。

明《医学统旨》载："石斛。气平，味甘……生石上，采茎阴干。细若小草，长三四寸，柔韧，折之如肉而实，形似蚱猛髀者为佳。"这与霍山石斛的"基部以上较粗，上部渐细"特征一致。其产地在现今的广东韶关始兴，因始兴于公元263年设县，而南北朝历时420年至589年，故广东韶关始兴在南北朝时期就产石斛，有可能与今天的霍山石斛是相同或者相近的品种。今天始兴所产石斛被称为"始兴石斛"，据民国《广东省始兴县志》记载："石斛产天柱峰者为最良，色黄而茎卷，故有金钗石斛、耳环石斛之称，亦为始邑特产，每年浙江人来采。"

清《神农本草经百种录》载："出卢江六安者色青，长三二寸，如钗股，世谓之金钗石斛，折之有肉而实，咀之有腻涎黏齿，味甘淡，此为最佳。"该文献描述石斛味甘淡、色青、长三二寸、肉质紧实、咀嚼有腻涎黏齿之感，说明其富含黏多糖；再结合产地六安，推测其与现今霍山石斛最为接近。该书中"世谓之金钗石斛"，不是今之"金钗石斛"，因金钗石斛味苦。

清代著名医家赵学楷在《百草镜》中记载："石斛，近时有一种，细如灯心，咀之味甘，微有滑涎，系出六安及颍州府霍山县，名'霍山石斛'。"

由此可见，古代本草早已收载霍山石斛，且其产地主要为当今安徽的六安、霍山。

2. 金钗石斛（*Dendrobium nobile* **Lindl.**）

明初《本草品汇精要》中绘石斛为金黄色，温州石斛茎基部生有假鳞茎，茎直立，肉质肥厚，稍扁的圆柱形，有竖棱，形态特征与现今金钗石斛接近。

明代《本草原始》载："生栎木上，茎似麦秆而匾大，叶在茎头，折之无肉，中虚，名木斛。因茎如金钗之股，故获金钗石斛之称。""木斛亦丛生，茎匾，根黑，茎亦有节，心空。"可见木斛稍扁，质地空泡，且节一头宽一头窄，似钗形，认为木斛与金钗石斛相似。

明末《景岳全书》曰："扁大而松，形如钗股者，颇有苦味，用除脾胃之火，去嘈杂善饥及营中蕴热……而诸家谓其厚肠胃，健阳道，暖水脏，岂苦凉之性味所能也？不可不辨。"其中一种石斛描述为有苦味，味苦则强于退火养阴，形如钗股，质地空泡。结合其特征，应为金钗石斛。

3. 铁皮石斛（*Dendrobium officinale* Kimura et Migo）

东汉《神农本草经》："石斛味甘，平。主伤中，除痹，下气，补五脏虚劳羸瘦，强阴。久服厚肠胃，轻身延年。"其中描述了此类石斛味甘，有"厚肠胃"的功效，可能富含多糖而苦味弱，推测原植物可能为铁皮石斛、霍山石斛之类。

南北朝《本草经集注》、明《医学统旨》谓"形似蚱蜢髀者"，此类石斛形态与蚱蜢大腿相似，在基部上方粗大而向上变细。与前代本草记载相同，认为石斛味甘、细小柔韧、质地紧实者为佳。从以上特征描述来看，当为富含黏液质的一类石斛，而霍山石斛、铁皮石斛与此相符。

宋《本草图经》载："以广南者为佳。多在山谷中。五月生苗，茎似竹节，节节间出碎叶。七月开花，十月结实，其根细长，黄色。"书中"广南"为今之岭南地区。

明《本草纲目》曰："石斛丛生石上，其根纠结甚繁，干则白软。其茎叶生皆青色，干则黄色，开红花，节上自生根须。"其上述特征与铁皮石斛形态相似。

明《本草原始》载："生水旁石上，茎似小竹，节节间出碎叶，折之有肉……茎圆中实者为石斛，实者有力。"可见石斛茎为圆柱形，较细。结合文字描述，认为此石斛应为今之铁皮石斛。

清代张仁锡在《药性蒙求》中载："霍山最益。鲜石斛产浙地，皮如铁色，性寒，清解胃中热毒。霍山石斛……味甘尤良。凡用石斛，勿使用木斛，石斛短而中实，木斛长而中虚，极易辨。"记载了浙江所产的石斛皮如铁色，为典型的铁皮石斛特征。

1920年出版的《本草正义》首次将铁皮石斛从石斛属中明确列出："必以皮色深绿，质地坚实，生嚼之脂膏黏舌味厚微甘者为上品，名铁皮石斛，价亦较贵。"

1935年陈存仁《中国药物标本图影》描绘了铁皮鲜石斛的形态和植株状态，与今之铁皮石斛（*Dendrobium officinale* Kimura et Migo）一致。

4. 曲茎石斛（*Dendrobium flexicaule* Z.H.Tsi，S.C.Sun et L.G.Xu）

南宋《通志》中记载"金钗石斛"："生于阴崖，茎如钗股。其生于栎者，木斛。石斛之茎如金钗，故谓之金钗。"明兴加等经考察认为该古籍本草中记载的"金钗""金钗石斛"等为中国特有种曲茎石斛。

二、现今流通的石斛品种及主要产地

1. 现今流通的品种

《全国中草药汇编》中收载的石斛有环草石斛（*Dendrobium loddigesii* Rolfe.）、马鞭石斛（*D. fimbriatum* Hook. var. *oculatum* Hook.）、黄草石斛（*D. chrysanthum* Wall.）、金钗石斛（*D. nobile* Lindl.）、铁皮石斛（*D. officinale* Kimura et Migo）的新鲜或干燥茎，共 5 个品种。但《中药大辞典》中记载的石斛品种较多，金钗石斛（*D. nobile* Lindl.）或其多种同属植物的茎，包括长爪石斛（*D. chameleon* Ames）、铁皮石斛、霍山石斛（*D. huoshanense* C.Z.Tang et S.J.Cheng）、细茎石斛［（*D. moniliforme*（L.）Sw. 铜皮石斛）］、广东石斛（*D. kwangtungense* C.L.Tso，铜皮石斛）、重唇石斛（*D. hercoglossum* Rchb.f.）、钩状石斛（*D. aduncum* Wall. ex Lindl.）、细叶石斛（*D. hancockii* Rolfe）、罗河石斛（*D. lohohense* T Tang et F. T. Wang）、美花石斛（*D. loddigesii* Rolfe）、小美石斛（*D. bellatulum* Rolfe）等，多达 12 种。《中华本草》中记载的石斛有金钗石斛、马鞭石斛、美花石斛、铁皮石斛、束花石斛（*D. chrysanthum* Lindl.）等，只有 5 个品种。

2010 年、2015 年版《中国药典》收载的品种有金钗石斛、鼓槌石斛（*D. chrysotoxum* Lindl.）或流苏石斛（*D. fimbriatum* Hook.）的栽培品及其同属植物近似种的新鲜或干燥茎；另将铁皮石斛（*D. officinale* Kimura et Migo）单列出来。2020 年版《中国药典》收载的品种在 2015 年版收载品种的基础上增加了霍山石斛（*D. huoshanense* C.Z.Tang et S. J. Cheng）的新鲜或干燥茎，这一规定致使现今流行的石斛品种较多。不同专著记载的品种有较大差别。

除了上述提到的石斛品种外，齿瓣石斛（*D. devonianum* Paxt，紫皮石斛）、流苏石斛及其变种马鞭石斛、束花石斛（*Dendrobium chrysanthum* Lindl.）均作马鞭石斛，还有叠鞘石斛［*D. aurantiacum* var. *denneanum*（Kerr）Z.H.Tsi，铁光节］、串珠石斛（*D. falconeri* Hook.）、兜唇石斛［（*D. aphyllum*（Roxb.）C. E. C. Fisch.）］、肿节石斛（*D. pendulum* Roxb.）、滇金石斛（*Flickingeria albopurpurea* Seidenf.）被少量应用。贵州省卫生厅（1988）颁发的《贵州省中药材质量标准》、江苏省卫生厅（1998）以苏卫药（1998）13 号文颁布的《江苏省中药材标准》、《四川省中药材标准》（2010 年版）和《四川省中药饮片炮制规范》都收载了叠鞘石斛。

不同品种的成分有明显差异。王再花等研究了 26 种野生石斛和 9 个春石斛品种成熟茎段多糖和生物碱含量，结果表明肿节石斛（39.1%）、铁皮石斛（38.0%）和齿瓣石斛（37.3%）在所有样品中多糖含量较高，苏瓣石斛（37.2%）、大苞鞘石斛（34.1%）、翅梗石斛（30.4%）和玫瑰石斛（27.0%）也较高，鼓槌石斛和流苏石斛多糖含量均低于 10.0%；所测的 9 个春石斛品种除（*D. Snowflake* 'Otome'）外，多糖含量均高于《中国药典》所规定的 10.0% 的标准。生物碱以报春石斛的含量最高（0.638%），其次为兜唇石斛（0.586%）、玫瑰石斛（0.500%）、金钗石斛（0.415%）和束花石斛（0.337%）；生物碱含量非常低的几种石斛为齿瓣石斛、美花石斛、密花石斛、翅梗石斛和苏瓣石斛，其含量均低于 0.01%；春石斛品种生物碱含量在 0.156% ～ 0.308%，以（*D. Second Love* 'Tokimeki'）含量最高。以鼓槌石斛、密花石斛和球花石斛为代表的顶叶组石斛，多糖和生物碱含量均较低。石斛组多糖含量最高，达 23.2%，显著高于其他组；其次为春石斛品种，为 18.4%；最低的为以反瓣石斛为代表的心叶组，多糖含量仅为 2.0%。生物碱含量最高的为石斛组和春石斛品种，达 0.2%，其他组均低于 0.05%。高多糖含量（> 30.0%）的 6 种石斛：肿节石斛、齿瓣石斛、铁皮石斛、苏瓣石斛、大苞鞘石斛和翅梗石斛；高生物碱含量（> 0.400%）的 4 种石斛：报春石斛、兜唇石斛、玫瑰石斛和金钗石斛；高多糖和生物碱含量的 3 种石斛：玫瑰石斛、报春石斛和春石斛品种（*D. Second Love* 'Tokimeki'）。不同石斛的多糖和生物碱含量差异较大。

白文艳的测量结果是，多糖含量铁皮石斛达到 65.33%，玫瑰石斛（*D. crepidatum*）含量为 62.10%；小黄花石斛（*D. jenkinsii*）含量为 2.46%，密花石斛（*D. densiflorum*）含量为 3.03%；《中国药典》（2020 年版）规定的含量 ≥ 25%。阮沛桦研究的结果也表明铁皮石斛多糖中测得的甘露糖含量高于叠鞘石斛。

2. 现今流通石斛品种的主要产地

我国兰科石斛属植物有 74 种 2 变种。就纬度而言，石斛主要分布在 15°31′N ～ 25°21′S 之间的亚洲热带、亚热带地区；从垂直上看，海拔在 100 ～ 3000m 的高度都有分布。

我国石斛主要分布在 30°N 以南地区，秦岭 - 淮河分界线以南，以云、桂、贵、粤、琼、台等省区为分布中心，河南是我国石斛属植物分布的最北缘地区。

但是随着人工驯化和人工栽培的发展，我国石斛的分布区域现已延伸到黄河流域，且呈不断北上的趋势。现今藏、川、鄂、豫、皖、湘、闽、浙、陕、赣、渝、甘等省区也有石斛分布。国内药用石斛的主产区为浙江、云南、贵州、广西、安徽等地。安徽省野生药用石斛有霍山石斛、铁皮石斛、细茎石斛 3 种，粤东北地区药用石斛野生资源有铁皮石斛、金钗石斛、重唇石斛 3 种。现今流通石斛品种的主要产地见表 2-1。

表 2-1　现今流通的石斛（*Dendrobium*）品种及主要产地

中文名（异名）	拉丁学名	药材名	主产地（简称）
金钗石斛	*D. nobile* Lindl.	金钗石斛	川、桂、云、贵
鼓槌石斛	*D. chrysotoxum* Lindl.	石斛	云、贵、川
流苏石斛	*D. fimbriatum* Hook.	马鞭石斛	桂、贵、云、川
霍山石斛	*D. huoshanense* C.Z.Tang et S.J.Cheng	霍山石斛	皖、浙、桂、陕
铁皮石斛	*D. eficinale* Kimura et Migo	铁皮石斛（枫斗）	桂、贵、云
细茎石斛	*D. moniliforme*（L.）Sw.	铜皮石斛（枫斗），小黄草	浙、皖、桂、云
齿瓣石斛	*D. devoniantm* Paxt	紫皮石斛，大黄草	桂、贵、云、川
重唇石斛	*D. hercoglossum* Rchb. f.	大环草，大石斛	桂、贵、粤、云
美花石斛	*D. loddigesti* Rolfe	黄草石斛	桂、贵、云、粤
广东石斛	*D. kwangtungense* C. L. Tso	大黄草，铜皮兰	桂、粤、鄂、豫
串珠石斛	*D. falconeri* Hook.	小黄草，小水石斛	桂、贵、云、川
兜唇石斛	*D. aphyllum*（Roxb.）C.E. Fischer	黄草石斛，水草枫斗	桂、贵、云、川
束花石斛	*D. chrysanthum* Lindl.	黄草石斛，水草枫斗	桂、贵、云、川
玫瑰石斛	*D. crepidatum* Lindle. ex Paxt.	黄草石斛，水草枫斗	桂、贵、云、川
叠鞘石斛	*D. aurantiacum* var. *denneanum* Kerr Z.H.Tsi	马鞭石斛	桂、贵、云、川
罗河石斛	*D. lohohense* T. Tang et F.T. Wang	黄草石斛	桂、贵、云、川
大苞鞘石斛	*D. wardianum* Warner	腾冲石斛	
细叶石斛	*D. hancockii* Rolfe	马鞭石斛，小黄草	桂、云、川
小黄花石斛	*D. jenkinsii* Wall.ex Lindl.	金黄泽	桂、云
报春石斛	*D. primulinum* Lindl.	报春石斛	云、贵、桂
密花石斛	*D. densiflorum* Lindl.	粗黄草	粤、琼、桂

续表

中文名 （异名）	拉丁学名	药材名	主产地（简称）
马鞭石斛	*D. fimhriatum* Hook. var. *oculatum* Hook.	马鞭石斛	桂、贵、云、川
短棒石斛	*D. capillipes* Rchb. f.	小金钗	云、桂、川

石斛是云南的特色药用植物之一，其产量约占全国的60%。我国已知石斛有74种2个变种，而云南有58种2个变种，占全国石斛资源的78.95%。云南省南部为石斛属药用植物分布中心，是常用中药材石斛的重要产地。云南东南、中部、西部、西南各县市均有分布（龙陵、腾冲、芒市、瑞丽、盈江、勐腊、勐海、河口、金平、凤庆、澜沧、镇康、漾濞等），芒市主产铁皮石斛、齿瓣石斛与兜唇石斛。人工种植则集中在龙陵、芒市、腾冲、瑞丽等县市，其中龙陵种植面积为最大。

产地不同则成分有明显差异。徐程等研究广西、雁荡、广东、湖南、江西、福建、富阳、云南产铁皮石斛的株高、茎粗、叶面积、叶长宽比，结果表明广西产铁皮石斛株高最高，广东产铁皮石斛最矮，浙江产的两种铁皮石斛较矮；云南品种茎最粗，广东品种茎最细；江西产铁皮石斛叶面积最大，雁荡品种则最小；广西品种叶长宽比最大，云南品种最小。鲜重中总多糖含量：富阳品种最高，其次是雁荡、福建、云南、广西、广东和湖南品种，其中湖南品种仅占富阳品种的52%；干重总多糖：浙江的两个品种与福建、云南品种含量较高；水溶性多糖含量：排列顺序和总多糖含量相似；纤维素含量（鲜）：湖南、云南品种最低，广东、广西品种最高。

刘文杰等比较云南省不同产地铁皮石斛药材质量，勐海铁皮石斛的醇溶性浸出物和多糖含量最高，分别为13.65%和35.87%；德宏铁皮石斛的甘露糖含量最高，为24.96%，勐海居第2，为24.01%；而红河铁皮石斛的有效成分含量最低。对6个产地铁皮石斛HPLC指纹图谱的共有峰总面积进行聚类分析发现，6个产地可分为两大类，勐海与文山为一类，思茅、德宏、红河和玉溪为一类，云南省内不同产地的铁皮石斛内在质量存在一定差异，其中勐海铁皮石斛的质量最优。

王建等研究了广西6个不同产地马鞭石斛多糖含量，结果6个产地的马鞭石斛多糖含量相差较大，其中以田阳县马鞭石斛的多糖含量最高，达11.85%，其他产地的马鞭石斛多糖含量分别为10.93%（靖西县）、10.08%（天等县）、4.18%

（那坡县）、4.39%（德保县）、5.20%（兴业县）。

李亚楠比较了黄山采集的石斛、原产于浙江温州和安徽六安的石斛的形态学指标、多糖和石斛碱含量、红外光谱分析，结果显示同龄的黄山石斛茎长、茎节数和叶片数均高于另外两种。3种石斛植物体内水分含量也存在差异，黄山石斛含水量最低，为71.3%，显著低于温州石斛与六安石斛。黄山石斛多糖含量和石斛碱含量显著高于温州石斛，其含量分别为35.4%、0.037%。黄山石斛根、茎、叶红外光谱的峰形、峰位大体相似，化学物质大体相同，均含有糖类、脂类、黄酮类、芳香类、蛋白质等。

明《本草纲目》载："石斛茎状如金钗之股，丛生石上，称金钗花，又称千年润，处处有之，以蜀中者为胜。"即今天的贵州赤水一带为其原产地。当今安徽霍山的霍山石斛（俗称米斛），贵州赤水的金钗石斛，浙江温州雁荡山、临安天目山、福建连城冠豸山产的铁皮石斛，都为石斛中的佳品。

第三节　石斛的种植

石斛为兰科植物，是珍稀名贵中药材，据调查，主流药用石斛的自然繁育能力弱且生长缓慢，加之被长期药用采挖，其野生资源现已濒临灭绝。因此，石斛系统栽培具有经济价值及重大社会价值。全国人工栽培的药用石斛有30余种，主要栽培品种有铁皮石斛、金钗石斛、流苏石斛、美花石斛、束花石斛、鼓槌石斛和霍山石斛7种。

一、生物学特性

石斛为兰科多年生附生草本植物，多生长在密林或湿石上，常与地衣、苔藓、蕨类植物混生，喜潮湿温暖的半阴半阳环境，以年降雨量1000mm以上、空气湿度大于80%为佳。石斛怕涝，当小环境含水量处于饱和状态，如果通气不良，便会长势差，根系腐烂。自然遮阴度一般在60%～70%，一般都是散射光照射，最适光强为50～120μmol/（m²·s）。生长日期平均温度要求在15～28℃，年积温在2000℃以上，米斛年积温2070℃，铁皮石斛年积温2256℃，铜皮石斛年积温2248℃。米斛和铜皮石斛生长的最适温度为20℃，铁皮石斛生长的最适温度为23℃。相对湿度和光强与其生长负相关，高湿度和高光强会抑制石斛的生长，但高光强、高温和低湿度也会抑制石斛生长。石斛适合在亚热带森林中生长，对土肥要求不甚严格，野生多在疏松且厚的树皮或树干上生长，常附生于树冠茂密、树皮厚、有苔藓蓄水的树干或树枝上，有的也生长于岩石缝隙里。

有研究表明海拔因素对铁皮石斛多糖含量的影响最为显著，极低海拔地区铁皮石斛多糖含量较高，但海拔918m下采集的仿野生铁皮石斛多糖含量最高。

光照、温度对石斛生长代谢影响较大。兜唇石斛（*D. aphyllum*）、束花石斛（*D. chrysanthum*）、叠鞘石斛（*D. aurantiacum* var. *denneanum*）、重唇石斛（*D. hercoglossum*）、流苏石斛（*D. fimbriatum*）、罗河石斛（*D. lohohense*）依照亲缘关系可以划归同一组，它们生长于广西地区，与专性景天酸代谢途径（CAM）植物报春石斛相近，适宜在荫蔽环境下生长；钩状石斛（*D. aduncum*）、美花石斛（*D. loddigesii*）附生于海南火山岩上，因此耐热抗旱；鼓槌石斛（*D. chrysotoxum*）、聚石斛（*D. lindleyi*）、球花石斛（*D. thyrsiflorum*）分布于云南南部和海南岛温暖湿润的地区，均为喜光种，叶片为革质，气孔密度较大。此外，重唇石斛、金钗石斛和铁皮石斛分布范围都很广；而霍山石斛（*D. huoshanense*）生长于北纬30°，位于石斛分布区北缘。

霍山石斛一般生长在海拔250～1200m的傍水岩石上，阴湿通风，较耐寒耐旱。冬天在-10℃以下未发生冻害现象，在特别干旱的情况下，茎上部的腋芽能萌发成幼苗，但怕积水和阳光暴晒。有研究表明铁皮石斛要比霍山石斛的抗旱能力更强，低温胁迫处理的石斛生长期较长，2年生石斛抗寒能力强弱顺序为：黄山石斛＞温州石斛＞六安石斛。

不同类型的石斛花期不同。春石斛生长开花的适宜温度为15～30℃，冬季能忍耐2～3℃的低温，秋石斛生长适宜温度为25～35℃，冬季休眠期要求10℃左右，低于8℃会受冻害。金钗石斛每年3～5月开花；米斛的花芽在5月初开始萌动、生长、开花，花期2～3周，6月初开始着果，果实10月初成熟；铁皮石斛5月下旬现花蕾，6月下旬始花，花期1个月左右，果实10月中旬成熟；铜皮石斛5月中旬现花蕾，6月上中旬始花，花期3周左右，果实10月上旬成熟。铁皮石斛幼苗在5℃具有一定的耐冷性，当温度继续降低至0℃时，幼苗的生长和发育会受到严重抑制。在营养充足的前提下，石斛种子培养温度低于10℃时无法萌发，在25℃左右可以快速萌发，因此培养室温度一般控制在25℃左右。

石斛种子极小，呈粉末状，易飞扬。每个蒴果内含有黄色粉末状的种子数万到数十万粒，种子有后熟性，且石斛类植物大多数种子无胚乳，无法为种子萌发提供充足的养分，在野外很难发芽（发芽率小于 5%），要依靠共生菌提供营养才能萌发。

石斛在生长过程中与特定菌形成共生关系，特定菌为石斛种子的萌发提供养分和其他代谢产物。如石斛小菇与金钗石斛能很好地形成菌根共生体系；兰小菇可促进鼓槌石斛、长苏石斛、报春石斛、密花石斛的种子萌发。无菌拌播的铁皮石斛种子不能萌发，而采用拌菌播种的方式，同样的种子发芽率可以达到半数以上，铁皮石斛以消化菌丝的方式使胚细胞获得足够的营养而得以萌发，铁皮石斛和罗河石斛的种子萌发率分别提高了 64% 和 20%。经菌根菌剂处理后，成年春石斛平均花朵数高出对照组 49.1%，始花期提早，春节期间开花率平缓；金钗石斛多糖含量提高 18.6% ～ 154.3%。

石斛茎基部具分生能力，可萌蘖新枝。霍山石斛每年可分蘖新茎，1 年生新茎下端萌生须根；2 年生茎主要是积累营养和孕花，不再伸长生长，其生长后期叶黄化、枯萎、脱落，仅铁皮石斛偶见少数不落叶的现象；3 年生茎开花结果，开花茎通常无叶，落叶后的老茎不再萌生新叶，呈赤裸状；4 年生茎丧失分蘖能力；5 年生与 6 年生茎相继枯萎死亡。石斛群体的更替是通过分蘖新茎实现的。

二、繁殖

石斛的繁殖方法有有性繁殖与无性繁殖两类。

（一）有性繁殖

在石斛的野外自然生长过程中，以有性繁殖为主。细茎石斛的种子生活力高达 90% 以上。在无菌条件下，广东石斛的种子可萌发，预处理与否对广东石斛种子的萌发影响较小。

人工繁育时为了尽快得到优质、规模化种苗，多采用种子快速育苗，将石斛成熟蒴果（内含种子）通过无菌播种在合适的培养基上，通过一系列培育步骤得到种苗。鼓槌石斛多用成熟种子作为外植体进行无菌播种，以未成熟的鼓槌石斛种胚进行离体培养，也成功获得了鼓槌石斛幼苗。丁长春等对齿瓣石斛种子进行离体培养和快速繁殖，采用不开裂的果荚，在合适的培养条件下获得了大量齿瓣石斛过渡苗。高燕等以齿瓣石斛的蒴果为外植体进行胚组织培养，生根诱导率达 100%，成活率达 90% 以上。

王素英等用金钗石斛生长旺盛的花朵进行人工授粉繁育，授粉后经过 6～8 个月发育成熟，其蒴果大、种子数量多；许轲的研究表明，铁皮石斛在开花后的第 2～第 4d 时采用异株异花，且在每天上午 10 点以前人工授粉的成功率最高。赵新雨以铁皮石斛、霍山石斛、金钗石斛的蒴果进行组织培养，研究快繁过程中各阶段不同激素种类、浓度对原球茎诱导、增殖、分化及生根壮苗的作用，均取得较好的效果。以上说明对石斛的种子进行诱导培养成苗率较高。

（二）无性繁殖

人工栽培多以无性繁殖为主。无性繁殖即指用石斛本身的苗、茎、芽和植株的某个部位或器官进行繁殖。无性繁殖包括分株繁殖法、扦插繁殖法、高芽繁殖法、埋条繁殖法、组培苗繁殖法等。现今更常用的方法为分株繁殖法与组织培养。目前石斛的无性繁育方式主要有从假鳞节间处萌发高位芽和从假鳞茎基部萌发新芽进行无性繁殖。另外石斛还可采用植株进行分株、扦插繁育及截取高位芽等方式繁育。

1. 分株繁殖法

母本选择：在 3～4 月份，天气比较暖和的时候选择种植 1 年或 2 年的生长健壮、萌芽多的植株作种株。适当修剪后保留 5～10cm，按茎条的多少分成若干丛，每丛保留 3～5 条茎，作为种苗开始繁殖。也可以用假鳞茎，成熟后在顶端的芽眼处长出高芽，高芽其实就是一种具有根茎叶的小植株。待高芽长至 8～10cm 时即可将小植株切下进行分株。

2. 组织培养

用组织培养的方法可快速大量繁殖试管苗，是解决石斛种苗的有效途径。

石斛组织培养的外植体有种子、假鳞茎段、茎节、苗端等，培养的目的一方面是获得大量丛生苗，另一方面是利用原球茎的分化与增殖进行培养。以石斛种子作为外植体进行培养的研究较多，石斛种子在附加香蕉提取物的培养基上能很好地萌发并形成试管苗。除用种子作外植体外，还可用茎尖、假鳞茎和茎节等作为外植体进行培养。假鳞茎段培养是获得多丛苗和再生植株的有效途径。

组培苗繁殖大概流程：采用剥取石斛茎尖与芽的生长点，少数采用茎条芽一部分，在无菌条件下植入培养基中，小苗不断分生，再取出分植，经过几次扩繁后，更换培养基组成，其生根后即开始炼苗。

3. 扦插育苗

扦插繁殖可以在盛夏和严冬以外的季节进行，其相对分株法限制较少，只要不在开花期就可以挑选充实的石斛兰假鳞茎进行扦插繁殖。

应选择海拔为 800 ~ 1800m，年平均气温为 20℃左右，比较潮湿的地带；苗床离地面高度为 50 ~ 80cm，宽 1.0 ~ 1.2m、长 10 ~ 20m，顶棚需搭建遮荫网，高度为 2.0 ~ 2.5m；基质一般选择锯木灰和刨花，锯木灰放在上层，厚度为3cm，刨花垫在底层，厚度为 5cm。基质应先晒干再用 0.1% ~ 0.2% 高锰酸钾消毒后方可放入育苗床。在上述条件下进行扦插育苗，出苗率为 80% ~ 85%。李桂琳等认为应选择无病虫害、生长健壮、节间粗短、饱满的 1 年生至 2 年生成熟茎节作为插条，以河砂为扦插基质，且在立春时插苗。

三、选地与整地

根据石斛的生长习性，石斛的栽培地应满足半阴、温暖湿润、空气畅通的环境。平均气温 17℃以上，空气湿度不宜过大，一般在 60% ~ 80%，年降雨量900mm 以上，冬季最低气温不低于 –1℃，或者通过人工控制能满足上述要求的场地。

如若选择在山地栽培，还要注意采光、通风等要素，要尽可能选朝南、朝阳的山坡，林地坡度不超过 45°，林分郁闭度为 0.6 ~ 0.7 或散射光照射的区域。树木应是树皮厚、多纵沟、树干枝叶茂盛，有苔藓植物蓄水生长的为佳。

石斛虽然不会和土壤直接接触，但也要注意土壤的处理。所以在建造种植设施之前，首先要对土壤进行深翻翻松，然后让阳光暴晒，最后在土壤表面洒上一些生石灰来杀菌消毒。

四、移栽

石斛组培苗移栽季节在 3 ~ 4 月，基质有树皮屑和杂木刨花（比例为 2 : 1）、苔藓、松树皮等。目前，可见到的种植方式有大棚栽培（包括盆栽、地栽、架空苗床种植等）和仿野生栽培（包括贴石栽培、贴树栽培、石墙栽培、岩壁栽培等）两大类。现以铁皮石斛为例，介绍两类栽培方法。

铁皮石斛是与真菌形成营养性共生的兰科植物品种，依靠菌丝吸收水分和无机物质，并靠共生菌分解根部附着的苔藓和树皮等有机基质获取葡萄糖和氨基酸等有机养分，以半自养半异养的特殊营养方式进行生长和发育。基质的选择有多种，但基质要求疏松，透气性好，保水、保肥能力强。

（一）大棚栽培

利用大棚设施可实现其规范化栽培，但由于规模大、病虫害频发等因素的影响，使其品质与野生有较大差别。

1. 选地及大棚建设

在栽培地点的选择上，要以植株的生长特性为依据。铁皮石斛原产区大多处于亚热带和温带，可选空气湿度大（65%左右）、通风良好、冬季温度不低于0℃的地区作为石斛种植区域。铁皮石斛大棚设施除要求调节温度、湿度和光照的作用之外，还必须要通风好、具备防鼠的作用。大棚栽培一般使用30目遮阳网、薄膜、喷淋设备和40目防虫网等设施。大棚的高度通常是以基地夏季的最高温度为基准，温度越高的地区，要求大棚的高度越高，棚顶高2.8m以上为佳。苗架高30～50cm，苗床5～10cm即可。培养基质要适宜铁皮石斛与共生真菌生长，所以栽培基质以疏松透气、排水良好、不易发霉、无携带病虫的基质为宜。

2. 适时栽植

（1）出瓶 环境温度达15℃以上时就满足出瓶栽培的基本条件，瓶苗可以在15～25℃和高湿度条件下进行移栽，其成活率高。如若大棚能调节温度和湿度，随时都能投入炼苗种上。幼苗不应强光暴晒，棚中光照强度在1000lx为宜。

（2）炼苗 应选择增殖培养代数在6～8代以内的组培苗，组培化苗的驯化苗要求苗体健壮，色翠，苗高4～6节，3片叶片以上。放入高锰酸钾1000～1200倍液浸泡10min左右，将清洗干净的幼苗分级晾干，通风，待根部微微发白后即可投入栽种。

（3）栽种 栽种密度按10cm×10cm株行距栽植，每丛栽3～5株。新幼苗栽种基质湿度75%左右为宜，应用喷雾保持叶面湿润，不宜浇水。

（二）仿野生栽培

为适应市场需要，提高石斛品质，当地农户不断探索人工种植技术，逐渐形成崖壁栽培、树生栽培、仿生架栽培等"仿野生"种植技术，显著提升了栽培石斛的产量和品质。

所谓"仿野生"，是指人工营造出的与野生铁皮石斛相近的环境下，模拟野生铁皮石斛的生长状况。这种方法虽然可以确保铁皮石斛的质量，但是因为必须模拟野外环境，在没有人工干预的情况下，难以获得比较高的产量，但是第3年的仿野生栽培铁皮石斛的多糖和生物碱含量均高于大棚栽培。

易善勇等比较了霍山石斛3种主要栽培模式：设施栽培、林下栽培和拟境栽培，发现拟境栽培霍山石斛的生态环境更接近于野生霍山石斛；其次比较了性状与品质，拟境栽培霍山石斛其形更似《本草经集注》中所述"形似蚱蜢髀者为佳"，其品质优于设施栽培和林下栽培。拟境栽培综合效益高、投入产出比最低，经济效益显著，从"优境""优形""优质""优效"4个方面：拟境栽培模拟了野生霍山石斛的原始生境和立地环境；外形更接近于野生型；主要药用成分含量更高；经济效益高且功效更优。

杨启焕等研究了叠鞘石斛的栽培模式，在人造石梯、石穴和石坎上的叠鞘石斛成活率和生长发育状况都优于自然岩石，其中人造石梯栽培的叠鞘石斛成活率和萌蘖新株数最高。邓济承等认为轻简盆栽和改良地栽是适合产业化发展的叠鞘石斛栽培模式。

铁皮石斛林下仿野生栽培技术主要包括林下活树捆绑和横杆捆绑两种种植模式，下面主要介绍林下活树捆绑。

1. 选地及附主选择

宜选择在山地、丘陵、台地等山区，坡度＞45°，多雾，通风条件好的地区。要求光照条件好，不受强烈阳光直射，但树冠郁闭度在0.4～0.6。首选有山沟水溪、通风条件好的地区。附主用表皮粗糙、有裂纹、保水性的活树，一般有成年松树、杉树、龙眼，其中松树为最优。

栽培前林地处理：仿野生栽培前必须先对人工林进行疏枝和清理，使种植场地具有良好的通风和透光条件，也要消除潜在的害虫，减少潜在的威胁。

2. 适时栽植

（1）炼苗　可选择的苗有穴盘苗、组培瓶苗、高位芽和1年生苗，在仿野生林下栽培中，一般以穴盘苗为优，组培瓶苗其次。铁皮石斛组培苗移栽前先炼苗14～20h，再置于室外两天适应自然温度，最后清洗根部和表面的琼脂，此时的苗才可投入栽培中。

（2）附树前准备　一般在树上方便采摘的高度栽培铁皮石斛，固定物一般选择棕绳、麻绳、无纺布等；固定基质一般选择苔藓、碎石、椰壳、棕皮等，以树皮为佳。

附主：在移栽前可以用 42% 多菌灵 2000 倍液杀菌处理。固定基质：在移栽前还应该浸肥处理，可以用 42% 多菌灵 2000 倍液杀菌处理，也可待水沸将材料倒进水中煮 1h 左右以消毒杀菌。

（3）附树

①选苗：一般选择经过炼苗后的，1 年到 1 年半的健壮翠绿组培苗。

②附树时间：附树时间很关键，要选在铁皮石斛苗准备发芽尚未发根的时候，可以 4～9 月之内，以 3～5 月为佳，此时温度、空气湿度最利于铁皮石斛生根。

③种植高度：为 50cm 以上 200cm 以下，方便采摘和观察。先把苗的根部贴在树干树皮，在根表面垫上一层干净的水苔，用钉子从杉木皮上钉入树干，将苗和水苔夹在杉木皮和树干树皮之间，达到固定作用。

五、田间管理

1. 日光管理与温度管理

铁皮石斛种植养护过程中，需要对光照进行科学合理的控制。一般要求每日光照在 120～300min 之内，合理控制光照有利于提升种植效果。通常情况下，尤其是正午时分，应加强散热、遮光和通风。夏季气温较高，可采用遮阳、换气或开启水帘式风扇的方式。若遇到极端寒冷的气候，可以加盖塑料薄膜，此时要减少或不浇水，促进石斛进入休眠，积累有效成分，提升石斛的质量。

2. 湿度管理

新苗移栽后在快速生长期，种植完成后应充分喷淋，培养基要保持一定的高湿度（75%）。移栽的新根正常生长后，湿度应回降到 65% 左右，以防止因积水而引起根的腐烂。一般情况下，天气阴雨，且湿度在 75% 以上则不需要浇灌。夏季气温高，宜在上午 9:00～11:00 灌溉，并开风扇吹干叶片上的水分。一旦温度超过 35℃时，则应不浇。冬季或气温在 10℃以下为铁皮石斛生长停滞的时期，要降低基质湿度以方便铁皮石斛越冬。种植铁皮石斛还对水质有所要求，一般用 pH 值为 6.0 左右的弱酸性软水。

3. 肥水管理

铁皮石斛本身具备固氮功能且不耐肥，应薄肥勤施，施叶面肥。以氮、磷、钾平衡肥为主进行叶面喷肥，可以选择腐殖酸类、磷酸二氢钾、硝酸钾等肥料，4～10 月每周在光照条件合适时喷施 1 次。铁皮石斛栽种初期，可使用含各种微量元素的水溶肥料进行喷洒施肥，如 N∶P∶K=32%∶6%∶13% 的高氮型水溶性叶面肥 800～1000 倍液 7d 喷施 1 次，引导其根系尽快生长。播种几个月后，可使用农家肥 3～5g/ 丛施肥。可以将腐熟的羊粪或菜油饼渣以 1∶100 稀释后的混合液（都要用来发酵）用于肥料的喷洒。冬季及休眠期铁皮石斛停止生长则不用施肥和适当控水。

4. 病虫害防治

铁皮石斛的生长环境温暖湿润，容易产生病虫害，主要病虫害有石斛软腐病、黑斑病、炭疽病及菲盾蚧、蜗牛、红蜘蛛等。尽可能采用物理手段，少量使用安全的化学农药，尽量降低生产中的农药残留。防治蛞蝓和蜗牛，用石灰粉撒于四周防其吃嫩叶和嫩茎，或诱捕法杀灭。高温高湿最容易发生软腐病菌，可以喷洒 1∶1∶200 倍波尔多液进行防治。如若发现软腐病菌发作，应马上隔离病菌，通风透气，减低湿度，用 70% 炭疽福美 500 倍液或其他杀灭病菌。一定要用的时候，要按照中药材标准化生产用药的原则，选择多种不同类的农药品种，交替使用，从而延迟对病虫害产生的抗性。

第四节　石斛的采收加工与贮藏

一、采收时间

1. 采收年限

在大多数情况下，多年生药材中活性成分的含量随着生长年限的延长而增加，呈正相关；但是达到一定年限后，其生物碱与多糖含量将不再增加或增加缓慢。应结合品质、产量、成本等因素综合考虑，确定科学合理的采收年限，一般采收生长良好的 2 年生到 3 年生（移栽后生长 1 年）石斛。

铁皮石斛和细茎石斛 2 年生假鳞茎多糖含量最高，其次是 3 年生和 1 年生假鳞茎。铁皮石斛随种植年限增加，植物体内的甘露糖含量和多糖含量反而减少，其中两年生植物体最多，4 年生植物体最少。袁颖丹的研究结果表明，3 年生霍山石斛多糖、总生物碱含量均最高。杨唯瀚的研究结果表明，不同栽培模式的霍山石斛多酚均在第 2 年积累到最高，随后下降；霍山石斛多糖都是随着年份的增加而下降，第 1 年最高，平均含量约 12%，第 3 年以上的最低平均含量约 6%。李志强的研究结果表明，不同生长年限霍山石斛化学成分含量存在差异，

2 年生霍山石斛多糖含量最高，达到 159.34mg/g，1 年和 3 年生霍山石斛多糖含量分别为 141.17mg/g 和 101.23mg/g；2 年生霍山石斛石斛酚含量也为最高，达到 12.58μg/g，1 年和 3 年生霍山石斛石斛酚含量分别为 5.93μg/g 和 4.60μg/g；3 年生霍山石斛总黄酮含量达到 7.41mg/g，总生物碱含量为 0.58mg/g，3 年生霍山石斛总黄酮和总生物碱含量在不同年限霍山石斛中含量最高，2 年生霍山石斛次之，其两者含量分别为 4.91mg/g 和 0.48mg/g，1 年生霍山石斛最低，其两者含量分别为 3.28mg/g 和 0.09mg/g。诸燕等的研究结果表明，浙江省 11 个铁皮石斛种质 1 年生、2 年生、3 年生样品平均总生物碱为 0.0253%、0.0270%、0.0326%，表明铁皮石斛的最佳采收年限为 3 年。最佳采收期一般为入冬后，此时石斛已停止生长，茎枝坚实、饱满、干燥，采收应在新芽萌动前完成。铁皮石斛种植 2 年到 3 年后即可采收，以第 3 年采收最佳，留下 3 年以下的铁皮石斛以供生长繁殖。

在民间，石斛通常以花前期采收，这个时候收获的石斛茎粗而饱满，但是当年的新梢不能采摘。民间多采用"存三去四、四除四留"标准，采收 4 年生以上老茎，保留 3 年生以下幼茎；除老留幼、除小留大、除弱留强、除密留稀，保持群体旺盛生长。

2. 采收月份

一般采收时间为 11 月至次年 4 月，在茎尖封顶，不再生长，新芽发出后适时采收。霍山石斛的采收月份多为每年 10 月至次年 6 月，采收棚栽 3 年生石斛、林下种植 5 年生石斛的成熟鲜条，鲜条长 5 ～ 7cm，有 3 ～ 7 节，按粗细和长短分类，保留根和茎梢，剔除病虫害株、枯死株、叶片和杂物。

姚蓉等用紫外 - 可见分光光度法测定多糖和总生物碱含量以确定最佳采收期，结果发现铁皮石斛中同采收期总生物碱含量（0.037% ～ 0.044%）变化不大。当年 10 月至次年 7 月采收，多糖含量均符合《中国药典》规定，且在次年 3 月采收多糖含量最高，提示 2 年生铁皮石斛最佳采收期为次年 3 月。霍山石斛多糖含量与季节变化密切相关，其中冬季 1 月的多糖含量最高，夏季 8 月的多糖含量最低。比较金钗石斛、叠鞘石斛和细茎石斛在春季和秋季中假鳞茎上、中、下部和叶、根的总生物碱含量，发现春季的总生物碱含量比秋季的总生物碱含量要高，且每个部位的总生物碱含量不一样。

孟海涛的研究结果表明，柚皮素含量：霍山石斛从 3 月开始增加，到 8 月达到最高值，接着降低并在 11 月降至谷点；铁皮石斛从 2 月开始升高，在 6 月初出现短期降低，其后又增高，至 8 月达到最高值，之后开始降低，在 10 月降至低点；铜皮石斛从 3 月开始升高，同铁皮石斛类似，在 6 月出现降低现象，后又开始升高，同样在 8 月达到峰值，接着降低，在 10 月降至低点。毛兰素含量：霍山石斛从 2 月开始升高，在 4 月份达到第一个峰值，6 月又出现第二个峰值，8 月达到最高值，其后开始降低，至 11 月达最低；铁皮石斛和铜皮石斛均从 3 月开始增加，5 月份达到一个峰值，其后铁皮石斛在 9 月达到最高值，而铜皮石斛在 8 月就已经达到最高值。总酚含量：从 1 月开始缓慢降低，霍山石斛和铜皮石斛均在 4 月降至最低，而铁皮石斛则在 5 月达到最低；随后 3 种石斛茎中总酚含量又开始升高，其中霍山石斛和铜皮石斛均在 8 月达到最高值，铁皮石斛则延缓至 9 月达到最高含量；之后霍山石斛于 12 月达到第二个低点，而铁皮石斛在 11 月、铜皮石斛在 10 月达到第二个低点。另外，霍山石斛、铁皮石斛和铜皮石斛柚皮素和毛兰素变化规律相似，从最低点（2 月或 3 月）升至最高点（夏末季节），后在秋冬季节降低至谷点；3 种石斛柚皮素含量均在 8 月达到最大，霍山石斛和铜皮石斛中毛兰素和总酚在 8 月达到最大，铁皮石斛则分别在 10 月和 9 月含量达最大。

米斛新茎的生长集中在 3 月下旬至 8 月，茎生长高峰为 5 月下旬，新茎生长期 150d 左右；铁皮石斛生长集中在 4 月下旬至 9 月下旬，茎生长高峰为 6 月中旬，新茎生长期 154d 左右；而铜皮石斛生长则集中于 4 月初至 9 月初，茎生长高峰为 5 月下旬，新茎生长期 160d 左右。米斛只有一个生长高峰，而铁皮石斛和铜皮石斛生长有双峰现象，8 月份温度渐低，当温度回落又可适宜生长时，铁皮石斛和铜皮石斛还有一次小的生长过程。

金钗石斛茎生长高峰期主要集中在 7 月和 8 月，8 月后进入缓慢生长阶段，12 月时生长基本停滞，此时金钗石斛茎高（36.1±0.9）cm，茎粗（1.26±0.12）cm。金钗石斛茎中总生物碱含量随着生长年限增加而降低，1 年生茎总生物碱积累最多；1 年生茎、2 年生茎、3 年生茎总生物碱皆在 6～11 月积累，11 月份达到最大值，分别为（0.503±0.013）%、（0.494±0.024）% 和（0.458±0.015）%。叶总生物碱出现了两次升高的过程，含量分别在 8 月和 11 月达到峰值，分别为（0.543±0.019）%、（0.528±0.009）%。总多糖含量随着生长年限增加而降低，1 年生茎总多糖含量高于其他部位，在 10 月份达到最大值，为（11.70±0.71）%；11 月时，2 年生茎和 3 年生茎总多糖含量积累达到最大值，分别为（6.49±1.14）%、（5.25±0.40）%。蔗糖在 2 年生茎中积累最多，葡萄糖和果糖在 1 年生茎中积累最多。故 11 月、金钗石斛 1 年生茎可作为最佳采收期和最佳采收部位。

3. 一天中的采收时间

根据光合速率理论，铁皮石斛、金钗石斛和重唇石斛在白天 10:00、14:00 光合作用低，在这个时间点采摘最好；在晴天以中午 12 点后采收为佳。采收石斛时避开基部切割，保留 1 ～ 2 个带肉质的茎节以确保产量的稳定性；用专用割口工具从距采收节间 1/3 处，向下 45° 快速割下。当日傍晚，用杀菌农药对切口处喷洒多菌灵、百菌清，以防止切口处的细菌感染及传播。采收时应避开湿度大的天气，有露水或下雨不可采收。每 5 ～ 7kg 鲜石斛可加工 1kg 干品。

二、采收方法和部位

采收有全草采收和采旧留新两种方式。石斛采收分为全草采收（包括根、茎、叶、花）和茎条采收（茎条于茎基部以上，留 1 ～ 2 个茎节）。对比铁皮石斛花、茎、叶 3 个器官的多糖含量，发现茎的多糖含量最高，其次是花，而叶的含量最低，所以石斛多数是割取茎。采旧留新是采收 12 个月以上生长期的地上部分植株。

石斛的叶、花也被开发利用。孟海涛的研究结果表明，石斛叶、花 HPLC 的图谱丰富度明显大于茎，3 种石斛叶中总酚含量约为茎的 3 倍。李亚楠研究表明，黄山石斛根、茎、叶红外光谱的峰形、峰位大体相似，化学物质大体相同，均含有糖类、脂类、黄酮类、芳香类、蛋白质等。

三、加工

1. 鲜石斛加工

加工成鲜石斛的一般有铁皮石斛、紫皮石斛、金钗石斛、霍山米斛。金钗型的鲜石斛有金钗石斛、金石斛；黄草型的鲜石斛有铁皮石斛、长爪石斛、铜皮石斛、细茎石斛等。石斛采收回来趁鲜除去须根、泥砂，洗净，晾干水分。

鲜石斛的药效成分一般比干品高。阮沛桦的研究结果是鲜品多糖中甘露糖含量和纯度略高于干品，铁皮石斛鲜品中总生物碱及还原糖的含量高于干品。

2. 石斛段加工

石斛采收后，除去杂质、叶片及须根，在水中浸泡数日，使叶鞘质膜腐烂后，用刷子刷去茎秆上的叶鞘质膜或用糠壳搓去质膜。晾干水气后烘烤，烘干后用干稻草捆绑，盖好竹席，使不透气，再进行烘烤，火力不宜过大，而且要均匀，烘至七八成干时再搓揉 1 次并烘干；取出喷少许沸水，然后顺序堆放，用草垫覆盖好，使颜色变成金黄色，再烘至全干，也可以自然晒干。每 5～7kg 鲜石斛加工 1kg 干品。

也可将上述依法净制后的鲜石斛置于盛热河砂的锅内，用热砂将石斛压住，经常上下翻动，炒至有微微爆裂声、叶鞘干裂而翘起时，立即取出放于木搓衣板上反复搓揉，以除尽残留叶鞘；用水洗净泥砂，在烈日下晒干，夜露之后于次日再反复搓揉，如此反复 2～3 次，使其色泽金黄，质地紧密，干燥即得。

目前干燥石斛的方法主要是自然干燥或烘干，在茎不切断的情况下，自然干燥往往需用时数周（受制于天气），而 80℃烘烤也需连续 2～3d 甚至更长，亦有人研究了石斛的冻干方法。

3. 枫斗加工

"枫斗"：石斛的加工品，取石斛的茎经加工炮制，边烤边扭成螺旋形或弹簧状称为枫斗。分为原料整理、低温烘焙、卷曲加扎和产品干燥四道工序：将石斛拣净枯草和杂质，除去叶片，洗净，晾干水分，挑选肥壮石斛植株（剪成长5～8cm），分成单株，剪去部分须根（留下 2 条须根，称为"龙头"）烘烤，使之软化，叶鞘干裂而翘起的时候搓揉去除叶鞘，置通风处晾 1～2d，再放到有细孔眼的铝皮盘内，用炭火加热，并随手将其扭成弹簧状或螺旋形，要完好地保留茎末细梢，称为"凤尾"。如此多次定型后，烘至足干即得。加工后将带有须根和不带须根的成品分开处置，习称"耳环石斛"或"枫斗"，其色泽金黄、质地紧密。耳环石斛为北方药工对枫斗的称呼，南方一带均称为枫斗，又分为以下几种。

（1）西枫斗 干燥茎扭曲呈螺旋形或弹簧形；一般可见有 1～4 个旋纹，长1～1.5cm，直径约 3mm，一端可见茎基及残留的短须根，称龙头，另一端为茎的尖端，称"凤尾"。表面黄绿色，有细纵纹理，节明显或有时不明显。气无，味淡。以条粗肥、旋纹少、有头吊、富粉质者为佳。因所用原料不同又可分为铁皮枫斗（铁皮石斛制成）、铜皮枫斗（细茎石斛制成）、云南枫斗（小美石斛制成）等。

霍山石斛枫斗（龙头凤尾）：将摊晾后（无明水）的石斛鲜条 150～200g 放入 110～120℃不锈钢锅中不断翻炒，当茎条柔软、叶鞘张开时出锅。翻动时动作要快，以免生熟不一致影响石斛品质，避免焦黑。若采用机械炒条，应控制好温度，掌握好火候。将炒制后的石斛条放置于操作台上搓揉，使茎上的鞘膜脱落，搓揉力度要均匀、适中，以避免破损折断。对于搓揉后的石斛条要逐条手工剥离其鞘膜，且需剥离干净。将去膜后的石斛条放置于清洁水池中，用饮用水再次清洗，洗去附着物，再摊晾至无明水。置炕上文火（30～50℃）烘焙，使其软化便于缠绕。将软化的石斛茎以拇指和食指搓碾，在适度自转的同时缠绕于直径 2.0～2.5mm 的钢丝上，缠绕从茎尖开始，以龙须草固定至茎基，注意保留茎基根须。缠绕匝间紧密，注意力度适中，以免松散、折断。将绕好后的石斛茎连同钢丝条放置于 70℃炕上烘焙 40min 左右，再按缠绕方向旋紧并收紧龙须草；然后再以 50℃文火烘焙 30min，随后旋紧石斛条，收紧龙须草。如此反复 2～3 次，紧胚定型。在紧箍过程中，应注意避免折断茎基根。烘焙定型后，去掉用于固定的龙须草，再抽除钢丝。用剪刀修剪根须，保留 2～3 条长 2～4mm 的根，去除残留鞘膜。科学分拣，保证石斛大小、色泽一致，做到合理分类。将整形分类的石斛枫斗放置于 70℃左右的炕上，烘焙至金黄色略显青暗，要求含水量小于 8%。复火时要经常翻动，以免烘焦。

（2）圆枫斗　用铁皮石斛、细茎石斛、小美石斛等长于 8cm 的茎而不适宜加工成西枫斗者，将其剪成 5cm 左右的长度，在微火上烘干，同时扭卷成圆形，如钟表发条状。

（3）结子斗　将铁皮石斛的茎节剪断，烘干时打成纽结状。

商品枫斗还有直条枫斗、葫芦斗、生川斗、广霍斗等规格名称。

四、贮藏

干品置通风干燥处，防潮；将整理好的石斛鲜条置于室内干燥、阴凉、通风处，用湿砂储存备用，也可平装竹筐内，盖以蒲席储存，并注意防冻，忌沾水而致腐烂变质，也可以置于保鲜库中存放；枫斗石斛复火分级后，按照不同类别密封包装，存放于阴凉、通风、清洁、干燥处，也可以冷冻贮藏。石斛生物碱含量随着贮存时间的增加而降低，据报道，贮存 15 年的石斛商品总生物碱含量由 0.92% 降至 0.14%。

第五节　石斛的生药学鉴别

石斛是我国传统的中药材，药食同源品种，因其疗效显著，价值较高而深受欢迎，目前全国各地使用品种较多，市场上品种混淆、质量参差。《中国药典》收载的石斛为药用正品，市面上混淆品多为石斛属（Dendrobium）其他品种和金石斛属（Flickingeria）、石豆兰属（Bulbophyllum）、石仙桃属（Pholidota）等部分品种。为了更好地区别品种，保证石斛质量，本节除了介绍《中国药典》（2020年版）上记载的品种外，还介绍市场上流通较多的主流品种，采用四大鉴别方法加以区分，包括基原鉴别、性状鉴别、显微鉴别、理化鉴别（包括薄层色谱鉴别、紫外光谱鉴别、高效液相色谱鉴别等）等方法。

一、基原鉴别

（一）石斛属（Dendrobium）

该属中国产种类中具细茎而花小的类群，如金钗石斛、霍山石斛、铁皮石斛、美花石斛、细茎石斛、钩状石斛等是中药"石斛"正品或代用品。

1. 金钗石斛（*D. nobile* Lindl.）

茎直立，肉质状肥厚，稍扁的圆柱形，上部多回折状弯曲，基部明显收狭，不分枝，节有时稍膨大；节间多呈倒圆锥形。叶革质，长圆形，先端钝并且不等侧2裂，基部具抱茎的鞘。总状花序在老茎中部以上部分发出，具1～4朵花；花大，白色带淡紫色，有时全体淡紫红色或除唇盘上具1个紫红色斑块外，其余均为白色；中萼片长圆形，先端钝，具5条脉；侧萼片相似于中萼片，先端锐尖，基部歪斜，具5条脉；花瓣多斜宽卵形，先端钝，基部具短爪，全缘，具3条主脉和许多支脉；唇瓣宽卵形，先端钝，基部两侧具紫红色条纹并且收狭为短爪，唇盘中央具1个紫红色大斑块。见图2-1。

2. 霍山石斛（*D. huoshanense* C.Z. Tang et S.J.Cheng）

茎直立，肉质，从基部上方向上逐渐变细，淡黄绿色，有时带淡紫红色斑点。叶革质，生于茎的上部，斜出，舌状长圆形，先端钝并且微凹，基部具抱茎的鞘；叶鞘膜质，宿存。

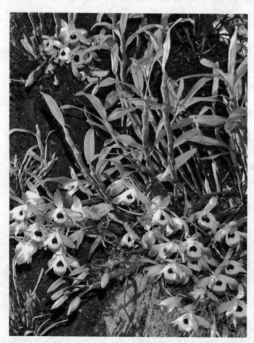

图2-1　金钗石斛植物图

总状花序从老茎上部发出，具 1～2 朵花；花淡绿色，中萼片卵状披针形，先端钝，具 5 条脉；侧萼片镰状披针形，花瓣卵状长圆形，先端钝，具 5 条脉；唇瓣近菱形，长和宽大致等长，基部楔形并且具 1 个胼胝体，上部稍 3 裂，两侧裂片之间密生短毛，基部密生长白毛并且具 1 个黄色横椭圆形的斑块。见图 2-2。

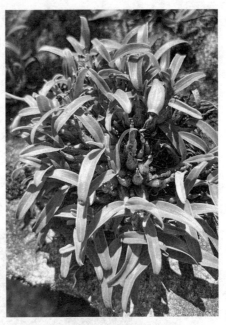

图 2-2　霍山石斛植物图

3. 鼓槌石斛（*D. chrysotoxum Lindl.*）

茎直立，肉质，纺锤形，中部粗，具多数圆钝的条棱。近顶端具 2～5 枚叶，叶革质，长圆形，先端急尖而钩转，基部收狭，但不下延为抱茎的鞘。总状花序近茎顶端发出，斜出或稍下垂；花苞片小，膜质，卵状披针形，先端急尖；花梗和子房黄色，花质地厚，金黄色，稍带香气；中萼片长圆形，先端稍钝，具 7 条脉；侧萼片与中萼片近等大；花瓣倒卵形，等长于中萼片，宽约为萼片的 2 倍，先端近圆形，具约 10 条脉；唇瓣的颜色比萼片和花瓣深，近肾状圆形，先端浅 2 裂，基部两侧多具红色条纹，边缘波状，上面密被短绒毛；唇盘通常呈"∧"隆起，有时具"U"形的栗色斑块。见图 2-3。

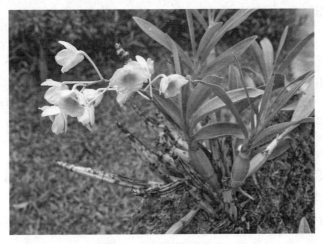

图 2-3　鼓槌石斛植物图

4. 流苏石斛（*D. fimbriatum* Hook.）

茎粗壮，斜立或下垂，质地硬，圆柱形或有时基部上方稍呈纺锤形，不分枝，具多数纵槽。叶二列，革质，长圆形或长圆状披针形，先端急尖，有时稍 2 裂，基部具紧抱于茎的革质鞘。总状花序疏生 6 ～ 12 朵花；花苞片膜质，卵状三角形，先端锐尖；花金黄色，质地薄，开展，稍具香气；中萼片长圆形，先端钝，边缘全缘，具 5 条脉；侧萼片卵状披针形，与中萼片等长而稍较狭，先端钝，基部歪斜，全缘，具 5 条脉；花瓣长圆状椭圆形，先端钝，边缘微啮蚀状，具 5 条脉；唇瓣比萼片和花瓣的颜色深，近圆形，基部两侧具紫红色条纹并且收狭为长约 3mm 的爪，边缘具复流苏，唇盘具 1 个新月形横生的深紫色斑块。见图 2-4。

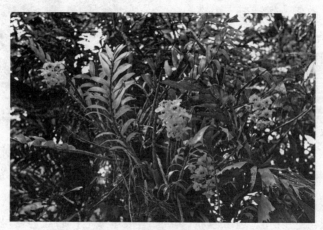

图 2-4 流苏石斛植物图

5. 铁皮石斛（*D. officinale* Kimura et Migo）

茎直立，圆柱形，不分枝。叶 2 列，纸质，长圆状披针形，先端钝并且略钩转，基部下延为抱茎的鞘，边缘和中肋常带淡紫色，叶鞘常具紫斑。总状花序从老茎上部发出，具 2 ～ 3 朵花；花苞片干膜质，浅白色，卵形，萼片和花瓣黄绿色，近相似，长圆状披针形，具 5 条脉。唇瓣白色，密布细乳突状的毛基部具 1 个绿色或黄色的胼胝体，卵状披针形，比萼片稍短，中部反折，中部以下两侧具紫红色条纹，边缘略呈波状，并且在中部以上具 1 个紫红色斑块。

包英华等收集不同地区的铁皮石斛，根据其种内组织形态变异特征将其分为九个变异类型，包括紫秆红叶型、红秆红叶型、青秆细茎型、青秆粗茎型、纺锤粗茎型、矮秆粗茎型、矮秆弯曲型、长秆黑节型和短秆黑节型。见图 2-5。

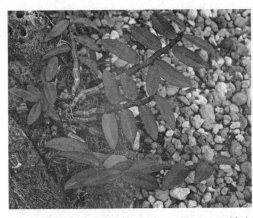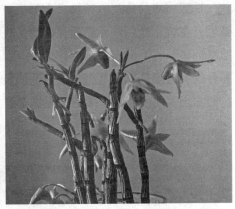

图 2-5 铁皮石斛植物图

6. 齿瓣石斛（紫皮石斛）（*D. devonianum* Paxt.）

茎细圆柱形，下垂，不分枝节，节干后常淡褐色带污黑。叶纸质，呈狭卵状披针形，先端长渐尖；叶鞘抱茎常具紫红色斑点。总状花序生于老茎上，具 1～2 朵花，花序柄绿色，长约 4mm；花苞片膜质，呈卵形，先端近锐尖；萼片白色，上部具紫红色晕，卵状披针形，先端急尖，具 5 条紫色的脉；花瓣与萼呈白色，卵形，边缘具短流苏，具 3 条脉；唇瓣白色，前部紫红色，中部以下两侧具紫红色条纹，近圆形，基部收狭为短爪，边缘具复式流苏，上面密布短毛；唇盘两侧各具 1 个黄色斑块。

7. 聚石斛（*D. lindleyi* Stendel）

茎假鳞茎状，长 1～5cm，密集或丛生，多两侧压扁的纺锤形或卵状长圆形，顶生 1 枚叶，基部收狭，具 4 个棱和 2～5 个节，通常 4 个节。干后淡黄褐色并且具光泽；被白色膜质鞘。叶革质，长圆形，长 3～8cm，先端钝并且微凹，基部收狭，无叶鞘，边缘多波状。总状花序从茎上端发出，远比茎长，疏生数朵至 10 余朵花；花苞片小，狭卵状三角形；花橘黄色，开展，薄纸质；萼片先端稍钝；花瓣宽椭圆形，先端圆钝；唇瓣横长圆形或近肾形，不裂，中部以下两侧围抱蕊柱，先端通常凹缺，唇盘在中部以下密被短柔毛。见图 2-6。

8. 兜唇石斛 [*D. aphyllum*（Roxb.）C. E. Fischer]

茎下垂，肉质，细圆柱形，不分枝。叶二列互生，纸质，披针形或卵状披针形，先端渐尖，叶鞘抱茎，干后浅白色，鞘口呈杯状张开。总状花序每 1～3 朵花为一束，生于老茎上，花开展，下垂；花瓣椭圆形，先端钝，全缘，具 5 条脉，基部两侧具紫红色条纹，上部淡黄色，下部淡粉红色，边缘具细齿，两面密被毛；花苞片浅白色，膜质，卵形，先端急尖；萼片先端近锐尖，具5条脉；唇瓣宽倒卵形或近圆形，两侧向上围抱蕊柱而形成喇叭状，基部两侧具紫红色条纹并且收狭为短爪，中部以上部分为淡黄色，中部以下部分浅粉红色，边缘具不整齐的细齿，两面密布短柔毛。见图2-7。

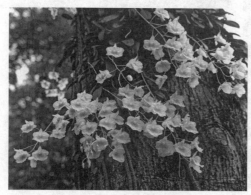

图2-6　聚石斛植物图

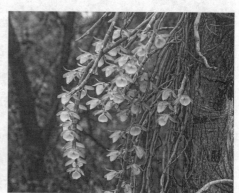

图2-7　兜唇石斛植物图

9. 美花石斛（*D. loddigesii* Rolfe）

茎柔弱，常下垂，细圆柱形，有时分枝，干后金黄色。叶二列，纸质，互生于整个茎上，舌形、长圆状披针形或稍斜长圆形，先端锐尖而稍钩转，干后上表面的叶脉隆起呈网格状；叶鞘膜质，干后鞘口常张开。花白色或紫红色，每束1～2朵侧生于具叶的老茎上部；花苞片膜质，卵形，先端钝；萼片先端锐尖，具5条脉；花瓣椭圆形，与中萼片等长，先端稍钝，全缘，具3～5条脉；唇瓣近圆形，上面中央金黄色，周边淡紫红色，稍凹，边缘具短流苏，两面密布短柔毛。见图2-8。

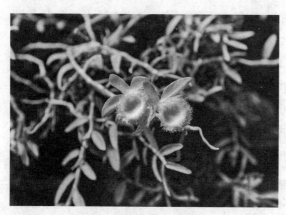

图2-8　美花石斛植物图

10. 紫婉石斛（*D. transparens* Wall.）

茎 30～60cm，圆柱形，具许多节，节稍加厚，节间长 2～3cm。幼茎上生叶，线状披针形，先端偏斜、锐尖；基部具鞘，干燥时叶鞘浅白色，纸质。花从老茎或落叶茎的节上成对开出。花苞片宽披针形，干膜质，先端渐尖；萼片和花瓣白色或微染浅紫红色或上部浅紫红色，唇在基部两侧具紫红色条纹，唇沿中部有一个大的深紫红色斑块，向基部有紫色线；花瓣卵形，7～8 脉，基部楔形，先端锐尖；展开时的唇倒卵形或近圆形，2.7～1.5cm，侧面环抱呈喇叭形，基部狭卷成距，边缘具不规则小齿，正面被短柔毛。花有香气。见图 2-9。

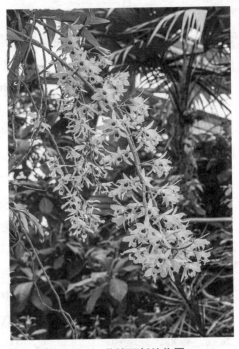

图 2-9　紫婉石斛植物图

11. 重唇石斛（*D. hercoglossum* Rchb. f.）

茎下垂，圆柱形或有时从基部上方逐渐变粗，干后淡黄色。叶薄革质，狭长圆形或长圆状披针形，先端钝并且不等侧 2 圆裂，基部具紧抱于茎的鞘。总状花序通常数个，从落了叶的老茎上发出，常具 2～3 朵花；花序轴瘦弱，有时稍回折状弯曲；花苞片小，干膜质，卵状披针形，先端急尖；花开展，萼片和花瓣淡粉红色；萼片卵状长圆形，具 7 条脉；花瓣倒卵状长圆形，先端锐尖，具 3 条脉；唇瓣白色，直立，后唇半球形，前端密生短流苏，内面密生短毛；前唇淡粉红色，较小，三角形，先端急尖，无毛。

12. 密花石斛（*D. densiflorum* Lindl.）

茎粗壮，通常棒状或纺锤形，长 25～40cm，下部常收狭为细圆柱形，不分枝，具数个节和 4 个纵棱，有时棱不明显，干后淡褐色并且带光泽。叶常 3～4枚，叶近茎端互生，革质，长圆状披针形，先端急尖，无叶鞘。总状花序从茎上端发出，下垂，密生许多花；花苞片纸质，倒卵形，先端钝，具约 10 条脉，干后常席卷或扭曲；花开展，萼片和花瓣淡黄色；中萼片卵形，先端钝，具 5 条脉，全缘；侧萼片卵状披针形，近等大于中萼片，先端近急尖，具 5～6 条脉，全缘；花瓣近圆形，基部收狭为短爪，中部以上边缘具啮齿，具 3 条主脉和许多支脉；唇瓣金黄色，圆状菱形，先端圆形，基部具短爪，中部以下两侧围抱蕊柱，上面和下面的中部以上密被短绒毛。

13. 罗河石斛（*D. lohohense* T. Tang et F. T. Wang）

茎质地稍硬，茎直立，圆柱形，上部节上常生根而分出新枝条，干后金黄色，具数条纵棱。叶薄革质，二列，长圆形，先端急尖；叶鞘干后松松抱茎，鞘口常张开。花蜡黄色，稍肉质，总状花序减退为单朵花，直立，侧生于具叶的茎端或叶腋，花开展；萼片椭圆形，先端圆钝，具 7 条脉；花瓣椭圆形，先端圆钝，具 7 条脉；唇瓣不裂，倒卵形，较花瓣大，基部楔形而两侧围抱蕊柱，前端边缘具不整齐的细齿，有肉质乳突状突起。

14. 细茎石斛 [*D. moniliforme*（L.）Sw.]

茎细长圆柱形，直立，干后金黄色或黄色带深灰色。叶二列，常互生于茎的中部以上，披针形或长圆形，先端钝并且稍不等侧 2 裂，叶鞘抱茎。总状花序 2 至数个，生于老茎上中部以上，通常具 1～3 花；花苞片干膜质，浅白色带褐色斑块，卵形，先端钝；花黄绿色、白色或白色带淡紫红色，有时芳香；萼片和花瓣相似，卵状长圆形或卵状披针形，先端锐尖或钝，具 5 条脉；花瓣通常比萼片稍宽；唇瓣白色、淡黄绿色或绿白色，带淡褐色或紫红色至浅黄色斑块，整体轮廓卵状披针形，比萼片稍短，基部楔形，3 裂；唇盘在两侧裂片之间密布短柔毛，基部常具 1 个椭圆形胼胝体，近中裂片基部通常具 1 个紫红色、淡褐或浅黄色的斑块。

15. 大苞鞘石斛（*D. wardianum* Warner）

茎圆柱形，斜立或下垂，肉质肥厚，不分枝，干后琉黄色带污黑。叶薄革质，二列，狭长圆形，先端急尖，叶鞘紧抱于茎，干后鞘口常张开。总状花序生于老茎中部以上，具 1～3 朵花；花苞片纸质，大型，宽卵形，先端近圆形；花萼片先端钝，具 8～9 条主脉和许多近横生的支脉，花瓣白色带紫色，先端钝，基部具短爪，具 5 条主脉和许多支脉；唇瓣白色带紫色先端，宽卵形，中部以下两侧围抱蕊柱，先端圆形，基部金黄色并且具短爪，两面密布短毛；唇盘两侧各具 1 个暗紫色斑块。

16. 束花石斛（*D. chrysanthum* Lindl.）

茎圆柱形，粗厚，肉质，下垂或弯垂，上部有时稍回折状弯曲，不分枝，干后浅黄色或黄褐色。叶二列，互生于整个茎上，纸质，长圆状披针形，先端渐尖，叶鞘纸质，干后鞘口常杯状张开，常浅白色。伞状花序近无柄，每2～6朵花为一束，侧生于具叶的茎上部；花苞片膜质，卵状三角形；花黄色，质地厚；萼片多凹，先端钝，具7条脉；花瓣稍凹的倒卵形，先端圆形，全缘或有时具细啮蚀状，具7条脉；唇瓣凹的，不裂，肾形或横长圆形，先端近圆形，基部具1个长圆形的胼胝体并且骤然收狭为短爪，上面密布短毛，下面除中部以下外亦密布短毛；唇盘两侧各具1个栗色斑块，具1条宽厚的脊从基部伸向中部。

17. 叠鞘石斛［*D. aurantiacum* var. *denneanum*（Kerr）Z.H.Tsi］

茎纤细，圆柱形，通常长25～35cm，粗4mm以上。叶革质，线形或狭长圆形，长8～10cm，宽1.8～4.5cm；叶鞘紧抱于茎。总状花序侧生于去年生落了叶的茎上端，花序长5～14cm，通常1～2（3）朵花；花苞片膜质，浅白色；花橘黄色，开展；唇瓣近圆形，长2.5cm，宽约2.2cm，唇瓣上面具一个大的紫色斑块。

18. 细叶石斛（*D. hancockii* Rolfe）

茎直立，质地较硬，圆柱形或有时基部上方有数个节间膨大而形成纺锤形，通常分枝，具纵槽或条棱，干后深黄色或橙黄色，有光泽。叶通常3～6枚，狭长圆形，先端钝并且不等侧2裂，叶鞘革质。总状花序具1～2朵花，花稍具香气，开展，金黄色；花苞片膜质，卵形，先端急尖；萼片先端急尖，具7条脉；花瓣先端锐尖，具7条脉；唇瓣长宽相等，基部具1个胼胝体，中部3裂，唇盘通常浅绿色，从两侧裂片之间到中裂片上密布短乳突状毛。

19. 玫瑰石斛（*D. crepidatum* Lindle. ex Paxt.）

茎圆柱形，斜下或下垂，青绿色，节间鞘具绿或白色相间的条纹。叶狭披针形。花序短，生于已落叶的老茎上部，花序梗长；萼片和花瓣白色，上部带淡紫色，干后蜡质状，中萼片近椭圆形，侧萼片卵状长圆形，背面中部稍龙骨状隆起，萼囊近球形；花瓣宽倒卵形，唇瓣近圆形或宽倒卵形，上面密被柔毛，药帽前端边缘具细齿。

20. 串珠石斛（*D. falconeri* Hook.）

茎细圆柱形悬垂，肉质，近中部或中部以上的节间常膨大，多分枝，在分枝的节上通常肿大而成念珠状。叶薄革质，常2～5枚，互生于分枝的上部，狭披针形。总状花序侧生，常减退成单朵；花大，开展，质地薄，很美丽；萼片先端淡紫色或水红色带深紫色；花瓣白色，先端带紫色，卵状菱形，长2.9～3.3cm，宽1.4～1.6cm，先端近锐尖，基部楔形，具5～6条主脉和许多支脉；唇瓣白色带紫色先端，卵状菱形。

21. 报春石斛（*D. polyanthum* Wall.ex Lindl.）

茎圆柱形，下垂，厚肉质，不分枝，具多数节。叶纸质，互生于整个茎上，披针形或卵状披针形，叶鞘纸质或膜质。总状花序通常从老茎上部节上发出，花序柄着生的茎节处呈舟状凹下；花苞片浅白色，膜质，卵形，先端钝；花开展，下垂；萼片和花瓣淡玫瑰色，花瓣狭长圆形；唇瓣淡黄色，先端带淡玫瑰色，宽倒卵形，中下部两侧围抱蕊柱，两面密布短柔毛，边缘具不整齐的细齿，唇盘具紫红色的脉纹。

22. 河南石斛（*D. henanense* J. L. Lu & L. X. Gao）

茎细圆柱形，直径 3～20mm，丛生斜立，不分枝。叶 2～4 片互生于茎上部，近革质，矩圆披针形，长 1.4～2.6cm，宽 5～8mm，先端钝，略钩转，叶鞘筒状，膜质，抱茎。总状花序侧生于去年生无叶的茎端，单花或双花，基部具数枚覆瓦状排列的鞘，苞片膜质，卵状三角形，淡白色；花开展，萼片与花瓣白色，具 5 脉；唇瓣摊开后卵状菱形，长约 1.1cm，近基部具 1 个淡黄色胼胝体，3 裂，侧裂片远较中裂片短，中裂片卵状三角形，被短柔毛，唇盘有 1 紫色斑块，并被柔毛。

23. 短棒石斛（*D. capillipes* Rchb. f.）

茎近扁的纺锤形，肉质状，不分枝，具多数钝的纵条棱和少数节间。叶 2～4 枚近茎端着生，革质，狭长圆形，先端稍钝并且具斜凹缺，叶鞘抱茎。总状花序通常从老茎中部发出，近直立，长 12～15cm，疏生 2 至数朵花；花苞片浅白色，小，卵形，先端锐尖；花金黄色，开展，花瓣卵状椭圆形，长 1.5cm，宽 9mm，先端稍钝，具 4 条脉；唇瓣的颜色比萼片和花瓣深，近肾形，基部两侧围抱蕊柱并且两侧具紫红色条纹，边缘波状，两面密被短柔毛。

24. 广东石斛（*D. kwangtungense* C.L.Tso）

茎细圆柱形，直立或斜立，不分枝，干后淡黄色带污黑色。叶互生于茎的上部，狭长圆形，先端钝并且稍不等侧 2 裂；叶鞘革质，老时呈污黑色，干后鞘口常呈杯状张开。总状花序 1～4 个，生于老茎上部，具 1～2 朵花；花苞片干膜质，浅白色，中部或先端栗色，先端渐尖；花大，乳白色，有时带淡红色，开展；萼片先端渐尖，基部歪斜而较宽，具 5～6 条主脉和许多支脉；花瓣近椭圆形，先端锐尖，具 5～6 条主脉和许多支脉；唇瓣卵状披针形，比萼片稍短而宽得多，3 裂或不明显 3 裂，基部楔形，其中央具 1 个胼胝体；唇盘中央具 1 个黄绿色的斑块，密布短毛。

25. 马鞭石斛（*D. fimhriatum* Hook. var. *oculatum* Hook.）

茎直立，近圆柱形，有时基部上方呈纺锤形，高可达 60cm，表面具槽。叶近于水平伸展，长圆形或椭圆形，先端锐尖。总状花序侧生茎顶，下垂，花序轴较细，略呈"之"字形；总苞片鞘状膜质，花橘黄色，萼片与花瓣等长；唇瓣近圆形，具短爪，唇盘上表面密被短柔毛，近基部有一个紫色肾形斑块和条纹，边缘具复流苏。

市场上流通的石斛品种较多，植物形态受生长影响时有较大差异，但其遗传基因一般变异不大。朱涛等研究了 43 种石斛属植物叶绿体基因组关系，结果表明，铁皮石斛、黄石斛、始兴石斛的遗传距离最小，为 0，说明其在遗传上比较近，可能为同一母本起源；细茎石斛、霍山石斛、广东石斛具有较近的亲缘关系，这为始兴石斛、广东石斛的推广应用提供了依据。

（二）金石斛属（Flickingeria）

该属常见品种如下。

1. 金石斛 [*F. comata*（Bl.）Hawkes.]

花序通常具 1～2 朵花；萼片和花瓣浅黄白色带紫色斑点；萼片狭披针形，先端急尖，具 5 条主脉和少数横脉；花瓣线形，先端急尖，具 1 条脉；唇瓣黄色，基部楔形，3 裂，侧裂片半卵形，前端边缘多撕裂状，中裂片向先端扩大，边缘深裂为长流苏。

2. 滇金石斛（*F. albopurpurea* Seidenf.）

花序通常具 1～2 朵花；萼片和花瓣白色，花瓣狭长圆形，先端急尖，具 3 条主脉和少数横脉以及支脉；唇瓣白色，3 裂，侧裂片（后唇）内面密布紫红色斑点，直立，近卵形，先端圆钝，中裂片（前唇）上部扩大，呈扇形，先端稍凹缺，凹口中央具 1 个短凸，后侧边缘褶皱状。

其他还有石豆兰属（Bulbophyllum）植物也混作石斛药用，如密花石豆兰等。石豆兰属和金石斛属因有假鳞茎易与聚石斛、小黄花石斛混用，鉴别时注意其"叶通常 1 枚，少有 2～3 枚"这个特征。

二、性状鉴别

石斛药材的性状特征中，可依据茎（形状、是否分枝、直径、长度、节的数目、节间长度、表面颜色、是否具有光泽、纵棱脊或纵皱纹是否明显、残留叶鞘、节上是否具丝状纤维、断面颜色和味）和叶（叶和叶鞘被黑毛、叶鞘套叠、叶片形状和叶鞘条纹）等特征作为石斛药材的主要鉴别特征。如串珠石斛的茎节明显膨大呈念珠状，有分枝；密花石斛的茎呈类扁长方形，具深纵沟和4个纵棱脊；聚石斛的茎呈纺锤形或扁纺锤形，粗短，中上部常具4个较明显的纵棱脊等。

（一）鲜石斛

目前用作鲜石斛的品种有金钗石斛、霍山石斛、铁皮石斛、紫皮石斛、铜皮石斛等。不同品种的鲜石斛主要通过茎高、叶片、节间数、茎的色泽、花色等特征区分。

1. 金钗石斛

呈扁圆柱形，肉质，长约30cm，直径0.4～1.2cm。表面黄绿色，光滑或有纵纹，节明显，色较深，节上有膜质叶鞘。肉质多汁，易折断。气微，味微苦而回甜，嚼之有黏性。见图2-10。

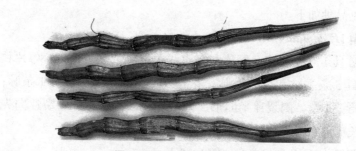

图2-10　金钗石斛鲜石斛图

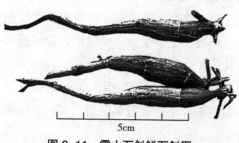

图2-11　霍山石斛鲜石斛图

2. 霍山石斛

狭长锥形，肉质多汁，长3～9cm。从下部向上逐步变细。下部粗2.5～3mm或过之，具3～7节。淡黄绿色，有时带淡紫色斑点。幼茎时节明显，茎部为米粒状并有透明感。味甘，黏性特强。见图2-11。

3. 铁皮石斛

呈圆柱形，肉质多汁，外表铁绿色。节间短粗，有多条纵纹。节多显黑色，上有膜质叶鞘。长约30cm，直径0.4～1.2cm。横切面呈翠绿色，有明显的胶质。气微，味淡或稍甘，咀嚼有黏液。见图2-12。

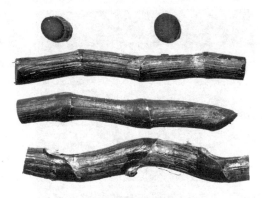

图2-12 铁皮石斛鲜石斛图

（二）石斛药材

1. 金钗石斛

呈扁圆柱形，长20～40cm，直径0.4～0.6cm，节间长2.5～3cm。表面为金黄色或黄中带绿色，有深纵沟。质坚硬而脆，断面比较平坦而且疏松。气微，味苦。见图2-13。

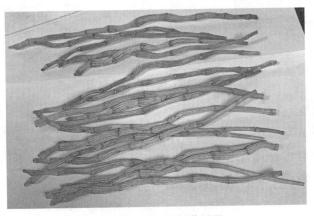

图2-13 金钗石斛药材图

2. 霍山石斛

为较直或不规则的扭曲柱状，长2～8cm，直径1～4mm。表面为淡黄绿到黄绿色，偶有黄褐色斑点，具细纵纹，节上偶残存灰白色膜质叶鞘；一端可见残存在茎基部的短须根或须根痕，另一端为顶端，较尖细。质地硬脆，易裂，断面较平坦，灰绿色，微角质。气微味淡，嚼之有黏性。

3. 鼓槌石斛

呈纺锤形，中部直径1～3cm，具3～7节。表面光滑，金黄色，有明显凸

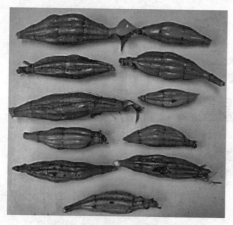

图 2-14 鼓槌石斛药材图

起的棱纹。质轻而松脆，断面呈海绵状，颜色与表面相同。气味微弱，味道淡雅，咀嚼时具有黏性。见图 2-14。

4. 流苏石斛

呈长圆柱形，长 20 ～ 150cm，直径 0.4 ～ 1.2cm，节明显，节间长 2 ～ 6cm。表面黄色至暗黄色，有深纵槽。质疏松，断面平坦或呈纤维性。味淡或微苦，嚼之有黏性。见图 2-15。

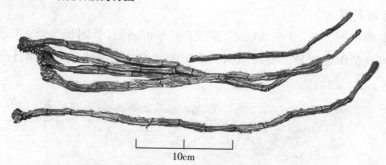

10cm

图 2-15 流苏石斛药材图

5. 铁皮石斛

呈圆柱形，直径 0.2 ～ 0.4cm。表面黄绿色或略带金黄色，有细纵皱纹，节明显，节上有时可见残留的灰白色叶鞘；一端可见茎基部留下的短须根。质坚实，易折断，断面平坦，灰白色至灰绿色，略角质状。气微，味淡，嚼之有黏性。见图 2-16。

6. 齿瓣石斛

茎呈圆柱形，不分枝，粗细均匀，平直或稍弯曲，长 30 ～ 60cm，直径 0.5 ～ 0.7cm，具 13 ～ 18 节，节间长 2.0 ～ 3.7cm。表面棕黄色或黑褐色，具有光泽，具细密的浅纵皱纹，残留叶鞘较多，白色、膜质，包裹在茎

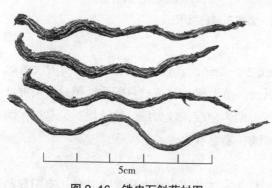

5cm

图 2-16 铁皮石斛药材图

的表面。质轻而脆，断面黄白色、疏松。味淡。

7. 重唇石斛

茎呈细长圆柱形，不分枝，平直或弯曲，长 28～35cm，直径 0.3～0.7cm，具 16～20 节，节间长 0.8～4.2cm。表面棕褐色，具密集的浅纵皱纹，基部较光滑，残留叶鞘白色、膜质，包裹在茎的表面，节上具稀疏的丝状纤维。质轻而脆，断面黄白色，具细而软的纤维。味淡。

8. 密花石斛

茎呈类扁长方形，不分枝，长 12～31cm，最上部稍呈"之"形弯曲，下部最细，圆柱形，直径 0.3～0.4cm，中上部最粗，直径 0.5～1.2cm，具 5～7 节，节间长 0.4～7.0cm，中部节间较长，最上部节间最短。表面光滑，黄棕色或黑褐色，具有光泽，具深纵沟和 4 个纵棱脊，最上部节上常有残留叶鞘，棕黄色或棕黑色。质轻而脆，断面棕黄色、海绵质。味微苦。见图 2-17。

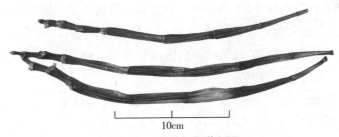

10cm

图 2-17　密花石斛药材图

9. 聚石斛

茎呈纺锤状或扁纺锤状的四棱形，粗短，不分枝，稍弯曲，长 5～9cm，直径 0.8～1.4cm，具 3～5 节，节间长 0.5～2.8cm，基部节间较短，节处稍微缢缩。表面金黄色或黄绿色，有光泽和皱纹，具宽窄不一的纵沟和较尖锐纵棱脊，中上部常具 4 个较明显的纵棱脊，基部较光滑，顶部节上具少数残留叶鞘，白色或棕黄色、膜质，茎中下部节上具稀疏的丝状纤维。质轻而脆，断面白色、平坦而疏松，断面四棱形。味淡。见图 2-18。

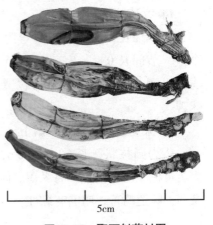

5cm

图 2-18　聚石斛药材图

10. 兜唇石斛

呈细长圆柱形，长 8 ~ 52cm，直径 0.1 ~ 0.5cm，具 7 ~ 18 个节，节间 0.8 ~ 3.4cm，不分枝。表面呈黄绿色或暗绿色，具有细密的浅纵皱纹。底端节间光滑，残留的膜质叶鞘呈白色，有时节上具有稀疏的丝状纤维。质轻易碎，断面呈淡黄色或白色，结构疏松，味道较淡。

11. 美花石斛（环草石斛）

茎呈细长圆柱形，不分枝，常弯曲，或盘绕成团，长 12 ~ 35cm，直径 0.1 ~ 0.3cm，具 8 ~ 13 个节，节间长 1 ~ 2.0cm。表面金黄色或黄棕色，具细密的浅纵皱纹，残留叶鞘白色、膜质，有时节上具稀疏的丝状纤维。质轻而脆，断面黄白色、平坦而疏松。味微苦。

12. 罗河石斛

茎呈细长圆柱形，顶端稍呈"之"形弯曲，长 3 ~ 25cm，直径 1 ~ 5mm，具 3 ~ 13 个节，节间长 0.3 ~ 3.0cm，节常具有黑色环纹，顶端常分枝，分枝长 4.0 ~ 11cm。表面金黄色或棕黄色，有宽窄不一的纵沟和纵棱脊，基部较光滑，节上常具稀疏的丝状纤维，残留叶鞘白色或棕黄色，膜质，包裹在茎的表面。质轻而脆，断面灰白色，海绵质。味淡。

13. 细茎石斛

呈细长圆柱形，长 2.5 ~ 17.0cm，直径 0.1 ~ 0.2cm，具 4 ~ 11 个节，节间长 0.5 ~ 2.4cm，茎近顶部常有分枝，分枝长度为 1.0 ~ 2.4cm。表面呈金黄色或棕黄色，具有细密的浅纵皱纹，残留的膜质叶鞘呈白色，节上偶具稀疏丝状纤维。质轻易碎，断面呈白色、平坦而疏松。味微苦。

14. 大苞鞘石斛

茎干细长，无分枝，多弯曲，长 6 ~ 20cm，直径 0.1 ~ 0.3cm，有 3 ~ 12 个节，节间长 0.8 ~ 3.7cm，下节长，上节间短。表皮黄棕或棕褐色，有细而浅的纵褶，多数被残叶鞘所包覆，白色，膜质。重量轻，易碎，切面白而平。味苦。

15. 束花石斛（黄草石斛）

茎为圆柱状，长 30 ~ 80cm，直径 0.3 ~ 0.5cm，节间长 2 ~ 3.5cm。表面为金黄色至淡黄褐色，有纵褶。体轻，质实，容易折断，断面略呈纤维性。气味微弱，味道略苦，咀嚼有黏性。

16. 叠鞘石斛

呈长圆柱形，不分枝，平直或稍弯曲，长 15 ～ 45cm，直径 0.3 ～ 0.8cm，具 8 ～ 11 个节，节间长 0.4 ～ 4.9cm，顶部的节间较短，而中部的节间较长。表面棕黄色或棕绿色，具有明显的凸起棱脊和纵沟。基部较光滑，残留的膜质叶鞘呈白色或浅棕黄色。茎的下部节上具有较多的丝状纤维，当轻轻折断时，断面呈白色、平坦而疏松。味道较淡。见图 2-19。

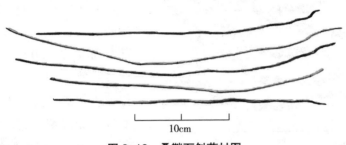

10cm

图 2-19 叠鞘石斛药材图

17. 细叶石斛

茎呈长圆柱形，平直或稍弯曲，上部渐细，长 8 ～ 35cm，直径 0.1 ～ 0.6cm，具 9 ～ 14 个节，节间长 0.4 ～ 3.5cm，常分枝，少数茎中上部有分枝，分枝长 0.9 ～ 4.6cm。表面金黄色或暗棕色，具明显凸起的粗棱脊和浅纵沟，节具有黑色环纹，残留叶鞘较少，白色、膜质，包裹在茎的表面，茎节上常具稀疏的丝状纤维。质轻而脆，断面白色、平坦。味淡。

18. 玫瑰石斛

下部茎呈长圆柱形，上部茎呈扁圆柱形，不分枝，长 10 ～ 18cm，稍弯曲，基部较细，中上部较粗，直径 0.2 ～ 0.6cm，具 7 ～ 10 个节，节间长 0.2 ～ 3.0cm，顶部节间最短。表面黄棕色或棕褐色，具细密的浅纵皱纹，残留叶鞘白色、膜质，节上具稀疏的丝状纤维。质轻而脆，断面黑褐色，具细而软的纤维。味苦。

19. 串珠石斛

呈细圆柱形，节部明显膨大，上部较粗，下部较细，平直或稍弯曲，长 8 ～ 50cm，直径 0.1 ～ 0.7cm。主茎多分枝，节部密集且明显，主茎的节间较长，为 1.4 ～ 2.4cm，而分枝的节间较短，长度在 0.4 ～ 1.7cm，分枝常有少数节间明显缢缩。表面呈棕黄色或棕褐色，具有光泽。主茎下部光滑，上部具细密的浅纵皱纹；分枝茎也具细密的浅纵皱纹；最基部较细且光滑。残留的叶鞘呈白色、膜质状，有时节上具有细丝状纤维。质轻而脆，断面呈黄白色、疏松状。味道较淡。

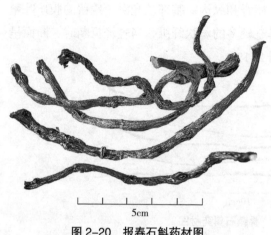

图 2-20　报春石斛药材图

20. 报春石斛

茎呈长圆柱形或扁平，不分枝，中上部稍呈"之"形弯曲，长 17 ~ 28cm，直径 0.3 ~ 0.9cm，具 10 ~ 13 个节，中下部节间较长，2.0 ~ 3.8cm，最上部节间稍短，0.3 ~ 1.7cm。表面棕黄色或黄绿色，具细密的浅纵皱纹，无残留叶鞘。质轻而脆，断面白色，具细而软的纤维。味淡。见图 2-20。

21. 河南石斛

呈长纺锤形或棒状，皱缩及具纵槽，具 2 ~ 5 个节，节间较短，为 1.5 ~ 3.0cm，直径 1.5 ~ 5mm，表面黄色或青绿色，可见花序柄脱落的瘢痕。质硬脆，断面平坦，略具纤维丝。气微，味淡，嚼之微有浆黏牙。

22. 短棒石斛

茎呈近扁的纺锤形，较粗短，不分枝，常弯曲，长 2 ~ 9cm，下部最细，直径 0.2 ~ 0.5cm，中部最粗，直径 0.5 ~ 0.8cm，上部稍细，直径 0.2 ~ 0.5cm；具 3 ~ 8 个节，节间长 0.2 ~ 2.0m，顶部和基部节间较短，中部节间最长。表面棕黄色或黑色，具细密的浅纵皱纹，无残留叶鞘。质轻而脆，断面黄白色、海绵质。味淡。

23. 广东石斛

呈圆柱形，干燥茎长一般在 30cm 以上，直径 0.3 ~ 0.5cm，圆柱形，略弯曲，表面金黄色而略带绿色，有光泽，具深纵沟纹，节明显，节间长 2.0 ~ 3.5cm。横切断面类圆形，边缘有多数角棱，形成齿轮状，中间散布有类白色小点。气无，味微苦，嚼之略带黏性。

24. 马鞭石斛

茎细长圆锥形，上部有少数分枝，长 30 ~ 150cm，直径 0.2 ~ 0.8cm，节间长 2 ～ 4.5cm。表面棕黄色，有 8 ～ 9 条纵沟，有纤维状附属物。质疏松，断面纤维性，灰白色。气微，味微苦。商品常切成 1.5 ～ 3cm 长段，切面灰白色。气微，味微苦，嚼之略带黏性。

25. 滇金石斛

呈圆柱形，直径 0.5 ～ 0.9cm，节间长 1 ～ 11cm。茎分枝，呈黄色或黄绿色，表面光滑或有浅纵皱纹，节有时稀疏地生长着丝状纤维和残留的叶鞘。假鳞茎金黄色或黄褐色，扁而呈纺锤形，长 2.8 ～ 6cm，直径 2 ～ 15mm，表面有稀疏而深的纵向皱纹。质地轻而脆，断面呈灰白色，中间部位可以看到深褐色，具有纤维性，海绵质。味苦。

（三）枫斗

铁皮枫斗（铁皮石斛）：呈螺旋形，通常 2 ～ 6 个旋纹，茎拉直后长 3.5 ～ 8.0cm，有节和节间之分，直径 0.2 ～ 0.4cm。表面灰绿色、黄绿色或略带金黄色，有多数纵皱纹，有时可见残留的灰白色叶鞘；一端可见茎基部留下的短须根。质坚实，易折断，断面平坦，灰白色至灰绿色，略角质状。气微，味淡，嚼之有黏性。见图 2-21。

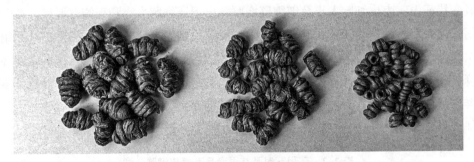

图 2-21　铁皮石斛枫斗

霍斗（霍山石斛）：呈圆筒形弹簧状，环绕紧密，具 2 ～ 7 环，长 0.4 ～ 1cm，直径 0.3 ～ 0.5cm；茎直径 0.1 ～ 0.2cm。表面黄绿色或棕绿色，有细皱纹和膜质叶鞘，一端为根头，较粗，具须根数条（习称"龙头"），另一端为茎尖，细尖（习称"凤尾"）。质硬而脆，易折断，断面平坦，灰绿色至灰白色。气微，味淡，嚼之有黏滞感，无渣。

紫皮枫斗（齿瓣石斛）：呈螺旋形，具 4 ～ 7 旋纹，长 0.8 ～ 1.6cm，直径 0.5 ～ 1.0cm；茎直径 0.2 ～ 0.4cm。外表面暗绿黄色或略带紫色，有纵皱纹，有膜质叶鞘，多破碎呈纤维状，两端截平。质韧，断面不平坦，纤维性。气微，味淡，嚼之有黏滞感，渣较少。

赵玉娇研究 4 种石斛枫斗特征：霍山石斛枫斗俗称"龙头凤尾"，呈喇叭形弹簧状，常卷曲成 2～4 圈，偶有 5 圈，枫斗的一端为茎基部的根头，较粗，有数条须根，形如龙头，另一端为茎尖，较细，俗称凤尾；霍山铁皮石斛枫斗呈圆筒形弹簧状，常卷曲成 3～6 圈，枫斗的两端均有切口，端口平整；霍山铜皮石斛枫斗呈圆筒形弹簧状，常卷曲成 2～3 圈，偶有 4 圈，枫斗的一端为茎基部或茎尖，或两端均为中段的切面；河南石斛枫斗与霍山石斛枫斗相似，均有龙头凤尾，但河南石斛枫斗茎秆较细，常卷曲成 4～6 圈。

三、显微鉴别

（一）茎横切面组织构造

茎组织构造由角质层、表皮、皮层和维管束组成。角质层是石斛及其混淆品的茎表皮外面普遍存在的一层覆盖物质，用番红－固绿试液复染后通常变为红色、金黄色或橘黄色。表皮位于角质层内侧，由排列比较紧密的一层细胞组成。显微特征中，表皮细胞大小及细胞壁增厚、皮下层细胞大小和细胞壁厚度、草酸钙方晶、草酸钙针晶及簇状硅晶等显微特征的鉴别意义比较突出。另外，叶鞘组织构造、茎表皮、角质层、皮下层细胞、维管束及其内外侧纤维群、木质部导管、基本薄壁组织特征等也可鉴别品种。如石斛维管束是外韧维管束，外侧纤维群半月形或半圆形；石仙桃的维管束为周韧维管束，外侧纤维群圆环状包围木质部。见表 2-2。

表 2-2　药用石斛及其混淆品茎表皮细胞类型

表皮细胞类型	石斛及其混淆品种
不均匀增厚型	铁皮石斛、流苏石斛、聚石斛、小黄花石斛、鼓槌石斛、束花石斛、叠鞘石斛、叉唇石斛、流苏金石斛
均匀增厚型	球花石斛、密花石斛、罗河石斛、细叶石斛、杓唇石斛、串珠石斛、杯鞘石斛、齿瓣石斛、兜唇石斛、晶帽石斛、剑叶石斛、密花石豆兰、云南石仙桃
无增厚型	金钗石斛、长苏石斛、苏瓣石斛、尖刀唇石斛、大苞鞘石斛、肿节石斛、美花石斛、报春石斛、玫瑰石斛、细茎石斛、霍山石斛、滇桂石斛、重唇石斛、矮石斛、翅梗石斛、黑毛石斛、白花石斛

1. 金钗石斛

横切面呈扁圆形，边缘有 6 ～ 7 个波状弯曲。表皮细胞 1 列，细胞形态扁平，外面覆盖有鲜黄色角质层。基本组织外侧有细胞 2 ～ 3 列，壁薄，角隅微木化。基本组织细胞大小比较悬殊，从外向内渐大，散在多数有限外韧型维管束，排成 7 ～ 8 圈，最外圈的较小；维管束外侧纤维束呈新月形或半圆形，其外侧的薄壁细胞有的含有类圆形硅质块，木质部具 1 ～ 3 个导管，直径较大。含草酸钙针晶细胞，多见于维管束旁。见图 2-22。

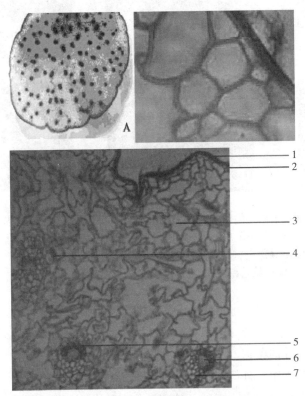

图 2-22 金钗石斛茎的横切面显微特征图（全貌 -A）

1. 角质层；2. 表皮；3. 薄壁细胞；4. 草酸钙针晶；5. 纤维；6. 韧皮部；7. 木质部

2. 霍山石斛

表皮细胞排列成单列，细胞形态扁平，细胞外壁及侧壁稍增厚，并呈现微木化现象。细胞外覆盖黄色或橘黄色的角质层，有的细胞外层还可观察到无色的薄壁细胞组成的叶鞘层。基本薄壁组织中的细胞形态为多角形，大小相似，细胞之间散布着 9 ～ 47 个维管束，2 ～ 3 轮。近维管束处的薄壁细胞较小，为有限外韧型维管束，维管束的鞘纤维群呈单帽状或偶成双帽状，纤维 1～2 列，外侧纤维的直径通常小于内侧纤维。有的外侧小型薄壁细胞内含有硅质块。草酸钙针晶束主要多见于近表皮处的薄壁细胞或者近表皮处维管束旁的薄壁细胞中。见图 2-23。

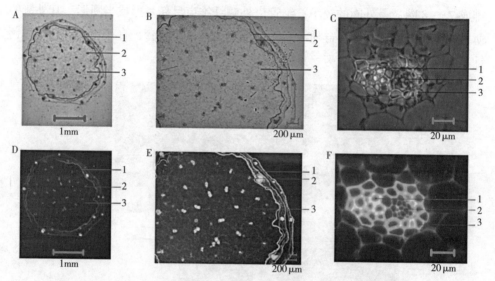

图2-23 霍山石斛茎的横切面显微特征图（A-C.正常光下；D-F.荧光下）
A 与 D. 茎部横切面：1. 表皮；2. 维管束；3. 普通薄壁组织
B 与 E. 局部组织放大：1. 角质层；2. 表皮细胞；3. 薄壁细胞
C 与 F. 维管束放大：1. 纤维束；2. 韧皮部；3. 木质部

3. 铁皮石斛

茎横切面呈类圆形，边缘不规则波状。表皮细胞 1 列，扁平，外壁和侧壁稍增厚，微木质化，外面覆盖着一层黄色角质层，时见外层有一层由无色薄壁细胞构成的叶鞘层。基本组织外侧有 1～2 列纤维，壁稍厚，非木化或微木化。基本薄壁组织细胞为多角形，大小近似，其间散在多数维管束，略排成 4～5 环，为外韧型维管束。外围排列有厚壁纤维束，有的外侧小型的薄壁细胞中含有硅质块。含有草酸钙针晶束的黏液细胞多见于近表皮处。无淀粉粒。见图 2-24。

鲁圣伦等利用植物形态解剖学技术和方法，发现丹霞铁皮石斛茎形状大小、颜色、茎表面角质层厚度、表皮细胞的细胞壁厚度和皮下层细胞的细胞壁厚度等方面与浙江铁皮石斛和广西铁皮石斛之间存在明显差异，可以作为丹霞铁皮石斛同其他产地铁皮石斛的主要鉴别特征。

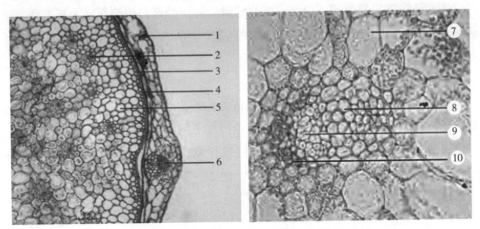

图 2-24　铁皮石斛茎的横切面显微特征图

1. 叶鞘；2. 维管束；3. 角质层；4. 表皮；5. 基本组织；6. 叶鞘维管束；7. 薄壁细胞；8. 木质部；
9. 韧皮部；10. 维管束鞘纤维

4. 鼓槌石斛

横切面圆形，边缘微弯曲。表皮细胞形态扁平，细胞外壁及侧壁增厚木化，胞腔呈狭长形；角质层为淡绿黄色。皮下层 1 ～ 2 列细胞壁厚。基本组织含淀粉粒，细胞大小差异较为显著，通常大细胞以维管束、小细胞或小细胞群为中心略做放射状排列，偶见小细胞环绕大细胞排列。多数外韧型维管束略排成 10 ～ 12 环；维管束外侧纤维群马蹄形，纤维束外缘有硅质块，草酸钙针晶束稀少，一般见于邻近维管束的薄壁细胞中。

5. 流苏石斛

横切面呈略扁圆形，边缘有 8 ～ 9 个深波。鲜黄色角质层。表皮细胞一列，呈扁圆形或类方形，细胞壁增厚木化，有同心层纹理，表皮下 3 ～ 4 列纤维壁稍厚，非木化，外侧纤维群近圆形，由多列纤维组成。基本组织细胞大小相近，但也有差异，散列多数外韧型维管束，并略排成 6 ～ 7 圈。维管束外侧的纤维束呈新月形或帽状，其外缘小细胞有的含有硅质块；内侧纤维束有或无，有的内外侧纤维束连接成鞘。有的薄壁细胞中含有草酸钙针晶束和淀粉粒。

6. 齿瓣石斛

茎横切面呈类圆形，边缘有不规则波状。表皮细胞 1 列，细胞壁均匀加厚，排列整齐。角质层较厚，约 7.0μm。薄壁组织细胞大小不等，形状各异，靠近茎表皮细胞的 2 ～ 3 列细胞壁厚，木化。维管束分散分布于基本组织中，维管束散列，外侧纤维群呈新月形，由 2～3 列纤维组成，壁厚；内侧纤维无或 1 列，壁略厚；外缘嵌有细小薄壁细胞，有的含硅质体。草酸钙针晶长约 15μm，成束状排列。

7. 聚石斛

横切面呈四棱形，边缘不规则波状弯曲。表皮细胞类方形、类圆形或略扁，壁极厚，层纹及孔沟明显。角质层鲜黄色。皮下层为 1～2（3）列纤维，壁厚，木化。基本薄壁组织细胞大小显著，围绕维管束的细胞较小。维管束大致排列成 3～5 圈，外侧纤维群马蹄形、近圆形，由 2～10 列纤维组成，壁厚，纤维束外缘硅质块极多；内侧纤维无或 1 列，壁略厚。草酸钙针晶束较少、小。

8. 兜唇石斛

横切面近似圆形，直径约 5mm，边缘呈波浪状。表皮细胞位于最外层，形状近似卵形，紧密排成 1 列。细胞外面有一层黄褐色的角质层。皮层是由大小不同的薄壁细胞构成的，排列疏松，细胞间隙比较大。维管束位于皮层内部，呈环状排列，有 3～4 层；每个维管束由木质部和韧皮部组成，为典型的外韧型维管束，周围具有草酸钙结晶；木质部具有 7～10 个导管，导管直径比较大。

9. 美花石斛

表皮细胞 1 列，扁平，外被鲜黄色角质层。基本薄壁组织细胞大小近似，有壁孔，散在多数外韧型维管束，略排成 3～4 圈。维管束外侧纤维群新月形或半圆形，其外缘薄壁细胞有的含类圆形硅质块，木质部有 1～3 个导管较大。含草酸钙针晶细胞多见于维管束旁。

10. 罗河石斛

横切面呈类圆形。角质层黄棕色。表皮细胞 1 列，类圆形，壁稍厚。皮下层细胞 2～5 层，椭圆形、多边形。基本薄壁细胞类圆形或类多边形，具较多网纹细胞，围绕维管束的一圈薄壁细胞较小，基本薄壁细胞中偶见细小方晶，散生多数有限外韧维管束。维管束的外侧纤维束发达，有 1～4 层，壁厚木化，排列成新月形或半圆形，内侧纤维束有时连接成鞘包围维管束，纤维束外的薄壁细胞中具椭圆形或圆形硅质块。茎的表皮细胞呈亮黄色，长方形，端壁弯曲或呈楔形。茎皮下层细胞呈长方形或不规则形，端壁平直或楔形，细胞壁具壁孔且稍增厚，细胞壁纹孔较密集。

11. 细茎石斛

横切面近似圆形，直径约 3mm，边缘呈不规则。表皮细胞位于最外层，细胞形状不规则，排成 1 列，外面有一层黄褐色的角质层。皮层是由大小大致相同且形状不规则的薄壁细胞构成的，排列较为紧密。维管束主要位于皮层内部，呈环状排列，具有 4～5 层；每个维管束由木质部和韧皮部组成，为外韧型维管束，周围的细胞有大量草酸钙结晶、淀粉粒；木质部具有 1～3 个导管。

12. 大苞鞘石斛

横切面近似圆形，直径约 8mm，边缘呈波浪状。表皮细胞位于最外层，形状近似卵形，排列成单列，细胞外有一层黄褐色角质层。皮层由大小相似且形状不规则的薄壁细胞构成，排列疏松，细胞间隙较大。维管束位于皮层内部，呈环状排列，共有 2～3 层；每个维管束由木质部和韧皮部组成，为外韧型维管束，在维管束中可见草酸钙结晶及少量淀粉粒；木质部包含 1～3 个导管。

13. 束花石斛

横切面近似圆形，直径约 6mm，边缘呈波浪状。表皮细胞位于最外层，细胞形状近似卵形，排列成 1 列，细胞外面有一层黄褐色角质层，且外侧的叶鞘中有维管束。皮层是由大小相似且形状不规则的薄壁细胞构成的，细胞间隙比较大。维管束位于皮层内部，呈环状排列，有 2～3 层；每个维管束由木质部和韧皮部组成，为外韧型维管束，可见草酸钙结晶；木质部具 1～3 个导管。

14. 叠鞘石斛

横切面近似圆形，直径约 6mm，边缘有 8～9 个浅波。表皮细胞位于最外层，紧密排列，长方形或扁圆形，外壁及侧壁厚，木化，有同心层纹理。角质层黄褐色，皮下层为 1～4 列纤维，壁稍厚，木化。皮层由大小近似的类圆形或者多角形薄壁细胞构成，排列比较紧密。每个维管束为外韧型，略呈环状排列，有 3～4 层；外侧纤维群半月形，由 1～6 列纤维组成，纤维壁厚，内侧无纤维或偶见。木质部有 10 余个导管，导管的直径较大。硅质块多见，圆簇状。

15. 玫瑰石斛

横切面圆形，边缘微波状弯曲。表皮细胞扁多角形，壁薄。角质层黄色，皮下层 1～2 列细胞径向延长，壁略厚，微木化。基本薄壁组织细胞大小显著，维管束大致排列成 4～6 圈，外侧纤维群马蹄形、圆形或半圆形，由 2～6 列纤维组成，纤维壁略厚，微木化，内侧纤维 1～3 列或无，壁略厚。纤维束外缘有硅质块，草酸钙针晶束众多，易见于邻近维管束的薄壁细胞或表皮细胞中，有的针晶束成簇状或扇状。薄壁细胞含淀粉粒。

16. 串珠石斛

横切面近似圆形，直径约 4mm，边缘呈不规则且具深沟。表皮细胞位于最外层，形状近似卵形，排列紧密成 1 列，细胞外面有一层黄褐色角质层。皮层是由大小不同且形状不规则的薄壁细胞构成的，排列疏松，细胞间隙比较大。维管束主要位于皮层内部，呈环状排列，具有 3～4 层；每个维管束为外韧型维管束，具有草酸钙结晶及淀粉粒；木质部具 1～3 个导管。

17. 报春石斛

横切面略呈扁圆形，边缘不规则波状弯曲。表皮细胞扁多角形，壁薄。角质层棕黄色，皮下层细胞分化不明显，基本薄壁组织细胞大小显著。维管束大致排列成 3～4 圈，外侧纤维群新月形或马蹄形，由 1～3 列纤维组成，纤维束外缘有硅质块，硅质块呈圆簇状、长圆簇状或不规则块状；内侧纤维无或 1～3 列，壁略厚。草酸钙针晶束较多，常见于邻近维管束的薄壁细胞中。薄壁细胞含淀粉粒。

18. 河南石斛

最外层为 1 列表皮细胞，扁平，较基本组织细胞小，外被深黄色角质层。基本组织细胞类圆形、多边形、椭圆形，大小相近或悬殊，散布多数外韧型维管束，略排成 3 圈。维管束外韧型，外侧纤维束呈帽形或新月形，有的薄壁细胞含有草酸钙结晶。

19. 短棒石斛

横切面近圆形，略扁，边缘微弯曲。表皮细胞扁平，切向延长，壁薄。角质层较厚，绿黄色，皮下层细胞做放射状排列。维管束大致排列成 5～6 圈，外侧纤维群马蹄形、新月形或帽状，由 1～3 列纤维组成，纤维壁厚，纤维束外缘有硅质块，内侧纤维无或一列，壁厚。草酸钙针晶束稀少，一般见于邻近维管束的薄壁细胞中。薄壁细胞含淀粉粒。

20. 广东石斛

横切面略呈扁圆形，边缘不规则深波状弯曲。表皮细胞扁平，壁稍厚，大多侧壁木化。角质层棕黄色，皮下层纤维 1～3 列，壁较厚。维管束略排成 4～5 圈，类圆形、椭圆形或呈哑铃形，外侧纤维群半圆形，由 1～7 列纤维组成，壁较厚；内侧纤维无或 1～4 列，壁略厚。草酸钙针晶束众多，多位于近表皮或近维管束的薄壁细胞中，针晶束多分散。未见硅质块。

从石斛组织构造看，短棒石斛、报春石斛、大苞鞘石斛共有特征：茎扁，表皮细胞均不增厚，薄壁组织细胞大小悬殊极大，维管束周围薄壁细胞中硅质块较多，薄壁细胞含较多的草酸钙针晶束；聚石斛、密花石斛的茎方形或菱形，表皮细胞均为径向排列，壁强烈木化加厚，细胞壁层纹清晰；鼓槌石斛的表皮细胞极扁，外、侧壁加厚，内壁不加厚或略有加厚；叠鞘石斛、铁皮石斛的茎木质化，表皮细胞木化加厚，薄壁细胞大小差距不大，硅质块众多；细茎石斛有大量淀粉粒；石仙桃的维管束为周韧维管束，外侧纤维群圆环状包围木质部。

21. 马鞭石斛

表皮细胞扁圆形，外壁及侧壁增厚，木化，有层纹。皮下层纤维 3 ～ 4 列。维管束略排成 6 ～ 7 圈，维管束外侧纤维群有 2 ～ 8 列纤维，硅质块较多；木质部导管有 1 ～ 4 个较大。

22. 滇金石斛

在茎、假鳞茎和根茎中散生着多数的有限外韧型维管束，部分维管束旁和近表皮处的薄壁细胞为网纹细胞，在维管束外缘的薄壁细胞内有硅质块，皮下层的细胞壁具有密集纹孔沟且增厚。假鳞茎中可以见到维管束纤维群与周围薄壁细胞形成空腔，表皮细胞形状各不相同，皮下层细胞的细胞壁比茎增厚得更加明显。

（二）粉末显微特征

1. 金钗石斛

粉末金黄色。角质层碎片黄色。表皮细胞表面观呈长多角形或类多角形，垂周壁连珠状增厚。纤维成束或离散，长梭形，壁较厚，纹孔较多，周围具排成纵行硅质块。导管主要为螺纹、网纹。草酸钙针晶成束或散在，长约 60μm。

2. 霍山石斛

粉末呈黄色。表皮细胞淡黄色或无色，表面观呈类多角形或长多角形，垂周壁连珠状增厚；断面观呈长方形，壁稍厚，角质层黄色或金黄色。薄壁细胞甚大，直径 50 ～ 90μm。束鞘纤维成束或散在，呈长菱形，直径 10 ～ 20μm，微木化，纹孔少见。纤维束周围薄壁细胞含类圆形硅质块，且排成纵列。木纤维细长，壁稍厚，偏光显微镜下呈彩色。木薄壁细胞呈长条形，末端斜尖或钝圆，直径 10 ～ 30μm，壁厚，纹孔类圆形而密，大小不一，孔沟明显。导管为网纹、梯纹导管。草酸钙针晶较多，针晶多成束，长 25 ～ 100μm，偏光显微镜下呈多彩色。见图 2-25。

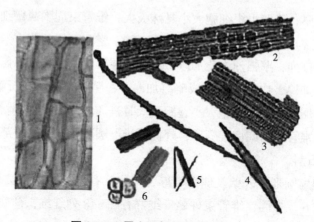

图 2-25　霍山石斛粉末显微特征
1. 薄壁细胞；2. 晶鞘纤维；3. 网纹导管；4. 纤维；5. 草
酸钙针晶；6. 淀粉粒

3. 鼓槌石斛

粉末灰绿色或灰黄色。角质层碎片黄色，表皮细胞表面观呈长多角形或类
多角形，垂周壁连珠状增厚。束鞘纤维成束或离散，长梭形或细长，壁较厚，纹
孔稀少，周围具硅质块。木纤维细长，末端尖或钝圆，壁稍厚，纹孔点状、斜裂
缝状、十字状、人字状，或具缘纹孔。导管为螺纹、环纹。草酸钙针晶成束或散
在，长约57μm。

4. 铁皮石斛

粉末淡黄色。草酸钙针晶成束或散在；淀粉粒单粒类圆形、椭圆形；表皮细
胞表面观呈多角形或不规则形，多数壁呈连珠状增厚。导管主要为梯纹导管。纤
维多成束，长梭形，壁厚。维管束周围的细胞中含有类圆形硅质块，纵向排列成
行。见图2-26。

5. 齿瓣石斛

粉末土黄色。表皮细胞表面观呈多角形或不规则形，垂周壁平直或弯曲，多
数壁呈连珠状增厚。纤维多成束，长条形，壁厚，纤维束周围的细胞中含有类圆
形硅质块。导管主要为螺纹及梯纹。草酸钙针晶成束或散在，长达90μm。淀粉
粒单粒类圆形、椭圆形、星状或半圆形，脐点点状、一字形或不明显；复粒由
2～4分粒组成。

6. 兜唇石斛

粉末淡黄绿色。导管多见梯纹导管和螺纹导管，直径3.2～15μm。纤维众

多，多成束或散离，呈长梭形，末端较尖，边缘平直，直径 5.2 ～ 11μm。表皮细胞呈类长方形或多角形，壁较厚，直径 12 ～ 36.2μm。淀粉粒多为单粒椭圆形、类圆形，脐点一字形或点状。草酸钙针晶成束或分散存在。

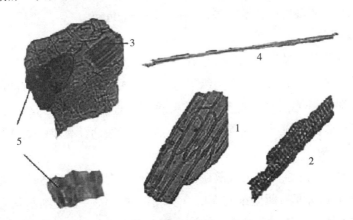

图 2-26　铁皮石斛粉末显微特征
1. 薄壁细胞；2. 导管；3. 草酸钙针晶；4. 纤维；5. 红色色素物质

7. 细茎石斛

粉末灰绿黄色。导管可见梯纹导管和螺纹导管，直径 5.4 ～ 16μm；纤维众多，成束或散离，呈长梭形，末端较尖，边缘平直，直径 4.8 ～ 15μm；表皮细胞呈类长方形或多角形，壁较厚，直径 15 ～ 38.6μm；草酸钙针晶成束或分散存在。淀粉粒易见。

8. 大苞鞘石斛

粉末灰绿黄色。导管可见梯纹导管和螺纹导管，纤维较多，多成束或散离，呈长梭形，末端较尖，边缘平直；表皮细胞呈类长方形或多角形，壁较厚，呈连珠状增厚；淀粉粒多为单粒，椭圆形、类圆形，脐点一字形或点状；草酸钙针晶成束或分散存在。

9. 束花石斛

粉末淡黄色。导管可见梯纹导管，直径 4.5 ～ 13.6μm；纤维较多，多成束或散离，呈长梭形，末端较尖，边缘平直，直径 5.6 ～ 13.9μm；表皮细胞呈类长方形或多角形，壁较厚，呈连珠状增厚，直径 15.2 ～ 40.2μm；淀粉粒单粒，椭圆形、类圆形，脐点一字形或点状，复粒由 2 ～ 4 分粒组成；草酸钙针晶成束或分散存在。

10. 叠鞘石斛

粉末淡黄绿色。导管多见梯纹导管，直径 4.2 ～ 15.3μm；纤维众多，多成束或散离，呈长梭形，末端较尖，边缘平直，直径 7 ～ 20.4μm，纹孔较多；表皮细胞呈类长方形或多角形，壁较厚，直径 14.8 ～ 29μm。

11. 串珠石斛

粉末淡黄绿色。导管可见梯纹导管，直径 6.2 ～ 13.5μm；纤维较多，多成束或散离，呈长梭形，末端较尖，边缘平直，直径 5.8 ～ 16.7μm，有的内含棕色色素块；表皮细胞呈类长方形或多角形，壁较厚，直径 14.6 ～ 38.9μm；淀粉粒多为单粒，椭圆形、类圆形，脐点一字形或点状；草酸钙针晶成束或分散存在。

12. 河南石斛

粉末呈黄色。纤维多成束或散在，呈长菱形，直径 10 ～ 15μm，微木化，纹孔少见；纤维束周围的薄壁细胞有的含类圆形硅质块；表皮细胞长方形或多边形；淀粉粒直径 4 ～ 7μm，长卵形或椭圆形，多形成复粒；草酸钙针晶较多，针晶多成束；导管为螺纹，少数为网纹导管；筛管分子平直，端壁复筛板有时夹杂有小型筛域，侧壁小型筛域较小。

在石斛粉末显微鉴别中，大部分石斛都含有导管、纤维、表皮细胞、淀粉粒及草酸钙针晶等显微特征。但是个别品种不含有淀粉粒，或不含有草酸钙针晶，导管的类型也有所差异，通过这些差异可以对石斛的品种进行鉴别。

因此，石斛属属下种间分类仍应以直观的形态学分类为主要手段，特征性解剖结构可以作为石斛属植物地上部分形态鉴定特征的有力补充，对于辅助石斛类药材基原植物的形态鉴定具有指导意义。

四、理化鉴别

石斛的性状显微鉴定有一定的共性特征，个别品种不易区分，故用理化鉴别方法进一步鉴别，常用的方法有薄层色谱法、紫外光谱法、红外光谱法、高效液相色谱（指纹图谱）法等。

（一）薄层色谱鉴别

1. 铁皮石斛

将 1g 铁皮石斛粉末加入 15mL 三氯甲烷 – 甲醇（9：1）混合溶液中，然后进行 20min 的超声处理。过滤，将滤液作为供试品溶液。另外，取 1g 铁皮石斛对照药材，用同样的方法制成对照药材溶液。按照薄层色谱法（通则 0502）进行试验，分别吸取上述两种溶液 2 ～ 5μL，并点在同一硅胶 G 薄层板上。以甲苯 – 甲酸乙酯 – 甲酸（6∶3∶1）为展开剂，将薄层板展开，取出，烘干，再喷上 10% 硫酸乙醇溶液。在 95℃下加热约 3min 后，置于紫外光灯（365nm）下检视。在供试品色谱中，与对照药材色谱相应的位置上，应该显示出相同颜色的荧光斑点。

2. 金钗石斛

取本品（鲜品干燥后粉碎）干燥粉末 1g，加入 10mL 甲醇，超声处理 30min，过滤后得到的滤液作为供试品溶液。另外，取石斛碱对照品，用甲醇制成每 1mL 含 1mg 石斛碱的对照品溶液。按照薄层色谱法（通则 0502）的试验方法，分别吸取供试品溶液 20μL、对照品溶液 5μL，点在同一硅胶 G 薄层板上，采用石油醚（60 ～ 90℃）– 丙酮（7∶3）为展开剂进行展开，取出后晾干，最后喷以碘化铋钾试液。在供试品色谱中，与对照品色谱相对应的位置上，应呈现出相同颜色的斑点。

3. 霍山石斛

取本品（鲜品干燥后粉碎）1g，过二号筛，加无水甲醇 20mL，超声处理 30min，滤过，滤液回收溶剂至干，残渣加水 15mL 溶解，用石油醚（60 ～ 90℃）洗涤 2 次，每次 20mL，弃去石油醚液，水液用乙酸乙酯洗涤 2 次，每次 20mL，弃去乙酸乙酯液，用水饱和正丁醇振摇提取 2 次，每次 20mL，合并正丁醇液，回收溶剂至干，残渣加无水甲醇 1mL 溶解，作为供试品溶液。另取霍山石斛对照药材 1g，同法制成对照药材溶液。再取夏佛塔苷对照品适量，加甲醇制成每 1mL 含 0.5mg 的溶液，作为对照品溶液。按照薄层色谱法（通则 0502）进行试验，吸取上述三种溶液各 3 ～ 5μL，分别点于同一聚酰胺薄膜上，以乙醇 – 丁酮 – 乙酰丙酮 – 水（4∶4∶1∶17）为展开剂，20℃以下展开，取出晾干，在 105℃烘干，取出喷以 5% 三氯化铝乙醇溶液，在 105℃加热约 3min，取出置紫外光灯（365nm）下检视。供试品色谱中，在与对照药材色谱和对照品色谱相应的位置上显出相同颜色的荧光斑点。

4. 鼓槌石斛

取本品（鲜品干燥后粉碎）粉末（过三号筛）约 1g，精密称定，置具塞锥形瓶中，精密加入甲醇 50mL，密塞，称定重量，浸渍 20min，超声处理（功率 250W，频率 40kHz）45min，放冷，再称定重量，用甲醇补足减失的重量，摇匀，滤过，取续滤液 25mL，将溶剂回收至干，随后在残渣中加入 5mL 甲醇以溶解，此即供试品溶液。另外，取毛兰素对照品，并用甲醇制备成每 1mL 含 0.2mg 的溶液，作为对照品溶液。将供试品溶液和对照品溶液各 5 ~ 10μL，以及对照品溶液 5μL 分别点于同一高效硅胶 G 薄层板上，利用石油醚（60 ~ 90℃）- 乙酸乙酯（3:2）作为展开剂，进行展开，展距为 8cm。随后取出薄层板晾干，并喷以 10% 硫酸乙醇溶液。最后在 105℃加热至斑点显色清晰。在供试品色谱中，与对照品色谱相应的位置上呈现出相同颜色的斑点。

5. 流苏石斛

取本品（鲜品干燥后粉碎）干燥粉末 0.5g，加入 25mL 甲醇，进行超声处理 45min，然后过滤。滤液蒸干后，残渣用 5mL 甲醇溶解，制成供试品溶液。另外，取石斛酚对照品，用甲醇配制成每 1mL 含 0.2mg 的溶液，作为对照品溶液。按照薄层色谱法（通则 0502）的试验要求，吸取上述供试品溶液 5 ~ 10μL、对照品溶液 5μL，分别点于同一高效硅胶 G 薄层板上，以石油醚（60 ~ 90℃）- 乙酸乙酯（3:2）为展开剂，展开 8cm 的距离，取出晾干后，喷以 10% 硫酸乙醇溶液，并在 105℃下加热至斑点显色清晰。在供试品色谱中，与对照品色谱相应的位置上，应呈现出相同颜色的斑点。

6. 兜唇石斛等六种石斛的薄层色谱鉴别

供试品溶液制备：将兜唇石斛、叠鞘石斛、细茎石斛、串珠石斛、大苞鞘石斛、束花石斛样品的干燥药材粉碎，过三号筛。然后分别称取约 5g 的药材粉末置于锥形瓶中，加入 50mL 甲醇，以超声波（功率 250W，频率 40kHz）提取 40min。最后过滤，得到供试品溶液。

毛兰素对照品溶液制备：精密称量毛兰素对照品 2.0mg 于 10mL 容量瓶中，加入甲醇使其定容，制成每 1mL 含 0.2mg 的混合液，作为对照品溶液。

石斛酚对照品溶液制备：精密称量石斛酚对照品 2.0mg 于 10mL 容量瓶中，加入甲醇使其定容，制成每 1mL 含 0.2mg 的混合溶液，为对照品溶液。

Tristin 对照品溶液制备：精密称量 Tristin 对照品 2.0mg 于 10mL 容量瓶中，加入甲醇使其定容，制成每 1mL 含 0.2mg 的混合溶液，为对照品溶液。

实验方法：将 20mL 的石油醚和丙酮（比例为 2:1）混合置于双槽展开缸中，预平衡 15min。分别吸取适量的毛兰素对照品溶液（石斛酚对照品溶液、Tristin 对照品溶液）和六种石斛供试品溶液，点于同一硅胶 G 薄层板上。然后进行展开，晾干，均匀地喷上 10% 硫酸乙醇溶液，在 105℃下加热到斑点显色清晰。在与对照品相应的位置上，六个石斛品种与对照品显相同颜色斑点。用毛兰素作对照，在供试品色谱中，在与对照品相对应的位置，没有出现同色的斑点。以石斛酚为对照品，样品中的兜唇石斛、叠鞘石斛、细茎石斛和串珠石斛的对应部位均有相同的色斑，表明四个石斛品种均含有石斛酚类化合物。

以 Tristin 为对照品，通过供试品色谱分析，发现在叠鞘石斛、细茎石斛、串珠石斛、大苞鞘石斛和束花石斛中，与对照品相应位置上显示出相同颜色的斑点。这表明五种石斛中均含有 Tristin 成分。

7. 霍山石斛、铜皮石斛与铁皮石斛的高效薄层色谱鉴别

高海涛利用高效薄层色谱鉴别了霍山石斛、铜皮石斛与铁皮石斛。

取本品粉末（过四号筛）3.0g，加甲醇 20mL，超声处理 30min，滤过，滤液蒸干，残渣加水 10mL 使溶解，用石油醚（30～60℃）洗涤 2 次，每次 20mL，弃去石油醚液，水液用甲酸乙酯洗涤 2 次，每次 20mL，弃去甲酸乙酯液，再用正丁醇振摇提取 2 次，每次 20mL，合并正丁醇液，蒸干，残渣加甲醇 2mL 使溶解，溶液作为供试品溶液。

吸取上述三种溶液各 20μL，分别点于同一聚酰胺薄膜上，以甲醇 – 丁酮 – 水（8∶10∶42）为展开剂，室温下展开，105℃烘干，取出，喷以 5% 三氯化铝乙醇溶液，于烘箱 105℃干燥 5min，取出，置紫外灯（365nm）下检视。三种石斛薄层信息显示霍山石斛有三个特征斑点，而铁皮石斛和铜皮石斛均不具有。铁皮石斛和铜皮石斛在相应位置没有相应色谱峰，可以根据此特点来区分出霍山石斛。

8. 玫瑰石斛、兜唇石斛、束花石斛和金钗石斛的薄层鉴别

取石斛碱对照品适量，精密称定，加甲醇制成 1mg/mL 的溶液，即得。取各批次玫瑰石斛、兜唇石斛和束花石斛粉末 0.4g，精密称定，置具塞锥形瓶中，加甲醇 20mL，超声处理 60min，取出，放冷，过滤蒸干，残渣加甲醇溶解，转移至 2mL 量瓶中，加甲醇至刻度，摇匀，即得。吸取束花石斛 10μL、兜唇石斛 17μL、玫瑰石斛 5μL、金钗石斛 10μL、石斛碱对照品溶液 5μL 分别点于同一以羧甲基纤维素钠为黏合剂的硅胶 G 薄层板上，以氯仿 – 甲醇（10∶0.8）为展开剂，置浓氨试液预饱和 20min 的展开缸内展开，取出，晾干，喷以碘化铋钾试液。4 种石斛的色谱斑点有明显差异，仅金钗石斛色谱在与对照品色谱相应的位置上，显相同颜色的斑点。

结果玫瑰石斛、兜唇石斛和束花石斛三种石斛均含有橘黄色斑点，说明均有

生物碱成分。但三者的薄层斑点明显不同，束花石斛有 2 个距离较近的斑点，兜唇石斛有 3 个分离较好的斑点，玫瑰石斛在接近溶剂前沿的位置有 1 个斑点。这一结果能使三种石斛有效鉴别。用石斛碱作为对照品进行鉴别，金钗石斛与石斛碱对照品的相应位置上有相同斑点，其余三种石斛均未检出石斛碱的斑点。

9. 金钗石斛、鼓槌石斛等 10 种石斛的薄层鉴别

赵兴蕊用不同对照品分别鉴别了金钗石斛、鼓槌石斛等 10 种石斛。取石斛碱对照品适量，加甲醇制成每 1mL 含 1mg 的混合溶液作为对照品溶液。取毛兰素对照品适量，加甲醇制成每 1mL 含 0.2mg 的混合溶液作为对照品溶液。取石斛酚对照品适量，加甲醇制成每 1mL 含 0.2mg 的混合溶液作为对照品溶液。将长距石斛、金钗石斛、鼓槌石斛、大苞鞘石斛、齿瓣石斛、黑毛石斛、矮石斛、细茎石斛、球花石斛、杯鞘石斛（TLC 色谱图中各品种编号依次为 1～10）各自的干燥药材粉碎后过三号筛，分别做以下处理：

取以上粉末约 1g，置具塞锥形瓶中，加入甲醇 10mL，超声提取（功率 250W，频率 40KHz）30min，滤过，滤液作为供试品溶液。吸取供试品溶液各 20μL、对照品溶液 5μL，分别点于同一硅胶薄层板上，用石油醚－丙酮（4∶1）约 40mL 置双槽展开箱中，预平衡 15min 后展开，取出晾干，均匀喷洒碘化铋钾试液。结果表明，供试品色谱中，在与对照品色谱相应的位置上，只有金钗石斛与对照品显相同颜色的斑点。

（二）紫外光谱鉴别

1. 鉴别兜唇石斛、叠鞘石斛、细茎石斛、串珠石斛、大苞鞘石斛、束花石斛

将兜唇石斛、叠鞘石斛、细茎石斛、串珠石斛、大苞鞘石斛、束花石斛六种石斛样品的干燥药材粉碎成粉末，过三号筛后备用。

制备供试品溶液：分别称取约 1g 的上述药材粉末置于锥形瓶中，加入 50mL 蒸馏水，置于 60℃恒温水浴锅中加热回流 6h。待冷却至室温后，过滤溶液。最后，将上述溶液稀释 20 倍，得水溶性供试品溶液。分别称取约 1g 的药材粉末置于锥形瓶中，加入 70% 乙醇溶液 50mL，将混合物在 60℃的恒温水浴锅中加热回流 6h，冷却至室温后过滤。最后，将上述溶液稀释 20 倍，制得 70% 乙醇供试品溶液。

紫外光谱测定：将适量的供试品溶液吸取到石英比色皿中，以相应溶剂作为对照，以空气为空白进行校正。在波长范围为 200～400nm、狭缝为 2nm、扫描速度为 0.5s 的条件下进行扫描。

六种石斛样品分别用蒸馏水和 70% 乙醇提取，并在 200 ～ 400nm 进行紫外光谱扫描。通过图谱可以发现，同种石斛三个不同产地的检测结果几乎没有差别。在蒸馏水提取液中，兜唇石斛的吸收峰最低，位于 271.6nm 处，值为 0.34；细茎石斛、叠鞘石斛和束花石斛的吸收峰较高，位于 254.6 ～ 269.4nm，均达到 0.8 左右。在 70% 乙醇提取液中，六种石斛均有两个峰。在第一个峰中，兜唇石斛的吸收峰最低，位于 271nm 处，值为 0.656；而束花石斛的吸收峰最高，位于 265.4nm 处，达到 1.12；其余几种石斛的吸收峰均在 0.8 左右。在第二个峰中，六种石斛的差异较小。因此，这种方法可以有效地将兜唇石斛与其他五种石斛区分开来。

2. 鉴别美花石斛、罗河石斛、细叶石斛、重唇石斛等 11 种石斛

精密称取（0.015±0.0001）g 粉末样品与 5mL 甲醇超声（500W）提取 50min，补足挥发溶剂后，使用双圈定性滤纸过滤得到供试品溶液。使用紫外可见分光光度计测量供试品溶液，甲醇溶剂为空白对照。光谱扫描范围为 200 ～ 600nm，采样间隔为 2nm，狭缝宽度为 5.0nm。每份供试品溶液平行测量三次，取平均光谱进行判别分析。

结果 11 种石斛在光谱 200 ～ 360nm 呈现较强的吸收峰，在 410 和 470nm 两个波长处显示出两个微弱的吸收。240、278 和 319nm 主要是该属植物芳香性成分的吸收峰；230nm 是联苄的最大紫外吸收波长；250 ～ 350nm 是联苄、菲和芴酮的最大吸收波长所在区域。相同波长条件下，样品吸收峰越强表明该种石斛所含有相应化学成分的含量越高。翅萼石斛在 250 ～ 350nm 区域内显示出较强的吸收峰，表明该种石斛相比其他 10 种石斛含有较高含量的联苄、菲和芴酮成分。

基于前两个主成分的得分，紫外光谱二维聚类更能体现 11 种石斛之间的差异。除金耳石斛、钩状石斛、球花石斛和重唇石斛外，其他 7 种石斛可有效聚类于 95% 的置信椭圆内。第一主成分可以解释 57.18% 的紫外光谱信息，能将重唇石斛、球花石斛、罗河石斛、钩状石斛 4 种石斛与金耳石斛、西畴石斛、长距石斛 3 种石斛区分。第二主成分可以解释 20.00% 紫外光谱信息，能将罗河石斛、细叶石斛、金耳石斛、杓唇石斛 4 种石斛与西畴石斛、美花石斛、长距石斛 3 种石斛区分。

（三）红外光谱鉴别

李兆奎等首次通过红外光谱法对6种常见药用石斛（齿瓣石斛、细茎石斛、钩状石斛、马鞭石斛和束花石斛、铁皮石斛）进行鉴定分析，在1700～1200cm^{-1}与1000～700cm^{-1}处均具有特征峰图，可将5种石斛成功鉴别。白音等对42种药用石斛进行红外光谱分析，结果表明在3000～2800cm^{-1}及1800～400cm^{-1}范围内，红外指纹图谱存在显著差异。上述研究说明红外光谱技术可用于多种药用石斛鉴别。刘文杰等对不同产地的铁皮石斛叶、茎、根部位进行多糖红外光谱分析，确定不同产地铁皮石斛多糖含量差异很大，由此可将广西、云南与浙江的铁皮石斛区分开。张雪瑛等利用傅里叶变换红外光谱技术得到铁皮石斛等9种石斛的特征光谱，并对4个产地铁皮石斛进行红外光谱分析，可知在红外光谱的峰高上存在差异，可作为辅助手段建立铁皮石斛综合鉴定体系的方法。刘瑞婷通过近红外光谱技术结合SIMCA模式识别方法对7个不同产地的铁皮石斛进行鉴别，成功鉴别7个产地的铁皮石斛；并且针对3种不同品种枫斗完整样与粉碎样进行近红外光谱分析鉴定，均能成功鉴定。

王业用近红外光谱鉴别美花石斛、罗河石斛、细叶石斛、重唇石斛等11种石斛。使用Antaris Ⅱ型光谱仪，配置漫反射模块和Results 2.1软件记录光谱信息，光谱扫描间隔为1.95cm^{-1}，扫描范围为10000～4000cm^{-1}，分辨率为8cm^{-1}，每个样品累计扫描64次，光谱纵坐标使用log（1/reflectance）度量。每株样品相同条件重复扫描3次，平均光谱作为最终分析数据。为排除取样量和实验室条件（空气和水分）的干扰，准确称量（20.0±0.2）mg样品于规格相同的样品杯中，实验室温度和湿度控制在25℃和30%。

结果在7000～5000cm^{-1}波数范围内，西畴石斛和美花石斛明显不同于其他9种石斛吸收强度，可以作为鉴别这两种石斛的特征波段；其中西畴石斛未见药用记载，美花石斛曾是市场常见的石斛种。球花石斛和美花石斛在5185cm^{-1}波数处显示出与其他石斛不同的吸收峰。此外，吸收峰于6816cm^{-1}、6345cm^{-1}、6310cm^{-1}、5790cm^{-1}、5185cm^{-1}、4753cm^{-1}、4331cm^{-1}和4252cm^{-1}为11种石斛来源植物的共有吸收峰，表明NIR光谱信息可以反映该类药材中相似的化学成分。西畴石斛于4391cm^{-1}处未见吸收峰，表明该种石斛可能含有和其他石斛不同的化学成分。

前两个主成分可以解释36.04%的近红外光谱信息，由得分图可知近红外结合主成分分析不能有效反映 11 种石斛原植物的差异性；美花石斛、重唇石斛和其他种石斛相比，显示出不同的聚类。除重唇石斛、罗河石斛、长距石斛和翅萼石斛外，其他石斛在二维得分图上均显示出个体之间较大的差异。第一个主成分可以解释 23.52% 光谱变量，可以将重唇石斛、罗河石斛和金耳石斛分开；第二个主成分（解释 12.53% 光谱变量）可以区分长距石斛和翅萼石斛。由二维图可见，除球花石斛、金耳石斛和美花石斛外，其他 8 种石斛均可很好地聚类。

（四）质谱鉴别

Yang 等使用超高效液相色谱飞行时间质谱（UPLC–Q–TOF–MS）和多变量分析系统地表征了来自不同种源铁皮石斛的化学特征。将 UPLC–Q–TOF–MS 数据通过主成分分析、偏最小二乘判别分析（PLS–DA）和正交偏最小二乘分析（OPLS–DA）显示出明显的分离。马旖旎等针对 7 个不同产地的铁皮石斛采用顶空固相微萃取技术（HS–SPEM）提取铁皮石斛的有效成分，并结合 GC–MS 技术对相应化学成分进行解析，并建立了 7 个不同产地铁皮石斛叶片有效成分的 HPLC 指纹图谱体系。Jin 等从不同生长年限的铁皮石斛和霍山石斛茎中萃取分离出代谢物，并使用气相色谱 – 质谱联用（GC–MS）对其进行了鉴定，对 11 种具有明显分化的代谢物进行主成分分析（PCA）和 OPLS–DA 分析，作为鉴定区分铁皮石斛和霍山石斛的生物标记。

（五）高效液相色谱鉴别

色谱条件与系统适用性试验：采用十八烷基硅键合硅作为填充剂，用乙腈 – 甲醇（1 : 1）作为流动相 A，用 0.01mol/L 乙酸铵溶液作为流动相 B，洗脱梯度（0 ～ 20min，14%→18%A；20 ～ 35min，18%→22%A；35 ～ 45min，22%→26%A；45 ～ 55min，26%→30%A）；流速为 0.8mL/min，柱温为 40℃；检测波长 340nm。按照夏佛塔苷峰计算，理论板数不能低于 5000。

参照物溶液的制备：取霍山石斛对照药材 1g 左右，加甲醇 50mL，超声（功率 250W，频率 50kHz）30min，取出，冷却，过滤，滤液浓缩至 5mL，即为对照药材参照物溶液。另外取夏佛塔苷对照品加入甲醇，制成每 1mL 含 50μg 的溶液，作为对照品参照物溶液，即得。

供试品溶液的制备：取本品（鲜品干燥后粉碎）粉末（过三号筛）1g 左右，与对照药材参照物溶液制备方法相同，制得供试品溶液。

测定法：分别精密吸取上述参照物溶液和供试品溶液各 5 ～ 20μL，分别注入液相色谱仪，记录色谱图，即得。

供试品色谱中应该呈现 5 个特征峰，并且应与对照药材参照物色谱峰中的 5 个特征峰的保留时间相对应，其中峰 1 应该与对照品参照物峰的保留时间相对应。如图 2-27 所示。

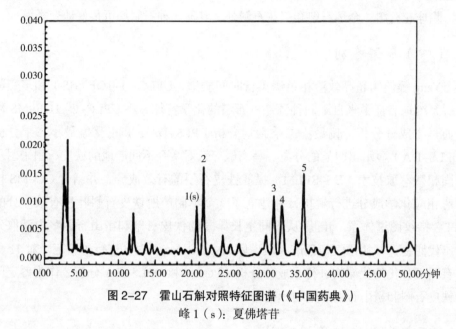

图 2-27　霍山石斛对照特征图谱（《中国药典》）
峰 1（s）：夏佛塔苷

孟海涛研究了安徽霍山产 12 月份所采集的霍山石斛、铁皮石斛、铜皮石斛 HPLC 指纹图谱，以甲醇为溶剂提取 2h；最佳 HPLC 条件：270nm 为检测波长，柱温 35℃，进样量 20μL，流速 0.8mL/min，色谱柱 AgilentC$_{18}$（150mm×4.6mm，μm），乙腈 -0.1% 乙酸为流动相，按 30% 乙腈（10min）、30% ～ 35% 乙腈（10min）、35% ～ 55% 乙腈（20min）、55% ～ 70% 乙腈（5min）、70% ～ 100% 乙腈（25min）和 100% 乙腈（20min）梯度洗脱。结果显示，12 月份采集的 3 种石斛可通过 1 号、6 号、16 号峰组合进行区分鉴别，霍山石斛的 1 号峰难检测出，而 6 号和 16 号峰则峰值较高；铁皮石斛 1 号峰较高，6 号和 16 号峰峰值极低；铜皮石斛 1 号、6 号峰值较高，而 16 号峰难检测出来。

高海涛采用 HPLC-CAD 法对霍山石斛进行指纹图谱研究，并以此法对霍山石斛、铁皮石斛、铜皮石斛进行比较，以槲皮素对照找出了霍山石斛的特征峰和三者之间的共有峰，并对三者的指纹图谱进行了对比研究。结果霍山石斛与铁皮石斛相对保留时间为 28.001min 的峰 6 差别较大，铁皮石斛峰 6 几乎缺失，由此可直观快速地检定霍山石斛与铁皮石斛之间的区别，相对保留时间为 62.562min 的峰 12 霍山石斛与铜皮石斛峰面积差异较大，因此可考虑用 6 号峰和 12 号峰峰面积大小存在的差异。

五、分子生物学鉴别

植物形态特征是基因组表达的结果，理论上形态特征分类在一定程度上能够反映基因水平上的亲缘关系。近年来不少人探讨了分子标记技术应用于石斛属植物的鉴定。

石斛叶绿体基因组体量少，结构稳定，测序相较容易，在物种鉴定方面具有重要作用。牛志韬对 25 个石斛种质测序，筛选出 47 个多态性 cpSSR 位点，通过石斛叶绿体基因组比对筛选出 10 个高序变列，为石斛种质资源鉴定提供条件。

以铁皮石斛为材料，采用 9 个 DNA 条形码（matK、rbcL、ycflb、psbK-psbI、psbA-trnH、trnS-trnG、trnF-trnL、nadl、ITS2）进行序列修正，计算各基因间的遗传距离，采用 Wilcoxon 秩和检验法，构建 NJ 树，评估这些基因的分辨能力。结果表明，ITS2 和 trnF-trnL 两个基因在铁皮石斛及近缘物种中具有较高的鉴别能力。基于 ITS2 序列设计的 HRM 通过引物对 35 份石斛药材的熔融曲线分析，发现铁皮石斛和非铁皮石斛能很好地区别开来，总体差异 1.50Tm，利用 HRM 技术可实现对铁皮石斛的快速高通量鉴别。

以 9 条 DNA 条形码为基础，扩增所需要的片段，采用双向测序、排序、比对等方法，找出不同品种铁皮石斛中的 SNP，并对其进行功能分析；设计 ARMS-qPCR 引物，利用荧光定量 PCR 方法进行铁皮石斛种内鉴定和验证，并设计 4 对位点特异性引物，对其进行鉴定。

陈文强将 DNA 条形码、HRM 技术和 Real time PCR 技术三种方法相结合，建立基于 DNA 水平的铁皮石斛系统鉴定方法：ITS2 和 trnL-trnF 对本试验中石斛材料的鉴定率达到 90.1%，推荐 ITS2 与 trnL-trnF 序列作为铁皮石斛及其近缘种鉴定的候补条形码；基于 ITS2 序列设计的 HRM 引物对 35 个石斛属样品进行熔解曲线分析，成功将铁皮石斛与非铁皮石斛鉴别。还有人对霍山石斛进行 PCR-RFLP 鉴别研究，取得了较好的效果。

彭小凤等人采用叶绿体 psbA-trnH 和核糖体 5SrRNA 两个基因片段的组合序列，对 9 种石斛进行了有效鉴别，包括叠鞘石斛、铁皮石斛、球花石斛、细叶石

斛、细茎石斛、齿瓣石斛、鼓槌石斛、尖刀唇石斛和金钗石斛。研究结果表明,
多序列组合策略在石斛种间和种内的分子鉴别中具有更大的优势。

六、部分成分的含量测定

1. 不同石斛中 Tristin 的含量测定

有人采用 HPLC 法对兜唇石斛、叠鞘石斛、细茎石斛、串珠石斛、大苞鞘
石斛、束花石斛 6 种石斛中的 Tristin 成分进行含量测定,结果表明,叠鞘石斛、
细茎石斛、串珠石斛、大苞鞘石斛、束花石斛中都含有 Tristin 成分,含量见表
2-3。

表 2-3 样品中 Tristin 含量测定结果

品种	产地	含量 mg/g	平均含量 mg/g
叠鞘石斛	德宏瑞丽市	3.435	
	文山大里普镇	3.924	3.853
	红河元阳县	4.201	
细茎石斛	红河屏边县	11.397	
	红河个旧县	3.700	6.647
	普洱纳吉乡	4.843	
串珠石斛	红河蒙自市	7.119	
	红河屏边县	12.470	9.011
	红河绿春县	7.444	
大苞鞘石斛	红河蒙自市	4.989	
	红河元阳县	11.198	7.122
	普洱纳吉乡	5.179	
束花石斛	文山大里普镇	6.186	
	红河屏边县	7.823	6.045
	德宏瑞丽市	4.126	

通过表 2-3 可以看出,叠鞘石斛、细茎石斛、串珠石斛、大苞鞘石斛、束花
石斛中都含有 Tristin 成分;经过对比,Tristin 的含量:串珠石斛>大苞鞘石斛>
细茎石斛>束花石斛>叠鞘石斛。

2. 石斛酚含量测定

对兜唇石斛、叠鞘石斛、细茎石斛、串珠石斛、大苞鞘石斛、束花石斛 6 种

石斛的石斛酚进行含量测定。结果表明，兜唇石斛、叠鞘石斛、细茎石斛、串珠石斛中都含有石斛酚成分，结果见表 2-4。

表 2-4　样品中石斛酚含量测定结果

品种	产地	含量 mg/g	平均含量 mg/g
兜唇石斛	版纳普文镇	2.201	2.794
	德宏畹町镇	2.853	
	普洱宁洱市	3.327	
叠鞘石斛	德宏瑞丽市	0.976	2.486
	文山大里普镇	3.674	
	红河元阳县	2.807	
细茎石斛	红河屏边县	3.674	3.563
	红河个旧市	3.729	
	普洱纳吉乡	3.285	
串珠石斛	红河蒙自市	4.526	8.071
	红河屏边县	5.532	
	红河绿春县	14.155	

通过表 2-4 可以看出，兜唇石斛、叠鞘石斛、细茎石斛、串珠石斛中都含有石斛酚成分；经过对比，石斛酚的含量：串珠石斛＞细茎石斛＞兜唇石斛＞叠鞘石斛。

第六节　石斛的质量标准及商品规格

有关石斛的质量标准，除了《中国药典》有明确的记载外，不少省级标准也有收载，但所用品种不一，《贵州省中药饮片炮制规范》收载的品种有黄草石斛、金钗石斛、细叶石斛、钩状石斛、重唇石斛、罗河石斛等的新鲜或干燥茎；《浙江省中药材标准》收载的有金钗石斛、马鞭石斛、球花石斛、齿瓣石斛、杯鞘石斛等。性状描述基本大同小异。由于国家标准和各省标准收载的品种不一，其商品规格也不同。

一、药典标准（《中国药典》2020 年版一部）

《中国药典》（2020 年版）收载的品种有石斛和铁皮石斛两个中药，石斛为兰科植物金钗石斛 *Dendrobium nobile* Lindl.、霍山石斛 *D. huoshanense* C.Z.Tang et S.J.Cheng、鼓槌石斛 *D. chrysotoxum* Lindl. 或流苏石斛 *D. fimbriatum* Hook. 的栽培品及其同属植物近似种的新鲜或干燥茎；铁皮石斛为兰科植物铁皮石斛 *Dendrobium officinale* Kimura et Migo 的干燥茎。检查标准包括以下几种。

（一）水分

铁皮石斛和石斛水分不得过 12.0%。鲜品水分：铁皮石斛、齿瓣石斛 ≤ 85%；兜唇石斛 ≤ 88%。

（二）总灰分

铁皮石斛不得过 6.0%；石斛不得过 5.0%；霍山石斛不得过 7.0%。

（三）热醇溶性浸出物

铁皮石斛热醇浸物不得少于 6.5%；霍山石斛不得少于 8.0%。

（四）有效成分含量

1. 石斛碱
金钗石斛的石斛碱不得少于 0.40%。

2. 多糖
霍山石斛多糖以无水葡萄糖（$C_6H_{12}O_6$）计，不得少于 17.0%；铁皮石斛多糖以无水葡萄糖（$C_6H_{12}O_6$）计，不得少于 25.0%；含甘露糖（$C_6H_{12}O_6$）应为 13.0% ～ 38.0%。

3. 毛兰素
鼓槌石斛毛兰素不得少于 0.030%。

徐雅囡研究了紫皮石斛、流苏石斛、鼓槌石斛、金钗石斛、铁皮石斛（云南屏边）和霍山石斛（霍山县衡山镇）在活性成分含量及多糖结构上的差异，结果显示，流苏石斛的浸出物含量最高，水溶性浸出物含量从大到小排序为流苏石斛＞金钗石斛＞鼓槌石斛＞紫皮石斛，醇溶性浸出物含量从大到小排序为流苏石斛＞

鼓槌石斛＞金钗石斛＞紫皮石斛；金钗石斛的黄酮含量最高，金钗石斛＞紫皮石斛＞鼓槌石斛＞流苏石斛；霍山石斛多糖含量最高，霍山石斛＞铁皮石斛＞紫皮石斛＞鼓槌石斛＞金钗石斛＞流苏石斛；金钗石斛和流苏石斛的多糖均一性最好；6 种石斛多糖的单糖均由葡萄糖、甘露糖、核糖、鼠李糖、阿拉伯糖、木糖等组成，比例相似；生物碱含量从大到小排序为鼓槌石斛＞金钗石斛＞铁皮石斛＞流苏石斛、霍山石斛＞紫皮石斛。

（五）限度检查

1. 重金属

严华等采用微波消解法对样品进行前处理，建立电感耦合等离子体质谱（ICP-MS）方法来测定铁皮石斛中 5 种重金属元素含量时符合现行标准安全范围。

重金属及有害元素按照铅镉砷汞铜测定法（《中国药典》2020 年版原子吸收分光光度法或电感偶合等离子体质谱法）测定，铅不得过百万分之五；镉不得过千万分之三；砷不得过百万分之二；汞不得过千万分之二；铜不得过百万分之二十。

2. 有机氯农药残留量

照农药残留量测定法（《中国药典》2020 年版有机氯农药残留量测定），六六六（总 BHC）不得超过千万分之二，滴滴涕（总 DDT）不得超过千万分之二；五氯硝基苯（PCNB）不得超过千万分之一。

二、市场上流通的商品石斛

目前，商品石斛的类别和规格缺乏统一标准，以及商品石斛名称与其原植物名称相互混乱是目前商品石斛存在的主要问题。

（一）金钗石斛类

金钗石斛、矩唇石斛、矮石斛、聚石斛、短唇石斛、重唇石斛等。茎较粗，上部多呈扁圆柱形，外表金黄色，有光泽，具纵棱槽，体轻质松，有粉性。味甘微苦，嚼之略具黏性。

（二）霍山石斛类

霍山石斛、黄石斛、霍山铜皮石斛（可能是细茎石斛）。

（三）铁皮石斛

表面暗黄绿色或金黄绿色，有细纵皱纹，节明显。质坚实，略韧，不易折断。气微，味淡，嚼之初有滑腻感及黏稠感，无渣或渣少。

（四）细黄草石斛类

不加工成枫斗的石斛，如美花石斛、细茎石斛、广东石斛、重唇石斛、串珠石斛、长距石斛、罗河石斛、梳唇石斛、马鞭石斛、黄草石斛（束花石斛）、钩状石斛、兜唇石斛等，主要以茎细长、稍弯曲者为主。

顺条成束或弯曲或盘绕成团，一般以身干、无分枝、节稀疏、质柔软、味不苦或微苦、有粉性、有黏性者为佳。

串珠石斛的分枝嫩茎加工后混入细黄草中，但其节间肉质膨大，多呈半透明状，味苦，质次。

（五）粗黄草石斛类

多为钩状石斛、无叶石斛、束花石斛、玫瑰石斛、叠鞘石斛、密花石斛、曲轴石斛、流苏石斛、细叶石斛及齿瓣石斛、罗河石斛、黑毛石斛等较粗壮的茎加工制成。

条长 30cm 以上，直径 0.5 ～ 0.8cm，节明显，外表黄色或紫色，多光滑，断面黄白色或灰白色，粉性差，纤维性强，质地硬脆而显"柴性"。气微，味苦或微苦，嚼之几无黏性。

（六）有瓜黄草

兰科具有卵形假鳞茎的非石斛属若干种植物，如石仙桃、石豆兰等。

主茎呈细圆柱形，直径 0.2 ～ 0.4cm，外表光滑，金黄色，质硬脆，多分枝，分枝顶端具一扁卵形假鳞茎，习称"瓜"，长 3 ～ 4cm，宽 0.3 ～ 1.0cm，体轻，断面海绵状。植物来源主要是金石斛属植物流苏金石斛、戟叶金石斛及石仙桃属、石豆兰属植物的假鳞茎。

（七）枫斗（耳环石斛）类

枫斗种类有铁皮枫斗（西枫斗）、霍山石斛枫斗、紫皮枫斗（齿瓣石斛）、刚节枫斗（杯鞘石斛）和水草枫斗（吊兰枫斗、圆斗、梳唇石斛、细茎石斛、罗河石斛、广东石斛、霍山石斛、曲茎石斛、钩状石斛、兜唇石斛）等。

未抛光呈银灰色，抛光后呈金黄色，略具青草香气，味淡，后微甜，嚼之初有黏滑感，继有浓厚黏滞感。有 2 ～ 7 个环。

呈螺旋形或弹簧状，通常为 2 ～ 6 个旋纹，茎拉直后长 3.5 ～ 8cm，直径 0.2 ～ 0.4cm。表面黄绿色或略带金黄色，有细纵皱纹，节明显，节上有时可见残留的灰白色叶鞘；一端可见茎基部留下的短须根。质坚实，易折断，断面平坦，灰白色至灰绿色，略角质状。气微，味淡，嚼之有黏性。

（八）鲜石斛类

肉质多汁的石斛均可做鲜石斛。鲜石斛以有茎有叶，茎光润，叶草质，气清香，折断有黏液质，无枯枝败叶，无沤坏、泥沙、杂质，气清香，肥满多汁，咬之发黏者为佳。

1. 铁皮石斛

茎节明显，有黑环。叶鞘包裹的鲜条多呈叶鞘的颜色，拨开叶鞘，茎多呈绿色或紫色，节间色较深。外表无气味或带青草气味。味道淡或微甜，嚼之初有滑腻感及黏稠感，无渣。

2. 齿瓣石斛

表面黄绿色，带紫斑点或条纹，老熟时叶鞘呈银灰色，节间裸露部分呈紫色，具有青草香气，味道淡或微甜，嚼之初有滑腻感及黏稠感，嚼后有少量纤维。

3. 兜唇石斛

表面绿色或黄绿色，略具青草香气，味淡或微酸、苦，嚼之初有黏滑感，嚼后有纤维。

4. 金钗石斛

表面黄绿色带，紫斑点或条纹，老熟时叶鞘呈银灰色，有的间有褐色斑，节间裸露部分呈紫色。略具青草香气，味淡，后微甜，嚼之初有黏滑感，继有浓厚黏滞感。有叶鞘，茎悬垂（幼茎或初生时为直立状），圆柱形，横断面圆形，不分枝，细长，具多节，节间膨出。无肉眼可见杂质。

（九）金黄泽

茎很短的药用石斛可加工成该类规格。如聚石斛、小黄花石斛、矮石斛等。

茎短，四棱形，长 3 ~ 5cm，仅 2 ~ 5 节。叶单生于茎顶，总状花序生于上部茎节上，具 2 至多数花，花黄色，花期 6 ~ 7 月。附生树上。分布于湖南、广东、海南、广西、云南西南部、贵州。药材呈纺锤状四棱形，长 2 ~ 8cm，直径 1 ~ 2cm，通常有 4 节，节间长 1 ~ 2cm；表面金黄色或黄绿色，有光泽和皱纹，易在节上折断，断面四棱形。茎横切面表皮纸胞壁极厚，层纹孔沟明显；维管束外侧纤维群马蹄形或圆形，有 2 ~ 10 列纤维；硅质块极多，直径 7 ~ 10μm。

（十）马鞭石斛类

流苏石斛、束花石斛、叠鞘石斛、细叶石斛、马鞭石斛。

（十一）常见伪品石仙桃属的性状

1. 云南石仙桃（*Pholidota yunnanensis* Rolfe）

商品以"有瓜石斛""黄草节"之名当石斛用，除云南、湖北用外，且销往全国各地，混用现象日趋严重。根状茎圆柱形，棕褐色，直径约 0.2cm；节间短，节上时残存有气根。假鳞茎长圆形或卵状长圆形，长 2.5 ~ 5.0cm，直径 3 ~ 6cm，表面棕褐色，有细纵纹；有的假鳞茎顶端残存 2 枚叶；叶披针形，长 7 ~ 10cm，宽 0.6 ~ 0.9cm；顶端近钝尖，基部狭成短柄，革质。质硬，不易折断，断面不平坦。气无，味淡。

2. 石仙桃（*P. chinensis* Lindl.）

混充黄草石斛。茎呈圆柱形略弯曲，被膜质鳞片，表面污黄色或黄棕色，有分枝，顶端有叶痕，基部有鞘状鳞叶及须根，嚼之无黏性，味淡。

3. 细叶石仙桃（*P. cantonensis* Rolfe）

根状茎圆柱形，直径约 0.3cm，浅灰棕色，密被鳞片；节间距离约 0.3cm，节上常有气根，长 2 ~ 8mm。假鳞茎卵状长圆形，长 1 ~ 2cm，直径约 0.5cm；外表浅灰黄色，具明显纵皱纹；顶端截形，为 2 枚叶片脱落后的痕迹。有的假鳞茎被鳞片包裹，鳞片浅黄棕色，卵形。有时可见叶片残存，条状披针形，长 4 ~ 6cm，宽 0.5 ~ 0.7cm，灰绿色，革质质硬，不易折断。气微，味淡、微涩。

三、市场上商品石斛规格等级

1. 鲜品质量等级

合格鲜品分优等品、一级品、合格品 3 个等级，以综合控制条件和多糖确定。综合控制条件达不到要求的为不合格鲜品，达到要求者以多糖指标分级。综合控制条件为：生长健壮，无检疫对象病虫害，色泽正常，无机械损伤，感官指标合格，水分 ≤ 85.0%，多糖 ≥ 25.0%，安全性指标合格。

多糖（以无水葡萄糖计）（%）：优等品 ≥ 35.0；一级品 ≥ 30.0；合格品 ≥ 25.0。

2. 干品质量等级

干石斛呈圆柱形的段，长短不等，以色金黄，有光泽，质柔韧，无泡秆，无枯朽糊黑，无膜皮，根蔸者为佳。

合格干品分优等品、一级品、合格品 3 个等级，以综合控制条件和多糖确定。综合控制条件达不到要求的为不合格干品，达到要求者以外观形态、多糖指标分级。综合控制条件为：无检疫对象病虫害，无烧焦，色泽、气味、滋味 3 个感官指标合格，水分 ≤ 12.0%，总灰分 ≤ 6.0%，酸不溶性灰分 ≤ 1.0%，浸出物 ≥ 18.0%，多糖 > 25.0%，安全性指标合格。

3. 枫斗（耳环石斛）类

优等品：环绕紧密，颗粒均匀整齐，圆球形，最大直径 0.6 ～ 0.8cm。

一级品：环绕紧密，颗粒整齐，多数为圆球形，最大直径 0.9 ～ 1.1cm。

合格品：环绕稍松，颗粒整齐，多数为椭圆形，少数为圆球形，最大直径 1.2 ～ 1.3cm。

多糖（以无水葡萄糖计）（%）：优等品 ≥ 35.0；一级品 ≥ 30.0；合格品 ≥ 25.0。

4. 铁皮枫斗规格

一级：龙头凤尾齐全，茎较肥润，具 1 ～ 2 个旋绕，质柔韧，富粉性，味微苦回甜，嚼之黏性较重。

二级：有龙头凤尾，茎较细，具 2 ～ 3 个旋绕，有粉性，味微苦回甜，嚼之有黏性。

三级：龙头凤尾不全，茎较细瘪，具 3 个以上旋绕，粉性差，嚼之有黏性。

5. 细黄草石斛类

药材商品按其外形、粗细及长短一般分为 3 个规格：①一等：条长 7 ～

17cm，直径 0.3cm 内，金黄色，有光泽，具细纵皱纹，节不明显，质柔润，断面白色或粉白色，富粉质。气微，味淡，嚼之富黏性。②二等：条长 17 ～ 30cm，直径 0.3cm 内，金黄色，有光泽，具细纵皱纹，节不明显，质柔，断面白色或粉白色，有粉性。气微，味淡，嚼之黏性。③三等：条长 25 ～ 40cm，直径 0.3 ～ 0.6cm，金黄色，细纵皱纹明显，节明显，有粉质。气微，味淡，嚼之黏性。

参考文献

［1］吴普 . 吴普本草［M］. 北京：人民卫生出版社，1987.

［2］张景岳 . 本草正［M］. 北京：中国医药科技出版社，2017.

［3］张秉成 . 本草便读［M］. 太原：山西科学技术出版社，2015.

［4］前世界书局 . 中国药学大辞典［M］. 北京：人民卫生出版社，1956.

［5］吴克潜 . 药性字典［M］. 上海：上海交通大学出版社，2018.

［6］《全国中草药汇编》编写组 . 全国中草药汇编（上）［M］. 北京：人民卫生出版社，1975.

［7］国家中医药管理局《中华本草》编委会 . 中华本草［M］. 上海：上海科学技术出版社，1999.

［8］李士材 . 雷公炮制药性解［M］. 上海：上海科学技术出版社，1958.

［9］吴世铠 . 本草经疏辑要［M］. 田思胜等校注 . 北京：中国中医药出版社，2015.

［10］叶桂 . 本草经解［M］. 北京：学苑出版社，2011.

［11］周岩 . 本草思辨录［M］. 邹运国点校 . 北京：人民军医出版社，2015.

［12］叶天士 . 本草再新［M］. 陈念祖评按，王慎轩校正 . 苏州：苏州国医书社，1934.

［13］严西亭，施澹宁，洪缉菴 . 得配本草［M］. 上海：科技卫生出版社，1958.

［14］姚澜 . 本草分经［M］. 范磊校注 . 北京：中国中医药出版社，2015.

［15］雷丰 . 时病论［M］. 福州：福建科学技术出版社，2010.

［16］倪维德 . 原机启微［M］. 北京：中国医药科技出版社，2021.

［17］赵佶敕 . 圣济总录（第 10 册）［M］. 王振国，杨金萍，主校 . 北京：中国中医药出版社，2018.

［18］费伯雄.医醇賸义［M］.太原：山西科学技术出版社，2019.

［19］王雨，刘佳，苑洁，等.铁皮石斛的亚慢性毒性研究［J］.毒理学杂志，2020，34（3）：270.

［20］吴月国，刘臻，王茵，等.齿瓣石斛对大鼠的亚慢性毒性［J］.中成药，2018，34（11）：2551.

［21］陈建国，王茵，来伟旗，等.金钗石斛的安全性毒理学评价［J］.中国卫生检验杂志，2002，12（1）：2551.

［22］徐大椿.神农本草经百种录附药性切用［M］.伍悦点校.北京：学苑出版社，2011.

［23］刘文泰.本草品汇精要［M］.北京：人民卫生出版社，1982.

［24］李中立.本草原始［M］.上海：上海古籍出版社，1996.

［25］陈存仁.中国药物标本图影［M］.上海：世界书局，1935.

［26］郑樵.通志［M］.杭州：浙江古籍出版社，2007.

［27］南京中医药大学.中药大辞典［M］.上海：上海科学技术出版社，2014.

［28］中国科学院中国植物志编辑委员会.中国植物志［M］.北京：科学出版社，2016.

［29］王再花，李杰，章金辉，等.石斛属植物多糖与生物碱含量的比较研究［J］.中国农学通报，2015，31（24）：242.

［30］白文艳.石斛属植物多糖和生物碱合成途径的分析［D］.广州：华南农业大学，2019.

［31］阮沛桦.叠鞘石斛叶抗氧化部位筛选及铁皮、叠鞘鲜干品多糖研究［D］.广州：广东药科大学，2020.

［32］彭镇华.石斛兰资源·生产·应用［M］.北京：中国林业出版社，2007.

［33］杨红旗，李磊，董薇，等.我国石斛植物资源分布及其新品种选育［J］.中国种业，2021（12）：14.

［34］龚建英，王华新，龙定建，等.我国石斛属植物资源及其主要种类观赏特性［J］.江苏农业科学，2015，43（10）：233.

［35］焦连魁，曾燕，张继聪，等.石斛属优质道地药材生产技术概述［J］.中国现代中药，2021，23（4）：734.

［36］明兴加，刘家保，钟国跃，等.珍稀齿瓣石斛的生物学特性及其野生资源保护［J］.中国野生植物资源，2011，30（6）：24.

［37］徐程，詹忠根，廖苏梅.8种不同地域铁皮石斛农艺性状及多糖和纤维素分析［J］.浙江大学学报（理学版），2008，35（5）：576.

［38］刘文杰，孙志蓉，杜远，等.不同产地铁皮石斛主要化学成分及指纹图谱研究［J］.北京中医药大学学报，2013，36（2）：117.

［39］王建，陶靖，莫莹，等.广西不同产地马鞭石斛多糖含量的测定［J］.广西中医药大学学报，2013，16（2）：78.

［40］李亚楠.黄山石斛特性及其快繁体系的优化［D］.合肥：安徽农业大学，2019.

［41］曾瑶.不同环境仿野生铁皮石斛差异化学成分挖掘研究［D］.遵义：遵义医科大学，2020.

［42］邓华.兰科植物景天酸代谢（CAM）途径研究［D］.北京：中国林业科学研究院，2016.

［43］赵新雨.不同种石斛快繁技术及其耐旱性比较分析［D］.张家口：河北北方学院，2021.

［44］耿秀英，李泽生.美花石斛种子无菌播种繁殖技术［J］.中国热带农业，2012（4）：36.

［45］蓝玉甜，刘世勇，罗玉婷，等.鼓槌石斛种子萌发培养与小苗组培快繁技术研究［J］.Agricultural Science&Technology，2010，11（Z2）：89.

［46］丁长春.齿瓣石斛的胚培养技术及其快速繁殖研究［J］.热带农业科技，2004（3）：10-11.

［47］王兰新，曾彩云.齿瓣石斛的胚培养［J］.林业调查规划，2006（5）：128.

［48］高燕，姜艳，罗凯，等.鼓槌石斛开花习性与人工授粉对结实率的影响［J］.安徽农业科学，2016，44（22）：114.

［49］王素英，宋锡全，蔡瑞，等.金钗石斛传粉生物学和种子萌发特性研究［J］.种子，2006（6）：23.

［50］许轲.石斛属植物亲缘关系研究及ACC氧化酶基因的克隆［D］.成都：四川农业大学，2013.

［51］史俊，赵荣.铁皮石斛种子液体悬浮培养的研究［J］.安徽农业科学，2012，40（2）：727-728+737.

［52］李桂琳，白燕冰，胡永亮，等.齿瓣石斛扦插育苗技术研究［J］.中国热带农业，2012（1）：70.

［53］易善勇，康传志，王威，等.霍山石斛种植模式比较及拟境栽培的优势分析［J］.中国中药杂志，2021，46（8）：1864.

［54］杨启焕，周明华.石斛栽培方法的初步研究［J］.中药材，1986（6）：7.

［55］袁颖丹.大别山区3种石斛的品质鉴定评价及生态因子研究［D］.南京：南京林业大学，2021.

［56］李志强.不同生长年限霍山石斛主要药用成分和保肝抗炎作用的研究［D］.南京：江苏大学，2020.

［57］诸燕，张爱莲，何伯伟，等.铁皮石斛总生物碱含量变异规律［J］.中国中药杂志，2010，35（18）：2388.

［58］姚蓉，高琴君，于勇，等.不同采收期铁皮石斛中多糖和总生物碱含量比较［J］.中兽医医药杂志，2021，40（3）：10.

［59］孟海涛.安徽霍山产三种石斛HPLC化学指纹研究［D］.合肥：合肥工业大学，2016.

［60］陈照荣，来平凡，林巧，等.不同炮制方法对石斛中石斛碱和多糖溶出率的影响［J］.浙江中医学院学报，2002，26（4）：9.

［61］吉占和.中国植物志（第19卷）［M］.北京：科学出版社，1999.

［62］吉占和.中国石斛的初步研究［J］.植物分类学报，1980，18（4）：427.

［63］汪松，解焱.中国物种红色名录（第1卷）［M］.北京：高等教育出版社，2004.

［64］包英华.铁皮石斛种质资源的鉴定与评价研究［D］.广州：广州中医药大学，2014.

［65］赵兴蕊.云南保山地区十种常见石斛的生药学研究［D］.昆明：云南中医学院，2013.

［66］肖玉燕，翁金月，樊建霜.铁皮石斛及齿瓣石斛的生药学鉴别［J］.海峡药学，2011，23（4）：52.

［67］白音，包英华，金家兴，等.我国药用石斛资源调查研究［J］.中草药，2006，37（9）：1440.

［68］李涛，何璇.石斛属27种药用植物的性状鉴定特征比较［J］.华西药学杂志，2016，31（1）：54.

［69］李涛，汪元娇，王秋燕.罗河石斛的生药学鉴定［J］.华西药学杂志，2017，32（5）：521.

［70］董秋颖.兜唇石斛等六种石斛的鉴别研究［D］.昆明：云南中医学院，2017.

［71］汪元娇，李涛，何璇.滇金石斛的生药学鉴别［J］.华西药学杂志，2017，32（1）：57.

［72］陈乃东，贾晓玉，程启斌，等.霍山石斛与河南石斛生药学特征比较研究［J］.天然产物研究与开发，2016，（28）：1060.

［73］赵玉姣.霍山石斛及其近缘种的比较鉴别与组织化学定位研究［D］.合肥：安徽中医药大学，2017.

［74］李安华，沈妍，赵兴灿，等.云南产17种枫斗类石斛资源和原植物初步研究［J］.时珍国医国药，2011，22（3）：723.

［75］白音.药用石斛鉴定方法的系统研究［D］.北京：北京中医药大学，2007.

［76］马国祥，郭寅龙，徐国钧，等.中药石斛茎显微构造的聚类分析［J］.中国药科大学学报，1996（4）：11.

［77］黄芯琦，钟可，韩楷，等.不同产地金钗石斛的性状及显微特征统计研究［J］.中草药，2020，51（8）：22261.

［78］袁颖丹.大别山区3种石斛的品质鉴定评价及生态因子研究霍山石斛［D］.南京：南京林业大学，2020.

［79］张智，翟立业.霍山石斛营养器官的解剖结构［J］.安徽农业大学学报，1995（3）：301.

［80］林李雁.霍山石斛化学成分分析与标准制定［D］.上海：上海中医药大学，2020.

［81］龚恒佩，朱燕，钟晓明，等.球花石斛和流苏石斛的显微鉴别及多糖含量测定［J］.时珍国医国药，2017，28（6）：1362.

［82］马国祥，徐国钧，徐珞珊，等.中药石斛显微鉴定研究Ⅳ［J］.中国药科大学学报，1995，26（3）：134.

［83］包英华，潘超美，白音.3种药用石斛鉴别特征的综合分析［J］.华南师范大学学报（自然科学版），2014，46（3）：112.

［84］徐珞珊，徐国钧，沙文兰，等.中药石斛显微鉴定研究Ⅰ［J］.南京药学院学报，1980，11（2）：1.

［85］管燕红，李海涛，王云强，等.齿瓣石斛和铁皮石斛的显微比较［J］.中药材，2010，33（12）：1869.

［86］白音，包英华，王文全．石斛属植物及其混淆品的茎表皮细胞特征及其鉴
别价值［J］.中草药，2011，42（3）：593.

［87］徐珞珊，徐国钧，林惠蓉，等.中药石斛显微鉴定研究Ⅱ［J］.南京药学
院学报，1981，12（2）：52.

［88］李满飞，徐国钧，徐珞珊，等.中药石斛显微鉴定研究Ⅲ［J］.南京药学
院学报，1986，17（3）：183.

［89］秦文，李旭梅，卫子皎，等.铁皮石斛的性状和显微鉴别研究［J］.时珍
国医国药，2017，28（8）：1913.

［90］黎明，苏金乐，武荣花，等.铁皮石斛营养器官的解剖学研究［J］.河南
农业大学学报，2001，35（2）：125.

［91］鲁圣伦，韩褒，白音，等.3个不同产地铁皮石斛形态显微特征的比较分析
［J］.韶关学院学报（自然科学），2023，44（6）：46.

［92］刘学平，汤明辉，戴涌，等.中药石斛类粉末的显微鉴定研究［J］.中国
药科大学学报，1992，23（3）：148.

［93］李满飞，徐国钧，徐珞珊，等.石斛类叶鞘的显微鉴定研究粉末［J］.药
学学报，1989，24（2）：139.

［94］罗明.三种水草枫斗类石斛特征图谱的研究及应用［D］.广州：广州中医
药大学，2014.

［95］尹爱群，姜惠祯.石斛与其伪品戟叶金石斛的鉴别薄层［J］.药物分析杂
志，1999，32（9）：194.

［96］许莉，郭力，陈佳江，等.20种石斛的薄层色谱鉴别［J］.成都中医药大
学学报，2013，36（2）：6.

［97］王昌华，范俊安，任凌燕，等.金钗石斛组培品与野生品的薄层鉴别研究
［J］.时珍国医国药，2003，14（8）：24.

［98］徐蓓，杨莉，陈崇崇，等.黄草类石斛的薄层色谱鉴别研究［J］.中国药
学标准，2010，11（2）：99.

［99］喻新芳，贾卫，赵淑敏，等.石斛及其伪品的比较鉴别［J］.时珍国医国
药，2004，15（3）：159.

［100］王业.云南铁皮石斛及其相似种光谱指纹图谱研究［D］.昆明：云南中医
药大学，2020.

［101］邓星燕.铁皮石斛紫外指纹图谱研究［D］.昆明：云南民族大学，2015.

[102]李兆奎，孙彩华，李美琴.铁皮石斛与几种常用混淆品的红外光谱鉴别[J].海峡药学，2005（3）：91.

[103]刘文杰.铁皮石斛的红外光谱定性定量研究[D].北京：北京中医药大学，2014.

[104]白音，包英华，王全文，等.国产石斛属植物亲缘关系的AFLP分析[J].园艺学报，2007，34（6）：1569.

[105]张雪瑛.铁皮石斛离体快繁技术的优化及DNA条形码鉴定体系的构建[D].杭州：中国计量大学，2016.

[106]刘瑞婷.基于近红外光谱技术的石斛属植物快速鉴别研究与应用[D].杭州：浙江农林大学，2015.

[107]杨健，吴浩，吕朝耕，等.基于稳定同位素的铁皮石斛产地识别研究[J].中国中药杂志，2018，（6）：1118.

[108]金波，蒋福升，施宏，等.石斛属野生种质资源的遗传多样性RAPD分析[J].中华中医药学刊，2009，27（8）：1700.

[109]孟海涛.安徽霍山产三种石斛HPLC化学指纹研究[D].合肥：合肥工业大学，2015.

[110]高海涛.采用分析组合技术对霍山石斛质量的初步研究[D].合肥：安徽中医药大学，2018.

[111]梁芷韵，谢镇山，黄月纯，等.铁皮石斛黄酮苷类成分HPLC特征图谱优化及不同种源特征性分析[J].中国实验方剂学杂志，2019，25（1）：22.

[112]周春花，李运容，胡东南，等.基于"以广南者为佳"的广西铁皮石斛HPLC特征图谱研究[J].广东药科大学学报，2018，34（3）：277.

[113]魏刚，顺庆生，黄月纯，等.3种铁皮石斛种源HPLC特征图谱比较研究[J].中药新药与临床药理，2014，25（4）：467.

[114]牛志韬.石斛属植物叶绿体基因组研究及其代表种逆境下光合作用途径探讨[J].南京：南京师范大学，2017.

[115]陈文强.基于DNA条形码结合HRM和qPCR技术的铁皮石斛鉴定研究[D].阜阳：阜阳师范大学，2021.

[116]张治军.药用石斛质量控制新技术研究进展[J].海峡药学，2017，29（12）：46-49.

［117］彭小凤，何涛，淳泽，等.基于叶绿体 psbA-trnH 和核糖体 5SrRNA 基因间隔区序列的石斛种间和种内鉴别［J］.应用与环境生物学报，2015，21（5）：887-896.

［118］杨琴.贵州栽培石斛遗传多样性分析和 DNA 指纹图谱构建［D］.贵阳：贵州大学，2021.

［119］余文霞.不同居群铁皮石斛表型形态、SSR 指纹图谱及多糖含量研究［D］.广州：广州中医药大学，2019.

［120］王慧中，卢江杰，施农农，等.13 种石斛属植物遗传多样性的 AFLP 分析［J］.分子细胞生物学报，2007，40（3）：205.

［121］丁鸽，丁小余，沈洁，等.铁皮石斛野生居群遗传多样性的 RAPD 分析与鉴别［J］.药学学报，2005，40（11）：1028.

［122］王慧中，卢江杰，施农农，等.利用 RAPD 分析 13 种石斛属植物的遗传多样性和亲缘关系［J］.中草药，2006，37（4）：558.

［123］罗远华，余志金，莫光武，等.石斛兰品种遗传变异的 RADP 检测［J］.安徽农业科学，2009，37（25）：11889.

［124］金波，蒋福升，余静，等.铁皮石斛的 SCAR 标记研究［J］.中药材，2010，33（3）：343.

［125］沈洁，丁小余，丁鸽，等.铁皮石斛居群差异的研究 II ISSR 指纹标记方法的建立和优化［J］.中国中药杂志，2006，31（4）：291.

［126］邓辉，陈乃富，李耀亭，等.霍山产 3 种药用石斛及其杂交优势种的 ISSR-PCR 分子标记鉴别［J］.种子，2009，28（2）：43.

［127］马佳梅，殷寿华.西双版纳地区流苏石斛遗传多样性的 ISSR 分析［J］.云南植物研究，2009，31（1）：35.

［128］樊洪泓，李廷春，邱婧，等.药用石斛遗传多样性的 SRAP 标记研究［J］.中国中药杂志，2008，33（1）：6.

［129］樊洪泓，李廷春，邱婧，等.石斛属几种植物遗传关系的 SRAP 和 RAPD 比较分析［J］.中草药，2010，41（1）：627.

［130］谢明璐，侯北伟，韩丽，等.珍稀铁皮石斛 SSR 标记的开发及种质纯度鉴定［J］.药学学报，2010，45（5）：667.

［131］丁小余，王峥涛，徐珞珊，等.F 型、h 型居群的铁皮石斛 rDANITS 区序列差异及 SNP 现象的研究［J］.中国中药杂志，2002，27（2）：85.

［132］刘静，何涛，淳泽.基于 ITS 序列的中国药用石斛及其混伪品的分子鉴定
　　　 ［J］.中国中药杂志，2009，34（22）：2853.

［133］藤艳芬，吴晓俊，徐红，等.石斛及其常见混淆品的 matK 基因序列比较
　　　 ［J］.中国药科大学学报，2002，33（4）：280.

［134］刘静，何涛，淳泽.药用石斛的叶绿体 matK 基因序列分析及鉴别［J］.
　　　 药学学报，2009，（44）：1051.

［135］张婷，王峥涛，徐珞珊，等.线粒体 nadl 内含子 2 序列在石斛属植物分子
　　　 鉴定中的应用［J］.中草药，2005，36（2）：1059.

［136］李永清，江全兰，叶炜，等.37 份药用石斛种质资源亲缘关系的 ISSR 分
　　　 析［J］.福建农业学报，2015，30（2）：131.

［137］林榕燕，钟淮钦，叶秀仙，等.霍山石斛 PPM 基因的克隆及其表达分析
　　　 ［J］.热带作物学报，2017，38（12）：2326.

［138］高静，蔡金龙，陈军文，等.基于 ITS 序列对 12 种石斛属植物的鉴定研
　　　 究［J］.中药材，2019，42（6）：1255.

［139］刘羽佳，陈堰珊，理雅，等.铁皮石斛种质资源与遗传改良研究进展［J］.
　　　 韶关学院学报，2022，43（12）：1.

［140］朱淑颖.铁皮石斛及其近缘种的系统发育关系与分子鉴别研究［D］.南京：
　　　 南京师范大学，2018.

［141］颜松.药用植物基因组 DNA 提取及铁皮石斛 RAPD 反应体系的优化
　　　 ［D］.成都：西南交通大学，2009.

［142］丁鸽，丁小余，沈洁，等.铁皮石斛野生居群遗传多样性的 RAPD 分析与
　　　 鉴别［J］.药学学报，2005，40（11）：68.

［143］卢家仕，卜朝阳，吕维莉，等.不同产地石斛属种质资源的 ISSR 遗传多
　　　 样性分析［J］.中草药，2013，44（01）：96.

［144］段媛媛，卢超，郭杰，等.铁皮石斛及霍山石斛 ISSR 鉴定体系的建立与
　　　 优化［J］.分子植物育种，2019，17（13）：4360.

［145］王慧中，卢江杰，施农农，等.13 种石斛属植物遗传多样性的 AFLP 分析
　　　 ［J］.分子细胞生物学报，2007，40（3）：205.

［146］宋爽，周洋帆，刘正杰，等.利用 ISSR 和 AFLP 标记分析石斛种质资源
　　　 的遗传多样性［J］.云南农业大学学报，2016，31（4）：688.

［147］刘玲，吴睿，牛志韬，等.基于 TRAP 分子标记的铁皮石斛野生居群的分

析与鉴别［J］.药学学报，2016，51（12）：1926.

［148］章竞子.Real-timePCR及SSR技术在齿瓣石斛药材鉴别中的应用［D］.南京：南京师范大学，2013.

［149］朱涛，李蕾蕾，郭刘艳，等.43种石斛属植物叶绿体基因组关系比较及系统发育关系研究［J］.信阳师范学院学报（自然科学版），2023，36（4）：561.

［150］陈洁.福建72种野生兰科植物种子生物学及罗氏石斛的分子鉴定［D］.福州：福建师范大学，2019.

［151］徐雅囡.钟淳菲.陈燕兰，等.不同石斛品种的品质差异浸出物［J］.食品工业，2020，41（9）：280.

［152］包雪声，顺庆生，金良标.中国名贵传统中药与保健饮品-枫斗［M］.上海：上海科学技术文献出版社，2004.

［153］尹慧敏.铁皮石斛的质量控制研究［D］.昆明：云南中医学院，2017.

［154］沙文兰，罗金裕.中药石斛鉴定研究-Ⅰ·石斛原植物和药材调查［J］.药学学报，1980，15（6）：351.

［155］王凤忠，王东辉.石斛［M］.北京：中国农业科学技术出版社，2015.

［156］郑博仁.云南石斛属药材现状及其原植物［J］.中国中药杂志，1990，15（1）：9.

［157］严华，石任兵，姚辉，等.铁皮石斛的ITS2条形码分子鉴定及5种重金属及有害元素的测定［J］.药物分析杂志，2015，35（6）：108.

［158］刘刚.霍山石斛生药学鉴别研究［D］.合肥：安徽中医药大学，2019.

第三章 石斛的制剂与炮制

石斛作为一味应用广泛的中药材，需要根据临床需求进行炮制，以增强疗效并纠正药物的偏性。随着石斛临床用药需求的不断增加，石斛的制剂形式也不断得以扩展。除了应用历史悠久的汤剂、丸剂、散剂、酒剂等传统制剂外，还出现许多现代剂型，如合剂、片剂、胶囊剂、颗粒剂等，不仅丰富了石斛制剂的类型，也使石斛变得更符合现代人的临床用药需求。

第一节 石斛的炮制

据初步统计，石斛的古今炮制方法有十多种，除了净制、切制、干燥等方法外，大多数炮制方法已很少使用。

一、古代石斛的炮制方法

（一）净制

古代认为石斛的药用部位是茎，因此不少医籍强调其入药时应剔除叶、根或根茎，也就有"净洗"（《普济本事方》）、"去苗"（《太平惠民和剂局方》）、"去根"（《太平圣惠方》《备全古今十便良方》）、"去根节"（《太平圣惠方》《小儿药证直诀》）、"去芦"（《奇效良方》《世医得效方》）、（"去头"（《普济方》）、"去头土"（《证类本草》）等说法。

（二）干燥

《名医别录》中记载"七八月采茎，阴干"。但由于石斛表皮致密，不经任何处理让新鲜石斛自然干燥存在一定的困难，因此很多中医药古籍中记载了多种预处理干燥法。如《本草经集注》中有"以桑灰汤沃之，色如金，阴干用（先用桑灰汤处理后再干燥）"的记载；《雷公炮炙论》中记载石斛"用酒浸一宿，漉出，于日中曝干"；《新修本草》记载"作干石斛，先以酒洗，捋蒸炙成，不用灰汤"；《续医说》金钗石斛条中有"凡用，洗去土，酒浸，焙干"；《冯氏锦囊秘录》记载"酒洗晒干用"。此外，干燥方法还依据不同的目的而有所不同，如《本经逢原》中有"凡入汤药酒浸晒干，入丸剂，薄切，米饮浆晒干磨之"的记载；《本草求原》记载"欲研末，须米饮浆晒"。

（三）水制

石斛在古代的水制方法主要包括"浸""洗"，用到的辅料往往不是单纯的水而是酒，如《本草经集注》云"不入丸散，惟可为酒渍、煮汤用尔"；《新修本草》中记载石斛"生酒渍服，乃言胜干者"；《三因极一病证方论》中五加皮汤记载"石斛（酒浸）"，还有前述用酒洗（浸）后再晒干。

（四）切制

古代石斛切制加工的方法主要有槌打、㕮咀、捣、锉等，如《备急千金要方》记载，"石斛入汤酒，拍碎用之""石斛入丸散者，先以礶槌极打令碎乃入臼，不尔捣不熟，入酒亦然""为末""㕮咀"；《外台秘要》中延年生石斛酒载"生石斛（捶碎）"；《素女方》中有"石斛（捣筛）"；《太平圣惠方》中肾沥汤方有"石斛（去根，锉）"；《卫生家宝产科备要》记载"捣为细末"；《寿亲养老新书》中平补楮实丸用金钗石斛"细细切之"；《世医得效方》中谷神嘉禾散载"细剉"。

（五）清炒

关于石斛清炒法的记载最早源于宋代。《产育宝庆集》中云"金钗石斛（去根，炒）"；《活人事证方》中白术散记载"金钗石斛（一两炒一分）"；《杨氏家藏方》中草灵宝丹记载"石斛（炒，去根）"；《仁斋直指方论》中双补丸云"石斛（炒）"；清代《评注产科心法》中记载"金钗石斛（炒）"。

（六）酒制

古代使用酒制法对石斛进行炮制的记录较多。宋代《太平惠民和剂局方》卷三中嘉禾丸记载"石斛（细剉，用酒拌和微炒）"；《证类本草》记载"石斛先去头土了，用酒浸一宿，漉出，于日中曝干，却用酥蒸，从巳至酉，却徐徐焙干用";《太平惠民和剂局方》载"石斛洗去根土，用酒浸一宿，漉出蒸过曝干"；《圣济总录》中白术石斛汤记载"石斛（去根，锉，酒炒）"，同时书中还记载"石斛去根，酒浸微炙"；《三因极一病证方论》卷八云"石斛（细剉，酒拌炒）"；明代《女科百问》中紫石英丸记载"石斛（去根，酒炒）"；《妇人大全良方》中防风汤云"石斛（一两半，酒炒）"；《世医得效方》中谷神嘉禾散记载"石斛（酒拌和微炒）"；《万病回春》中有"石斛（酒洗）"。

（七）盐水炒

《得配本草》中石斛项下有"盐水拌炒，补肾兼清肾火、清胃火"；《张氏医通》中生熟地黄丸记载"石斛（盐水炒）"。

（八）砂炒

石斛还有砂土炒，《本草正义》中记载："石斛以砂土同炒，则空松而尤为壮观。要之一经炒透，便成枯槁，非特无以养阴，且恐不能清热，形犹是而质已非。"砂土炒可以使石斛松泡，易煎出有效成分，但是若炒太过，则疗效恐无。

（九）酥制

《本草发明》记载"石斛（酥制炒，锁涎）"；《本草汇》云"石斛（酒浸，晒干，以酥拌蒸，徐焙）"。

（十）酒炙

《黄帝素问宣明论方》卷十二双芝丸记载"石斛（去根，酒炙）"；《医书汇参辑成》安肾丸中记载"石斛（去根，酒炙）"。

（十一）蜜炙

《医宗说约》中有云"石斛（蜜炙）"。

（十二）炙

《景岳全书》局方安肾丸有"石斛（炙）"；《世医得效方》中云"石斛（去根，炙）"。

（十三）焙制

《类编朱氏集验医方》菟丝子丸中有"石斛（焙）"；《古今医彻》地黄饮子记载"石斛（盐水焙）"；《普济方》白术石斛汤记载"石斛（去根剉，酒焙）"。

（十四）煮制

《太平圣惠民和剂局方》记载"石斛（酒煮）"。

（十五）蒸制

古代石斛的蒸制往往不是单纯蒸制，而是通过用酒经浸、洗、拌等处理后再蒸。《雷公炮炙论》记载"凡使，先去头、土了，用酒浸一宿，漉出，于日中曝干，却，用酥蒸，从巳至酉，却，徐徐焙干用"；《仁术便览》云"石斛去根、毛，酒浸一宿，晒；有酥油拌蒸三时者"；《医学入门》记载"酒洗蒸"；《冯氏锦囊秘录》记载"择取新者，去枝、节，酒洗蒸过用"；《本草蒙筌》记载"以酒浸蒸，方宜入剂"；《本草约言》记载"酒洗蒸用"。

二、现代石斛的炮制方法

现代，石斛以鲜用和干用为主，其炮制方法要比古代少。净制方面，《中国药典》（2020 年版）石斛项下有"鲜用者除去根和泥沙；干用者除去杂质……霍山石斛除去叶、根须及泥沙等杂质，洗净"。《全国中药炮制规范》载"石斛取原药材，除去须根、杂质，洗净，润透，切段，干燥"，而鲜铁皮石斛多去须根、花序梗，洗净，拭去叶鞘、薄膜。此外，不少书籍记载在净制的同时会加入烫、烘、炒等加热手法辅助去除非药用部位，如用开水略烫、烘软，再边搓边烘晒，至叶鞘搓净，或边炒边搓去叶鞘并将其扭成螺旋形或弹簧状。

切制方面，石斛在初步净制后，其表面依然致密，一般会经闷透破坏其致密的表面后，再切成 1 ～ 2 分段，5 ～ 7cm 短段或 4 ～ 5 分长段，晾干、晒干或用微火烘干。

经过净制和切制后，石斛一般会切段或直接应用于临床。然而，在镇江、贵州等地，还会取石斛段，用文火炒至发胖或微焦。在甘肃、山东、贵州等地，还会用武火把细砂炒热，将石斛放入拌炒，待全部鼓起时，出锅，洗净，切段晒干；或先将砂炒热，加入桐油（120g）炒至无烟，将未切过的粗石斛（1kg）一端放入锅中，用砂埋好，使胀，取出，又以另一端用同法处理，洗净，草纸擦去粗皮，切 3cm 长段，晾干。

三、石斛炮制的研究

石斛炮制的现代研究主要包括不同炮制工艺的比较研究和炮制对石斛有效成分的影响两方面，通过对比石斛炮制前后有效成分的变化，探究石斛的炮制机理，优选最佳炮制工艺，为石斛合理加工炮制生产提供充分的科学依据。

（一）炮制工艺研究

为提升金钗石斛产品附加值，开发金钗石斛高端饮片，罗春丽等采用气相色谱法、紫外分光光度法对金钗石斛中石斛碱及可溶性糖进行测定，并将石斛的外观形状及含量测定作为重点考察指标，对金钗石斛鲜切片制备高端饮片的加工工艺进行优化。实验结果显示，采用焯制－冻干法制备的石斛饮片干燥质松，表面平整，外观形状较好，石斛碱和可溶性糖含量较高，其最佳工艺条件为鲜品石斛洗净后烘干水分，加入 10 倍量沸水中浸烫 5～8min，烘干水分后切 2～4mm 斜片（或厚片），-20℃预冻 4h，放入冷冻干燥机冷阱 -50℃保持 0.5～1.0h 后置于冻干机物料盘中冷冻干燥，待物料盘上升至 25～30℃，取下物料。

焯蒸法可使石斛较容易快速地除去膜质托叶鞘，也能快速杀掉药材中的酶，抑制细胞呼吸作用，减少糖分的消耗，有利于有效成分的保留；药材经焯蒸后可晒干、烘干，还可阴干；焯蒸法操作简便，利于节约能源。周颖采用单因素试验对焯时间、蒸时间等影响因素进行考察，采用 $L_9(3^4)$ 正交试验法进行试验设计，以水溶性浸出物含量、醇溶性浸出物含量、多糖含量、香豆素含量作为考察指标，对叠鞘石斛鲜品的炮制工艺参数进行优选。结果显示焯时间、蒸时间均对叠鞘石斛鲜品的炮制有所影响。经过综合分析，以加水量、焯时间、蒸时间作为考察条件，3 个因素中焯时间对炮制结果的影响最具显著差异性，而加水量、蒸时间对叠鞘石斛炮制工艺无显著性差异。考虑到节约原料，降低成本，叠鞘石斛的最佳炮制工艺为取鲜品除去根、叶，洗净后用 8 倍量开水焯 3min，除去叶鞘，再蒸 10min，切斜片 60℃烘干。

欧明德等采用星点－效应面法，针对石斛炮制工艺多以操作经验评判为主、无详细工艺参数规定的缺点，在预试验基础上，选取白酒体积分数、白酒质量分数、蒸制时间为考察因素，以金钗石斛中主要药效成分石斛碱及多糖类成分为评价指标，优选金钗石斛的酒润蒸制工艺。结果显示随蒸制时间的增加，总评"归一值"（OD）显著升高，白酒体积分数与用量对 OD 值影响不太显著。综合考虑分析，确定最佳炮制工艺为白酒体积分数 48%，白酒质量分数 17%，蒸制时间 6.78h。

针对金钗石斛饮片炮制加工方法单一，且加工工艺烦琐，每个环节均无具体量化指标，不易把握，也不利于规模化加工生产的问题，邓贤芬等以金钗石斛的石斛碱和可溶性糖提取率为指标，采用单因素结合正交试验设计法，以探讨增加金钗石斛水溶性成分和石斛碱含量的合理炮制工艺。发现以乙酸含量 4% 的白醋进行醋炙，金钗石斛的浸出物、可溶性糖及石斛碱的含量较高；进一步以石斛碱与可溶性糖含量为主要评价指标，采用 $L_9(3^4)$ 正交设计法和加权评分法（石斛碱含量占权重 60，可溶性糖含量占权重 40）优选醋炙金钗石斛炮制工艺，结果显示各因素显著性为干燥温度＞切片厚度＞辅料量。综合分析，确立金钗石斛的最佳工艺为 100kg 石斛中加入 30kg 4% 白醋，切片厚度 2～4mm，干燥温度为 55℃。

（二）炮制对石斛有效成分的影响

谢巧等采用紫外 – 可见分光光度法测定叠鞘石斛片（段）在煎煮及温浸过程中多糖、联苄类化合物提取量，并采用高效液相色谱法测定其中石斛酚的提取量；同时计算浸出物提取率，比较切片（厚度为 4mm）、切段（长度为 10mm）对叠鞘石斛中多糖、联苄类化合物及石斛酚提取量的影响。结果显示叠鞘石斛片在煎煮过程中较石斛段多糖、联苄类化合物提取量分别增加了 0.06～0.17mg/g、0.08～0.11mg/g，石斛酚提取率增高了 37.5%；叠鞘石斛片在温浸过程中较石斛段多糖、联苄类化合物提取量分别增加了 0.33～0.58mg/g、0.17～0.28 mg/g；叠鞘石斛片较石斛段的水溶性浸出物及醇溶性浸出物提取率分别增加了 2.89%、0.98%，表明叠鞘石斛切片优于切段。

欧德明等利用高效液相色谱法测量石斛碱的含量，并以苯酚 – 硫酸法检测多糖的含量，比较石斛干品与不同炮制品中石斛碱及多糖含量的差异。结果显示石斛碱含量上，白酒润蒸制品（0.283%）＞蒸制品（0.229%）＞黄酒润蒸制品（0.225%）＞黄酒炙品（0.218%）＞白酒炙品（0.216%）＞干品（0.182%）；多糖含量方面，白酒润蒸制品（12.5%）＞蒸制品（8.72%）＞黄酒润蒸制品（8.31%）＞白酒炙品（7.56%）＞黄酒炙品（5.80%）＞干品（5.48%）。说明白酒炮制品的石斛碱与石斛多糖含量均高于黄酒，白酒在酒精含量上高于黄酒，可见酒精浓度的增加促进了石斛中有效成分石斛碱与石斛多糖的溶出，从而证明了古籍中石斛"酒洗蒸用"的科学性。

陈照荣等为探讨不同炮制方法对金钗石斛有效成分石斛碱和多糖溶出率的影响，用酸性染料比色法测定石斛中石斛碱的含量，用苯酚-硫酸比色法测定石斛中多糖的含量，比较石斛干品、清炒石斛、酒炙石斛3种炮制品的有效成分溶出率。结果显示，金钗石斛干品、酒炙品和清炒品回流提取1h石斛碱的含量分别为27.50mg/100g、98.75mg/100g、32.50mg/100g，金钗石斛干品水浴回流4h过滤后残渣再回流提取1h石斛碱的含量为56.25 mg/100g；金钗石斛干品、酒炙品和清炒品回流提取1h多糖的含量分别为132.8mg/100g、751.1mg/100g、176.2mg/100g，金钗石斛干品水浴回流4h过滤后残渣再回流提取1h多糖的含量为459.2mg/100g。提示酒炙法炮制可以增加石斛中有效成分石斛碱和多糖的溶出率，缩短煎煮时间。

夏厚林等以多糖、香豆素、水溶性浸出物、醇溶性浸出物含量为评价指标，对叠鞘石斛的切片阴干法、切片烘干法、焯蒸法、传统产地加工法及清水浸泡法、NaOH浸泡法进行比较研究。结果显示，叠鞘石斛的传统产地加工法、清水浸泡法、NaOH浸泡法、切片阴干法、切片烘干法及焯蒸法中水溶性浸出物分别为26.01%、31.61%、32.80%、23.87%、28.67%、28.56%，醇溶性浸出物分别为21.70%、25.70%、23.27%、22.94%、21.54%、22.52%，多糖含量分别为10.56%、12.94%、13.07%、11.43%、14.05%、13.96%，香豆素含量分别为0.2219mg/g、0.0422mg/g、0.0521mg/g、0.0656mg/g、0.2225mg/g、0.0562mg/g，综合评分结果由高到低为切片烘干法（96.94分）＞焯蒸法（85.87分）＞NaOH浸泡法（82.56分）＞清水浸泡法（82.53分）＞传统产地加工法（79.89分）＞切片阴干法（74.33分）。经综合分析，建议将焯蒸法应用于叠鞘石斛的产地加工中。

孙卓然等以多糖含量为评价指标，对鼓槌石斛不同炮制方法进行比较。结果显示，鼓槌石斛干品、清炒鼓槌石斛、酒炙鼓槌石斛、盐炙鼓槌石斛的多糖含量分别为153.38mg/g、164.42mg/g、198.45mg/g、156.20mg/g，表明酒能产生"助溶"作用以提高鼓槌石斛多糖的溶出率。

路继刚等采用酸性染料比色法对石斛碱含量进行测定，采用苯酚-硫酸比色法对多糖含量进行测定，比较清炒、净制和酒炙三种炮制方法对石斛有效成分溶出率的影响。结果显示，净制、清炒和酒炙石斛中石斛碱的含量分别为 27.48mg/100g、33.02mg/100g、98.61mg/100g，多糖的含量分别为132.74mg/100g、178.64mg/100g、743.28mg/100g。酒炙法的石斛碱含量和多糖含量高于清炒和净制法，建议广泛使用酒炙法提高金钗石斛中有效成分的溶出率。

宋智琴等采用 8 种不同炮制方法处理铁皮石斛，利用紫外 - 分光光度法测定多糖含量，高效液相色谱法测定甘露糖含量，并以感官评价、提取率、多糖含量、甘露糖含量为指标，比较各处理之间的差异性。结果显示 8 种加工方法药材的提取率为 6.67% ~ 7.73%，多糖含量 27.45% ~ 33.36%，甘露醇含量 18.17% ~ 32.80%，其中以清炒铁皮石斛的提取率和甘露糖含量最高，多糖含量次之，故铁皮石斛以清炒为佳。

陈志琳等采用 UPLC-MS 非靶向技术检测铁皮石斛鲜条及其炮制品代谢物质，使用 PCA 和 OPLS-DA 鉴定代谢物中糖类化合物的差异代谢物。结果显示从铁皮石斛鲜条及其炮制品代谢物质中共鉴定了 76 个糖类化合物，61 个糖类化合物在西枫斗中上调积累，其中麦芽五糖和麦芽六糖炮制前后差异达 30 倍；15 个糖类化合物及其团聚体下调积累，炮制前后下调的差异倍数幅度较小，表明炮制明显提升铁皮石斛炮制品西枫斗中代谢物的积累。

左思敏采用苯酚 - 硫酸比色法和亚硝酸钠 - 硝酸铝显色法分别检测铁皮石斛中总多糖和黄酮的含量，结果发现总多糖与总黄酮在鲜铁皮石斛、铁皮枫斗半成品与铁皮枫斗三组间成分差异显著。使用 UPLC-MS/MS 测定了三组铁皮石斛样品中的次级代谢产物，共鉴定匹配到 628 种代谢物，大致可分为 10 类，其中黄酮类、萜类、生物碱、苯丙素和酚酸及其衍生物类物质占 83.2%。通过对上述结果进行多元统计分析，结果显示差异代谢物分别有 79、34、51 种，主要为黄酮类、萜类和生物碱类，表明炮制加工对铁皮石斛代谢影响极大。

第二节　石斛的制剂

历代医籍中记载的石斛制剂主要包括汤剂、丸剂、散剂、酒剂、合剂、片剂、胶囊剂、颗粒剂等。其中，石斛制剂最早可追溯至唐代《备急千金要方》，书中记载了石斛地黄煎方、肾气丸、石斛散、磁石酒等石斛的传统制剂。如今随着基础研究的不断深入开展，出现了不少石斛的新制剂，如《国家中成药标准汇编》中的养阴口香合剂、福建中医药大学附属第三人民医院针对阴虚型糖尿病拟定的石斛合剂、《中国药典》收录的胃安胶囊、《卫生部药品标准中药成方制剂第十五册》中收载的复方鲜石斛颗粒等。新型制剂的出现大大提高了石斛的疗效，降低了副作用，也让石斛的用药更为便捷。现将石斛的制剂分为传统制剂和现代制剂两大部分综合介绍如下。

一、石斛的传统制剂

（一）汤剂

汤剂又称汤液，是将单味石斛或以石斛为主的复方饮片加水煎煮或浸泡后，去渣取汁制成的液体制剂。

1. 石斛地黄煎方（唐·《备急千金要方》）

处方：石斛四两，生地黄汁八升，桃仁半升，桂心二两，甘草四两，大黄八两，紫菀四两，麦门冬二升，茯苓一斤，淳酒八升。

制服法：上十味为末，于铜器中炭火上熬，内鹿角胶一斤，耗得一斗；次内饴三斤、白蜜三升和调，更于铜器中，釜上煎微耗……耗令相得，药成。先食，酒服如弹子一丸，日三；不知，稍加至二丸。一方用人参三两。

主治：妇人虚羸短气，胸逆满闷，风气。

2. 补虚防风汤方（唐·《千金翼方》）

处方：防风、石斛、杜仲（炙）、前胡各四分，薏苡仁半斤，秦艽、丹参、五加皮、附子（炮，去皮）、橘皮、白术、白前各三分，防己二分，麻仁（熬取脂）一升。

制服法：上一十四味，咬咀，以水一斗二升，煮取三升，分三服。

主治：调利之后未平复，间为外风伤，脚中痛酸，转为脚气。

3. 防风汤（南宋·《妇人大全良方》）

处方：石斛（酒炒）一两半，干地黄、杜仲（去皮，切，姜汁炒）、丹参各一两一分，防风、川芎、麦门冬（去心）、桂心、川独活各一两。

制服法：上咬咀，每服五钱。水盏半，枣二枚，煎至八分，去滓温服。

主治：中风入肝脾，经年四肢不遂，舌强语謇。

4. 石斛汤（元·《永类钤方》）

处方：小草石斛（去根）、黄芪、麦门冬（去心）、生地黄（洗）、白茯苓、玄参各一两，甘草（炙）半两。

制服法：上咬咀，每服四钱，水一盏半，姜五片，煎至八分，去滓，温服，不拘时候。

主治：精实极热，眼视不明，齿焦发落，通身虚热，甚则胸中痛，烦闷，泄精。

5. 黄芪益损汤（元·《世医得效方》）

处方：人参（去芦）、石斛（去根）、甘草、黄芪（去芦）、木香、白术、当归、正桂、茯苓、芍药、半夏、川芎、熟地黄（去土，酒炒）、山药、五味子、牡丹皮（去骨）、麦门冬（去心）各等份。

制服法：上锉散。每服三钱，水一盏半，生姜五片，枣二枚，小麦五十粒，乌梅一个，煎，空心，食前服。

主治：男子、妇人、童男、室女诸虚不足，荣卫俱弱，五劳七伤，骨蒸潮热，腰背拘急，百节酸疼，夜多盗汗，心常惊惕，咽燥唇焦，嗜卧少力，肌肤瘦瘁，咳嗽多痰，咯唾血丝，寒热往来，颊赤神昏，全不用食。服热药则烦躁，冲满上焦，进凉药则膈满而腹痛，宜服此药，极有神效。兼治大病后荣卫不调，妇人产后血气未复。

6. 沉香石斛汤（明·《奇效良方》）

处方：沉香、石斛、陈曲（炒）各一两，赤茯苓（去皮）、人参、巴戟（去心）、桂心（去粗皮）、五味子（微炒）、白术、川芎各三分，木香、肉豆蔻各半两。

制服法：上咬咀，每服三钱，水一盏，生姜三片，枣三枚（擘破），煎至六分，去滓，食前热服。

主治：治肾脏积冷，奔豚气攻，少腹疼痛，上冲胸胁。

7. 甘露饮（明·《奇效良方》）

处方：枳壳（麸炒）、石斛（去芦）、枇杷叶（去毛）、熟地黄、黄芩、麦门冬（去心）、山茵陈、生地黄、天门冬（去心）、甘草（炙）各一钱半。

制服法：上作一服，用水二盅，煎至一盅，食后温服。

主治：胃中客热，牙宣龈肿，咽膈干燥，吐气腥臭，或胃经受湿，伏热在里，身黄如疸，亦能治之。

8. 保元汤（明·《丹台玉案》）

处方：石斛、巴戟天、人参、白茯苓各一钱，黄柏、柴胡、甘草、地骨皮各七分，黄连一钱二分，荆芥、知母、升麻各六分。

制服法：上药捣碎，加大枣二枚，空心煎服。

主治：治赤白带下，久久不愈，气血亏损。

9. 甘露饮（明·《证治准绳》）

处方：枇杷叶、石斛、黄芩、麦门冬（去心）、生地黄（炙）、甘草各等份。

制服法：上咬咀，每服五钱，水二盏，煎入八分，去滓，不拘时温服。

主治：口舌生疮，牙宣心热。

10. 白术石斛汤（明·《普济方》）

处方：白术、石斛（去根，锉，酒焙）各半两，荆芥穗三钱，桔梗（锉，炒）、秦艽（去苗土）各一分，白芷、白芍药各三钱，黄芪（锉，炒）、当归（切，焙）。

制服法：上为粗末散，每服四钱匕，水一盏，入生姜五片，枣三枚，煎八分去滓，食前温服，日三。

主治：补虚益血，调营卫，进饮食，手足疼痛，肌体倦怠，并皆治之。

11. 石斛生地黄煎（明·《普济方》）

处方：石斛、甘草（炙）、紫菀各四两，桂心二两，生地黄汁、醇酒各八升，茯苓一斤，大黄八两，麦门冬（去心）二斤，桃仁（去皮尖）半斤。

制服法：上十味捣末，合盛铜器中，加炭火，内鹿角胶一斤，数搅之得一升，内芡实三斤，白蜜三升，合和调，更于铜器中，釜汤上煎搅之。以生竹抄，无令着器，搅令相得，药成，先食酒服。

主治：妇人血虚羸气，胸逆满闷气胀。

（二）丸剂

丸剂是指以单味石斛或以石斛为主的复方饮片经粉碎成细粉，加适宜黏合剂或其他辅料形成的球形或类球形制剂。

1. 肾气丸（唐·《备急千金要方》）

处方：石斛二两，紫菀、牛膝、白术各五分，麻仁一分，人参、当归、茯苓、川芎、大豆卷、黄芩、甘草各六分，杏仁、蜀椒、防风、桂心、干地黄各四分，羊肾一具。

制服法：上十八味，末之，蜜丸。酒服如梧子十丸，日再，渐增之。一方有苁蓉六分。

主治：男子妇人劳损虚羸，伤寒冷乏少，无所不治方。

2. 保生丸（宋·《博济方》）

处方：金钗石斛（另杵）一分，秦艽、官桂（去皮）、干地黄、贝母、防风、糯米、甘草（炮）、干姜（炮）、细辛各一分，当归、蜀椒（去黑子，只用皮）、大麻仁、大豆卷（即黑豆皮）、黄芩各二分，石膏（明净者）、麒麟竭、没药、龙脑各一钱半。

制服法：上一十九味，并须州土新好者，大分细捣罗为末，炼蜜六两，热，须入水一分同炼，令水尽，和药为丸，先杵五百下后，丸如弹子大。匀可成七十二丸，用汤使治病，状如后。

主治：产前产后，血气风冷，及是妇人所患一切疾病，并皆理疗神验。

3. 千金丸（宋·《产育宝庆方》）

处方：金钗石斛（别捣为细末）、秦艽、川椒（去子，微炒）、细辛、防风、贝母（麸炒微黄）、熟干地黄（切焙）、糯米、甘草（炙）各一分，当归（切焙）、大麻仁、黄芩、干姜（炮）、大豆蘖（以黑豆生芽长二寸焙干用）各三分，石膏半分。

制服法：上精择为末，以蜜炼成剂，入白中杵一千下，分为七十二丸，择除破天德月德日合，每服一丸，温酒调下。产后产前赤白带下，温酒嚼下。产前后血气薄荷汤，嚼下。月信不通，当归酒下。临产艰难，或三五日难产及胎衣不下，子死腹中，横生倒产，死绝不语，但心头有热气，用药一丸，京枣汤研化，灌之下，喉立差。产后恶血不尽，脐腹疼痛呕吐，壮热，憎寒烦闷，月候不调或少肢体虚怠，皮腹浮肿，产血不止，虚劳，中风口噤不语，半身不遂，产前后赤白痢，大小便秘血，晕狂语头痛，面色萎黄，渐成劳瘦，饮食无味并温酒研下一丸，产前临月每旦一丸，至临产用当归酒下一两丸，催生五脏不痛易生。

主治：产前后一切风冷血气等候，产前胎气不安，腰腹多疼，四肢昏倦，妊娠，临月预合下，每日空心一服，临产五脏不痛，易产褥中不生，诸疾兼治，产后恶血不尽及胎衣不下，憎寒壮热，吐逆烦闷，皮肤虚肿或血晕狂迷眼，见神鬼能补匀血气。

4. 补脾黄芪丸方（宋·《太平圣惠方》）

处方：黄芪（锉）一两，石斛（去根）一两，五味子三分，肉桂（去粗皮）一两半，附子（炮裂，去术）一两，沉香三分，高良姜（锉）三分，浓朴（浸七遍，炒）、枳实（麸炒微黄）三分。

制服法：上件药捣细罗为末，煮枣肉和捣三五百杵，为丸如梧桐子大。每服食前，以温酒下三十丸。

主治：脾虚，肌肉消瘦，面色黄萎，心腹胀满，水谷不化，饮食无味，四肢少力，或时自利。

5. 石斛丸（宋·《太平圣惠方》）

处方：石斛（去根，锉）一两，防风（去芦头）一两，仙灵脾三分，牛膝（去苗）二两，鹿茸（去毛，锉，微炒）一两，天雄（炮裂，去皮脐）一两，桂心三分，羌活一两，当归（锉，微炒）一两，附子（炮裂，去皮脐）一两，木香半两，杜仲（去粗皮，炙微黄，锉）一两。

制服法：上件药捣罗为末，炼蜜和捣三五百杵，丸如梧桐子大。每日空心温酒下三十丸，晚食前再服。

主治：肾脏风毒流注，腰脚疼痛，四肢少力，不能饮食。

6. 薯蓣丸（宋·《太平圣惠方》）

处方：薯蓣一（二）两，石斛（去根，锉）二两，牛膝（去苗）二两，鹿茸（去毛，涂酥炙，微黄）二两，白茯苓二两，五味子一两，续断一两，巴戟二两，山茱萸二两，人参（去芦头）一两，桂心二两，熟干地黄二两，泽泻二两，杜仲（去粗皮，炙微黄，锉）二两，蛇床子二两，远志（去心）二两，菟丝子（酒浸一宿，曝干，别捣罗为末）一两，天雄（炮裂，去皮脐）二两，覆盆子二两，肉苁蓉（酒浸一宿，刮去皱皮，炙干）二两。

制服法：上件药捣罗为末，炼蜜和捣三五百杵，丸如梧桐子大。每日空腹及晚食前，以温酒下三十圆（丸）。

主治：虚损，补脏腑，利腰脚，壮元气，充骨髓。

7. 补益石斛丸（宋·《太平圣惠方》）

处方：石斛（去根）一两半，萆薢（锉）一两，远志（去心）三分，覆盆子三分，泽泻一两，白龙骨一两，杜仲（去粗皮，微炙，锉）一两半，防风（去芦头）三分，牛膝（去苗）一两半，石龙芮一两，薯蓣三分，磁石（烧，醋淬七遍，捣研，水飞过）二两，五味子三分，甘草（炙微赤，锉）半两，黄芪（锉）一两，鹿茸（涂酥炙，微黄）二两，补骨脂（微炒）一两，附子（炮裂，去皮脐）一两，人参（去芦头）一两，车前子一两，桂心一两，山茱萸三分，白茯苓一两，熟干地黄、钟乳粉一两，肉苁蓉（酒浸一宿，刮去皱皮，炙黄）一两，巴戟一两，菟丝子（酒浸三宿，曝干，别捣为末）二两，蛇床子（炮裂，去皮脐）一两。

制服法：上件药捣罗为末，炼蜜和捣五七百杵，丸如梧桐子大。每服食前以温酒下三十丸。

主治：虚劳肾气不足，阴痿，小便余沥，或精自出，腰脚无力。

8. 填骨丸（明·《奇效良方》）

处方：石斛、人参、当归、石长生、石韦、白术、远志、肉苁蓉、紫菀、干姜、天雄、蛇床子、茯苓、牛膝、附子、柏子仁、牡蛎、薯蓣、阿胶、牡丹皮、牡蒙（紫参）、巴戟、五味子、干地黄、甘草各二两，蜀椒三两。

制服法：上为细末，炼蜜和丸如梧桐子大。每服三十丸，用温酒送下，不拘时服，日三。

主治：五劳七伤，补五脏，除万病。

9. 鹿茸石斛丸（明·《普济方》）

处方：鹿茸（味甘咸微温，无毒，益气强阴，浸一宿微炙）一对，金钗石斛（味甘温平，补五脏虚，去根）一两，犀角一两，羚羊角一两，肉苁蓉（酒浸一宿）一两，熟干地黄一两，酸枣仁（汤浸去赤皮）一两，青木香一两，菟丝子二两，车前子一两，覆盆子一两，茺蔚子一两，地肤子一两，柏子仁一两，葳蕤一两，麦门冬一两。

制服法：上十六味，修合一处，捣细为末，炼蜜和捣三五千杵，丸如梧桐子大。每服二十丸，用青盐汤下，空心午前临卧日三服，功效不可具述。

主治：肝肾虚，血气不能荣养于睛，致目久视，有黑花簇簇，雾气雪之形者，宜服此，退昏除内障膜。

10. 地黄石斛丸（明·《普济方》）

处方：生地黄（研取汁银石器中，熬去半，入白蜜四两，慢火熬成膏）五斤，石斛（去根）、巴戟天（去心）、牛膝（去苗，切，酒浸焙）、肉苁蓉（酒浸，去粗皮切焙）、桂（去粗皮）、补骨脂（炒）、鹿角胶（炒令燥）、菟丝子（酒浸，别捣为末）、木香、附子（炮裂，去皮脐）、枸杞子（焙）、鹿茸（去毛酥炙）各一两。

制服法：上除膏外捣为末，入膏和丸如梧桐子大。每服二十丸至三十丸，空心临睡温酒下或盐汤下。

主治：专补虚益精髓。

11. 天雄石斛丸（明·《普济方》）

处方：天雄（炮裂，去皮脐）、石斛（去根）、牛膝（酒浸，焙，切）、肉苁蓉（酒浸，去皱皮，切，焙）、独活（去芦头）、巴戟天（去心）各一两，桂（去粗皮）、补骨脂（炒）各二两五钱，生干地黄（焙）三两五钱。

制服法：上为末，膃肭脐三两细锉，以酒二升，浸两宿，去筋膜，研取肉，布绞滤去滓，文武火煎膏，和前药末捣千百下，丸如梧桐子大。空心温酒或盐汤下，二十丸，如药稠更入熟蜜。

主治：能壮元气，去风冷，益精髓，长肌肉。

12. 大石斛丸（清·《鸡峰普济方》）

处方：石斛一两半，草薢二两，柏子仁、石龙芮、泽泻各三分，附子、杜仲各一两，牛膝一两半，赤芍药三分，云母粉、松柏各二两，防风、山茱萸各三分，菟丝子一两，细辛、杜仲各三分，鹿茸、巴戟各一两。

制服法：上为细末，酒煮面糊为丸如梧桐子大。每服五十丸空心温酒下，忌生冷油腻牛肉。

主治：补肝肾，益精髓，食荣卫，去风毒，强筋骨，明目强阴，轻身壮气。治肝肾风虚，头目诸疾。

13. 侧子石斛煎（清·《鸡峰普济方》）

处方：石斛、牛膝各十两，茯苓五两，天雄、侧子各四两，狗脊、桂心、生姜各三两。

制服法：上为细末，炼蜜和丸如梧桐子大。每服三十丸，酒下。

主治：脚膝屈伸不得。

14. 石斛明目丸（《卫生部药品标准·中药成方制剂第七册》）

处方：石斛 12.5g，青葙子 12.5g，决明子（炒）12.5g，地黄 25g，熟地黄 25g，枸杞子 12.5g，菟丝子 12.5g，肉苁蓉（酒炙）2.5g，人参 50g，山药 12.5g，茯苓 50g，天冬 50g，麦冬 25g，五味子（醋炙）2.5g，甘草 12.5g，枳壳（麸炒）12.5g，菊花 12.5g，防风 12.5g，黄连 12.5g，牛膝 12.5g，川芎 12.5g，苦杏仁（去皮炒）12.5g，石膏 25.5g，磁石（煅，醋淬）10g，水牛角浓缩粉 22.625g，蒺藜（去刺盐）12.5g。

制服法：以上二十六味，除水牛角浓缩粉外，石斛、青葙子、蒺藜、地黄、人参、山药、茯苓、菊花、防风、黄连、川芎、石膏、磁石等十四味粉碎成细粉，其余熟地黄等十一味加水煎煮两次，第一次 2.5h，第二次 1.5h，滤过，合并滤液，浓缩至相对密度为 1.35（50℃热测）的稠膏，与上述粉末泛丸，干燥。每1000g 丸药取生赭石粉 75g 包衣，打光，即得。口服，1 次 6g，1 日 2 次。

主治：平肝清热，滋肾明目。用于肝肾两亏、虚火上升引起的瞳孔散大，夜盲昏花，视物不清，内障抽痛，头目眩晕，精神疲倦。

15. 石斛夜光丸（《中国药典》2020 年版一部）

处方：石斛 30g，人参 120g，山药 45g，茯苓 120g，甘草 30g，肉苁蓉 30g，枸杞子 45g，菟丝子 45g，地黄 60g，熟地黄 60g，五味子 30g，天冬 120g，麦冬 60g，苦杏仁 45g，防风 30g，川芎 30g，麸炒枳壳 30g，黄连 30g，牛膝 45g，菊花 45g，盐蒺藜 30g，青葙子 30g，决明子 45g，水牛角浓缩粉 60g，山羊角 300g。

制服法：以上 25 味，除水牛角浓缩粉外，山羊角锉研成细粉；其余石斛等 23 味粉碎成细粉；将水牛角浓缩粉与上述粉末配研，过筛，混匀。每 100g 粉末用炼蜜 35～50g 加适量的水制丸，干燥，制成水蜜丸；或加炼蜜 95～120g 制成小蜜丸或大蜜丸，即得。口服，水蜜丸，1 次 7.3g，小蜜丸 1 次 11g，大蜜丸 1 次 2 丸，1 日 2 次。

功能主治：滋阴补肾，清肝明目。用于肝肾两亏，阴虚火旺，内障目暗，视物昏花。

（三）散剂

散剂是指将单味石斛或以石斛为主的复方饮片，经粉碎、混合均匀制成的干燥粉末状制剂。

1. 石斛散（唐·《备急千金要方》）

处方：石斛十分，牛膝二分，附子、杜仲各四分，芍药、松脂、柏子仁、石龙芮、泽泻、萆薢、云母粉、防风、山茱萸、菟丝子、细辛、桂心各三分。

制服法：上十六味，治下筛。酒服方寸匕，日再。阴不起，倍菟丝子、杜仲；腹中痛，倍芍药；膝中疼，倍牛膝；背痛，倍萆薢；腰中风，倍防风；少气，倍柏子仁；蹶不能行，倍泽泻。随病所在，倍三分。亦可为丸，以枣膏丸如梧子，酒服七丸。

主治：大风，四肢不收，不能自反覆，两肩中疼痛，身重胫急筋肿，不可以行，时寒时热，足腨如似刀刺，身不能自任。此皆得之饮酒，中大风露，卧湿地，寒从下入，腰以下冷，不足无气，精虚，众脉寒，阴下湿茎消，令人不乐，恍惚时悲。此方除风轻身，益气明目，强阴，令人有子，补不足方。

2. 淮南八公石斛散（唐·《千金翼方》）

处方：石斛、防风、茯苓、干姜、细辛、云母、杜仲（炙）、远志（去心）、菟丝子、天雄（炮，去皮）、人参、苁蓉、萆薢、桂心、干地黄、牛膝、蛇床、薯蓣、巴戟天、续断、山茱萸、白术各一两，菊花、附子（炮，去皮）、蜀椒（去目，闭口者，汗）、五味子各二两。

制服法：上二十六味，捣筛为散，酒服方寸匕，日再。

主治：风湿痹疼，腰脚不遂。

3. 古今录验石斛散（唐·《外台秘要》）

处方：石斛七分，桑螵蛸、紫菀各二分，干漆（熬）、五味子、干地黄、钟乳（研）、远志皮、附子（炮）各二分。

制服法：上九味捣合下筛，以酒服方寸匕，渐渐增至二匕，日三服。忌猪肉、冷水、芜荑。

主治：梦失精，诸脉浮动，心悸少急，隐处寒目䀮疼，头发脱者，常七日许一剂至良方。

4. 石斛秦艽散（唐·《外台秘要》）

处方：石斛四分，秦艽五分，山茱萸三分，蜀椒（汗）二分，五味子二分，麻黄（去节）三分，桔梗三分，前胡三分，白芷三分，白术三分，附子（炮）、独活、天门冬（去心）、桂心各四分，乌头（炮）五分，人参五分，天雄（炮）五分，干姜五分，防风五分，细辛三分，杜仲五分，莽草（炙）三分，当归五分。

制服法：上二十三味，捣筛为散，酒服方寸匕，日再服，不知加至二匕，虚人三建皆炮，实人亦可生理必此。

主治：风虚脚弱，手足拘急挛疼痹，不能行动，脚趺肿上膝，少腹坚如绳约，气息常如忧患，不能食饮者，皆由五劳七伤，肾气不足，受风湿故也。

5. 补肾石斛散（北宋·《太平圣惠方》）

处方：石斛（去根，锉）一两，当归（锉，微炒）半两，人参（去芦头）半两，杜仲（去粗皮，微炙，锉）一两，五味子、附子（炮裂，去皮脐）一两，熟干地黄一两，黄芪半两，白茯苓三分，沉香一两，白芍药三分，牛膝（去苗）三分，棘刺半两，桂心半两，防风（去芦头）半两，萆薢（锉）一两，肉苁蓉（酒浸一宿，刮去数皮，炙令干）一两，磁石（捣碎水淘，去赤汁）三两。

制服法：上件药捣粗罗为散，每服四钱，以水一中盏，入生姜半分，枣三枚，煎至六分，去滓，不计时候，稍热服。

主治：肾气虚，腰胯脚膝无力，小腹急痛，四肢酸疼，手足逆冷，面色萎黑，虚弱不足。

6. 石斛散（北宋·《太平圣惠方》）

处方：石斛（去根，锉）一两，附子（炮裂，去皮脐）一两，五味子三分，泽泻三分，当归（锉，微炒）三分，牛膝三分，白茯苓三分，沉香三分，人参（去芦头）三分，桂心三分，磁石（捣，碎水）一两，黄芪（锉）半两，肉苁蓉（酒浸，去皱皮，微黄）一两，小茴香三分，枳实（麸炒，微黄）三分。

制服法：上件药捣粗罗为散，每服二钱，以水一中盏，入生姜半分，煎至五分，去滓，食前温服。

主治：膀胱虚冷，两胁胀满，脚胫多疼，腰脊强痛，小便滑数。

7. 大补益石斛散（北宋·《太平圣惠方》）

处方：石斛（去根，锉）二两，肉苁蓉（酒浸一宿，刮去皱皮，炙令干）二两，远志（去心）一两，菟丝子（酒浸三日，曝干，别捣为末）一两，续断二两，天雄（炮裂，去皮脐）三分，熟干地黄二两，枸杞子二两。

制服法：上件药捣细罗为散，每服，食前以温酒调下二钱。

主治：虚劳不足，乏力少食。

8. 羚羊角散（北宋·《太平圣惠方》）

处方：羚羊角屑三分，石斛（去根，锉）一两，白术半两，防风（去芦头）半两，赤茯苓一两，白前半两，独活一两，川芎半两，桑根白皮（剉）一两，黄芩半两，附子（炮裂，去皮脐）半两，桂心半两，汉防己半两。

制服法：上件药捣粗罗为散，每服四钱，以水一中盏，入生姜半分，煎至六分，去滓，不计时候温服。

主治：脚气缓弱，烦疼闷乱，不遂行李。

9. 石斛万病散（明·《奇效良方》）

处方：石斛、菊花、萆薢、石菖蒲、白术、天雄（炮）、附子（炮）、云母粉、细辛、桂心、杜仲、肉苁蓉、续断、远志（去心）、牛膝、干地黄、防风、茯苓各二分，蜀椒（出汗）、干姜各一分，蛇床子三分，菟丝子（酒浸）三两。

制服法：上随病倍其分，捣筛为散，先食，以酒服方寸匕，日三，以知为度，神良。忌猪羊肉冷水桃李雀肉生葱生菜大酢饧等。

主治：五劳七伤，大风缓急，湿痹不仁，甚则偏枯，筋缩拘挛，胸胁支满，引身僵直，或颈项腰背疼痛，四肢酸烦，元阳衰弱，下部痒湿，卧便盗汗，心腹满急，小便茎中疼痛，或时便血，咽干口燥，饮食不消，往来寒热，羸瘦短气，肌肉损减，或无子息，若生男女，才欲及人便死，此皆极劳伤血气，心神不足所致。

10. 谷仙散（明·《普济方》）

处方：石斛（去根）、肉苁蓉（酒浸，切焙）、杜仲（去粗皮，锉炒）、防风（去叉）、萆薢、菖蒲、麦门冬（去心焙）、白马茎（切焙）、菟丝子（酒浸，别捣）、远志（去心）、柏实、续断、山芋、蛇床子、泽泻、细辛（去苗叶）、天雄（炮裂，去皮脐）。

制服法：上等份，捣罗为散，每服三钱匕，温酒调下。

主治：治虚劳羸瘦，目风泪出，耳作蝉鸣，口中干燥，饮食多呕，或时下痢，腹中雷鸣。

11. 石斛麦门冬散（清·《鸡峰普济方》）

处方：金钗石斛、麦门冬、黄芪、白芷、官桂、白术、人参、当归、甘草、熟干地黄各半两。

制服法：上为细末，每服二钱，空心盐汤调下。

主治：妇人虚劳，平益宫脏，退积冷，除脐腹痛，止白带，进饮食。

（四）酒剂

酒剂是指单味石斛或以石斛为主的复方饮片用白酒或黄酒提取制成的澄清液体制剂。

1. 石斛酒（唐·《千金翼方》）

处方：生石斛一斤，秦艽、远志（去心）各五两，橘皮、白术各三两，丹参、茯神、五加皮各六两，桂心四两，牛膝八两。

制服法：上一十味，㕮咀，以酒三斗，渍七日，一服六合，稍加至七八合，以知为度。

主治：大下之后而四体虚寒，脚中羸弱，腰挛痛，食饮减少，皮肉虚疏。

2. 千金石斛酒（唐·《外台秘要》）

处方：石斛五两，丹参五两，防风二两，侧子四两，桂心三两，干姜三两，羌活三两，秦艽四两，川芎三两，杜仲四两，薏苡仁（碎）一升，五加根皮五两，山茱萸四两，橘皮三两，川椒三两，黄芪三两，白前三两，茵芋三两，当归三两，牛膝四两，钟乳八两。

制服法：上二十一味切，将钟乳捣碎，别绢袋盛，系于大药袋内，以清酒四斗渍三日，初服三合，日再，稍稍加之，以知为度。忌猪肉冷水生葱。

主治：风虚气满，脚疼冷痹，挛弱不能行。

3. 延年生石斛酒（唐·《外台秘要》）

处方：生石斛（捶碎）三斤，牛膝一斤，杜仲八两，丹参八两，生地黄（切，曝令干）三升。

制服法：上五味切，以绢袋盛，以上清酒二斗，入器中渍七日，每食前温服三合，日三夜一服，加至六七合，至一升。忌芜荑。

主治：风痹脚弱，腰胯疼冷，利关节，坚筋骨。

4. 石斛酒（南宋·《备全古今十便良方》）

处方：石斛（去根）十两，牛膝（去苗）半斤，杜仲（削粗皮）四两，丹参四两，生地黄（切，曝水气干）一升。

制服法：细锉，以生绢袋盛，用清酒五斗，于瓮子中密封浸茉日开，每服一中盏，日可二三服。

主治：风痹，脚弱腰胯冷疼，利关节坚筋骨，令人强健。

5. 石斛浸酒方（北宋·《太平圣惠方》）

处方：石斛（去根）一两，天麻一两，川芎一两，仙灵脾一两，五加皮一两，牛膝（去苗）一两，萆薢一两，桂心一两，当归一两，鼠粘子一两，杜仲（去粗皮）一两，附子（炮裂，去皮脐）一两半，虎胫骨（涂酥，炙令黄）一两，乌蛇肉（微炒）一两，茵芋一两，狗脊一两，丹参一两，川椒（去目及闭口者，微炒去汗）二两半。

制服法：上件药细锉，以生绢袋盛，用好酒二斗，于瓷瓮中浸，密封，经七日后，每日旋取一小盏，不计时候，温饮之常令酒气相续，其酒取一盏入一盏以药味薄及止。

主治：中风手足不遂，骨节疼痛，肌肉顽麻。

二、石斛的现代制剂

（一）合剂

合剂是在汤剂基础上的改进与发展，是指单味石斛或以石斛为主的复方饮片用水或其他溶剂，采用适宜方法提取制成的口服液体制剂（单剂量灌装者称为"口服液"）。

1. 养阴口香合剂（《国家中成药标准汇编》）

处方：石斛 200g，朱砂根 5.0g，茵陈 100g，龙胆 33.3g，黄芩 83.3g，蓝布正（路边青）83.3g，麦冬 83.3g，天冬 83.3g，枇杷叶 83.3g，黄精 83.3g，生地黄 83.3g，枳壳 83.3g，苯甲酸 3.0g，枸橼酸 0.83g，羟苯乙酯 0.6g，蔗糖 166g，薄荷脑 0.083g。

制服法：以上十二味药材，加水煎煮三次，每次 1.5h，合并煎液，滤过，冷藏（10℃以下）12h，取上清液浓缩至相对密度为 1.05（80℃）的清膏，加入蔗糖，灭菌，冷却至 70℃；加入苯甲酸、枸橼酸、羟苯乙酯、蔗糖、薄荷脑，混匀，灌装，即得。每瓶 30mL，空腹口服，1 次 30mL，1 日 2 次。

功能主治：清胃泻火，滋阴生津，行气消积。用于胃热津亏，阴虚郁热上蒸所致的口臭，口舌生疮，齿龈肿痛，咽干口苦，胃灼热痛，肠燥便秘。

2. 石斛合剂（福建中医药大学附属第三人民医院）

处方：石斛 15g，丹参 18g，生地黄 15g，黄芪 20g，葛根 12g，知母 12g，川牛膝 10g，栀子 10g，地龙 9g，僵蚕 9g，黄连 9g，五味子 8g，水蛭 3g，乌梅 8g，肉桂 3g。

制服法：加水浸没药材浸泡 20min，煮开后持续 30min，纱布过滤，同法再次煎制，滤出药液，将 2 次药液混合分服，1 日 2 次。

功能主治：滋阴清热，益气活血，泻利浊毒。用于治疗糖尿病。

（二）片剂

片剂是指单味石斛或以石斛为主的复方饮片提取物、提取物加部分饮片细粉或饮片细粉与适宜辅料混匀压制或用其他适宜方法制成的圆片状或异型的片状固体制剂。

小儿进食片（《卫生部药品标准·中药成方制剂第八册》）

处方：佛手 90g，石斛 90g，麦芽 90g，枳壳 64.3g，龙胆 64.3g，山楂 64.3g，六神曲 64.3g，苍术 38.5g，九香虫 38.5g，石菖蒲 38.5g。

制服法：以上十味，佛手、麦芽、六神曲粉碎成细粉，其余石斛等七味加水煎煮两次，第一次 3h，第二次 2h，滤过，合并滤液，滤液浓缩成膏，与上述粉末混合，干燥，粉碎，过筛，加辅料适量，混匀，制成颗粒，干燥，压制成

1000 片,包糖衣即得。口服,小儿 6 个月至 1 岁,1 次 0.5 片;1～2 岁,1 次 1 片;2～3 岁,1 次 1.5 片;3 岁以上,1 次 2 片,1 日 2 次。

功能主治:健脾消食。用于小儿食积,厌食。

(三)胶囊剂

胶囊剂是指将单位石斛或以石斛为主的复方饮片用适宜方法加工后,与适宜辅料填充于空心胶囊或密封于软质囊材中制成的固体制剂。

1. 胃安胶囊(《中国药典》2020 年版一部)

处方:石斛 50g,黄柏 50g,南沙参 100g,山楂 100g,枳壳 100g,黄精 100g,甘草 50g,白芍 50g。

制服法:以上八味,石斛、白芍、黄柏粉碎成细粉;其余南沙参等五味加水煎煮两次,第一次 3h,第二次 2h,合并煎液,滤过,滤液浓缩,干燥,粉碎;与上述粉末混匀,加适量辅料,制粒,干燥,装入胶囊,制成 1000 粒或 500 粒,即得。饭后 2h 服,1 次 4 粒(每粒 0.5g),1 日 3 次。

功能主治:养阴益胃,柔肝止痛。用于肝胃阴虚、胃气不和所致的胃痛、痞满,症见胃脘隐痛、纳少嘈杂、咽干口燥、舌红少津、脉细数;萎缩性胃炎见上述证候者。

2. 三消胶囊(佳木斯市中医院)

处方:石斛 300g,生山药 150g,天花粉 300g,鹿角胶 150g,金樱子 300g,菟丝子 300g,寸冬 150g,五味子 150g,生地黄 150g,山萸肉 150g,牡丹皮 100g,薏苡仁 300g,首乌 300g,猪胰脏 4 只。

制服法:将猪胰脏放出血丝后焙干,以上药共为细末,装入胶囊。每次口服 10 粒,3 次 / 日,共服 1 个月。服药期间停用其他任何降糖药物。

功能主治:填精补髓,补肾滋阴,补脾清降肺气,清热润燥,生津止渴。治疗糖尿病。

(四)颗粒剂

颗粒剂是指将单味石斛或以石斛为主的复方饮片提取物、提取物加部分饮片细粉或饮片细粉与适宜的辅料混合制成的具有一定粒度的干燥颗粒状制剂。

复方鲜石斛颗粒(《卫生部药品标准·中药成方制剂第十五册》)

处方:鲜石斛 150g,葛根 200g,三七 25g。

制服法：以上三味，取鲜石斛加水煎煮两次，每次1.5h，合并煎液，滤过，滤液浓缩至适量，放冷，加乙醇至含醇量达65%，静置，取上清液备用；葛根、三七加水煎煮三次，每次2h，合并煎液，滤过，滤液浓缩至适量，放冷，加乙醇至含醇量达65%，静置，取上清液，沉淀用乙醇洗一次，洗液并入上清液，加入鲜石斛液，回收乙醇并浓缩至每1g相当于生药2g的清膏，加入适量蔗糖及枸橼酸，拌匀，制粒，干燥，制成1000g，即得。每袋5g，开水冲服，1次5～10g，1日3次。

功能主治：滋阴养胃，清热解酒，生津止渴。用于胃阴不足，口干咽燥，饥不欲食，舌红少津，酒后津枯虚热，酒醉烦渴等症。

（五）破壁制剂

破壁制剂，指将原生饮片中药通过破壁技术（现代超音速气流粉碎手段，打破中药植物细胞壁的一种研磨技术）加工成更细小的颗粒、粉末状中药制剂。

石斛破壁粉（深圳市宝安区中医院制剂室）

处方：石斛100g。

制服法：将石斛烘干，破壁，过200目筛，分装即可。每次取3g破壁石斛粉加入300mL热水中搅拌均匀即可饮用。

功能主治：益胃生津，滋阴清热，明目补肾，益精壮骨，护肝解酒，养颜润肤，延年益寿。用于热病津伤，口干烦渴，胃阴不足，食少干呕，病后虚热不退，阴虚火旺，骨蒸劳热，目暗不明，筋骨痿软等症。

（六）鲜药制剂

用新鲜石斛制备的中药制剂。

1. 鲜石斛汁（深圳市宝安区中医院制剂室）

处方：鲜石斛130g。

制服法：将鲜石斛洗净，切碎，放入榨汁机中，加1000mL纯净水，榨汁，滤过，即得鲜石斛汁，直接饮用。每次200～250mL，每日1～2次。

功能主治：益胃生津，滋阴清热。用于热病津伤，口干烦渴，胃阴不足，食少干呕，病后虚热不退，阴虚火旺，骨蒸劳热，目暗不明，筋骨痿软等症。

2. 石斛甘蔗汁（深圳市宝安区中医院制剂室）

处方：鲜石斛100g，甘蔗50g。

制服法：将鲜石斛与甘蔗洗净，切碎，放入榨汁机中，加 1000mL 纯净水，榨汁，滤过，即得石斛甘蔗汁，直接饮用。每次 200～250mL，每日 1～2 次。

功能主治：清热滋阴，益胃生津。用于邪热伤阴所致的口渴、大便秘积等症。

3. 三鲜饮（深圳市宝安区中医院制剂室）

处方：鲜石斛 100g，鲜百合 50g，鲜麦冬 50g。

制服法：将鲜石斛、鲜百合、鲜麦冬洗净，切碎，放入榨汁机中，加 1000mL 纯净水，榨汁，滤过，即得三鲜饮，直接饮用。每次 200～250mL，每日 1～2 次。

功能主治：益胃生津，养阴润肺，清心除烦。用于津伤口渴，食少干呕，干咳少痰，咽干咽痛，肠燥便秘，心烦失眠，骨蒸劳热等症。

▷▷▷ 参考文献

［1］杨文宇，唐盛，石冬俊，等.石斛加工炮制和用法考［J］.中国中药杂志，2015，40（14）：2893.

［2］王孝涛.历代中药炮制法汇典（古代部分）［M］.南昌：江西科学技术出版社，1998.

［3］顺庆生.名贵中药-铁皮石斛［M］.上海：上海科学技术文献出版社，2006.

［4］福建省光泽县卫生局，福建省光泽县中医院.中药加工与炮制［M］.福州：福建科学技术出版社，1981.

［5］中医研究院中药研究所，北京药品生物制品检定所.中药炮制经验集成［M］.北京：人民卫生出版社，1963.

［6］中华人民共和国卫生部药政管理局.全国中药炮制规范［M］.北京：人民卫生出版社，1988.

［7］罗春丽，曾亚军，徐昌利，等.金钗石斛鲜切片制备高端饮片加工工艺研究［J］.时珍国医国药，2022，33（8）：1895.

［8］周颖.叠鞘石斛的炮制工艺研究［D］.成都：成都中医药大学，2013.

［9］欧德明，周一帆，胡昌江，等.星点设计-效应面法优选石斛酒润蒸制工艺［J］.中国实验方剂学杂志，2013，19（19）：34.

［10］邓贤芬，罗春丽，杨继勇，等.正交试验优选醋炙金钗石斛的炮制工艺
［J］.贵州农业科学，2018，46（11）：138.

［11］谢巧，栗圣榕，廖莉，等.切片与切段对叠鞘石斛多糖、联苄类化合物及
石斛酚提取量的影响研究［J］.中国药房，2018，29（17）：2376.

［12］欧德明，周一帆，胡昌江，等.不同方法炮制前后石斛中石斛碱及石斛多
糖含量测定［J］.亚太传统医药，2013，9（8）：22.

［13］陈照荣，来平凡，林巧.不同炮制方法对石斛中石斛碱和多糖溶出率的影
响［J］.浙江中医学院学报，2002，26（4）：79.

［14］夏厚林，周颖，彭颖，等.叠鞘石斛不同炮制方法的比较研究［J］.四川
中医，2012，30（10）：48.

［15］孙卓然，刘圆，李晓云，等.鼓槌石斛不同产地及不同炮制方法后多糖含
量测定［J］.中成药，2009，31（11）：1809.

［16］路继刚，范在举.金钗石斛三种炮制方法对于其中石斛碱和多糖溶出率产
生的影响对比研究［J］.临床医药文献电子杂志，2020，7（45）：1+3.

［17］宋智琴，刘海，杨平飞，等.黔产铁皮石斛炮制方法对其品质的影响研究
［J］.现代中药研究与实践，2018，32（5）：1.

［18］陈志琳，赵颖，李玮，等.基于UPLC-MS技术分析铁皮石斛炮制前后糖
类成分差异［J］.中草药，2023，54（13）：4321.

［19］左思敏.基于代谢组学研究栽培基质与炮制加工对铁皮石斛代谢成分的影
响［D］.海口：海南大学，2023.

［20］邹玉卿，施红，刘欣，等.基于NF-κB/NLRP3/IL-1β信号通路探讨石斛
合剂对糖尿病伴非酒精性脂肪性肝病大鼠细胞炎症反应及凋亡的作用［J］.
中国实验方剂学杂志，2023，29（18）：78.

［21］崔秋颖，毕风丽.三消胶囊治疗糖尿病35例临床观察［J］.心血管康复医
学杂志，2000，9（4）：25.

［22］黄心.传承发展鲜药，中医院在行动［N］.中国中医药报，2023-11-16（5）.

第四章　石斛的化学成分

石斛属为兰科第二大属，据统计，全球约有 1500 个原生种，中国总共有 76 种石斛（包括 74 个种，2 个变种），其中有 50 多种在民间做药用。石斛作为滋补类中药，具有滋阴清热、生津益胃、润肺止咳的功效。现代研究表明，石斛主要化学成分有多糖类、生物碱类、萜类、黄酮类、芪类、酚酸类、苯丙素类、氨基酸及微量元素等。本章对石斛化学成分进行梳理，以期为石斛的进一步研究提供参考。

第一节　石斛化学成分分类

一、多糖类成分

多糖为石斛有效成分之一，大多由葡萄糖、半乳糖、甘露糖等单糖组成。铁皮石斛多糖主要由甘露糖、半乳糖、葡萄糖、木糖、阿拉伯糖、半乳糖醛酸等单糖组成，其中甘露糖比例最高，与葡萄糖比值为 0.302 ~ 3.335。华允芬采用 DEAE- 纤维素离子交换色谱从铁皮石斛多糖中分离得到一个中性多糖 DOP-1 及 5 个含 β-D 甘露糖基的蛋白聚糖，分别为酸性多糖 DOP-2-A1、3-A1、4-A1、5-A1、6-Al。张四杰等从 11 个杂交系铁皮石斛花中分离纯化得到相对分子质量分别为 5.53×10^5、3.49×10^5 和 2.12×10^5 三部分铁皮石斛多糖。Xing 等从铁皮石斛粗多糖中分离得到分子量分别是 999、657、243 和 50.3kDa 的多糖 DOP-40、DOP-50、DOP-60、DOP-70，主要构成单糖为 D- 甘露糖和 D- 葡萄糖。Li 等从铁皮石斛茎中分离得到平均分子量为 39.4kDa 的多糖 DOW-5B，主要构成单糖为葡萄糖醛酸和葡萄糖。兜唇石斛中含 β-（1→4）连接的，含 O- 乙酰基的吡喃型直链 D- 葡萄甘露聚糖，包括 AP-1、AP-2、AP-3，其平均分子质量为 86300、61500、43100。鼓槌石斛含有的多糖主要由阿拉伯糖和甘露糖组成，含有微量的鼠李糖、葡萄糖醛酸和半乳糖醛酸。霍山石斛中的糖类以多糖为主体成分，主要含有由葡萄糖、半乳糖、甘露糖等单糖组成的 DHP1-2、DHP2-1、DHP2-2 共 3 种多糖，核磁图谱分析 DHP1-2 主要由 β 构型的糖苷键连接而成。

二、生物碱类成分

生物碱是石斛的重要活性物质之一，为石斛中最早分离得到的化学成分，包括石斛碱、石斛次碱、石斛酮碱、石斛胺等。根据文献报道，目前石斛植物中已发现 52 个生物碱类化合物，分别为倍半萜类生物碱、八氢中氮茚类生物碱、四氢吡咯类生物碱、酰胺类生物碱和咪唑类生物碱 5 种类型，又分别归属于萜类、哌啶类、吡咯类、有机胺类等大类生物碱。石斛碱最早于 1932 年由日本学者铃木秀干首次从金钗石斛中分离得到，经结构鉴定被确定为倍半萜类生物碱，为金钗石斛特征成分，其生物活性与木防己毒素类似。

金钗石斛中含有生物碱 25 个，按其结构分为 3 类，包括 picrotoxane 骨架的倍半萜生物碱（1～19）、酰胺类生物碱（21～25）及腺苷类（20），其中倍半萜生物碱又可分为石斛碱型（dendrobine-type，1～15）和石斛次碱型（nobilonine-type，16～19）2 个亚型（表 4-1，图 4-1）。李振坚采用 UPLC-Q-TOF-MS 技术鉴定玫瑰石斛中 12 种生物碱类成分（图 4-2），包括 8 种八氢中氮茚类生物碱，分别为玫瑰石斛碱、玫瑰石斛胺、玫瑰石斛啶碱、玫瑰石斛碱 B、玫瑰石斛碱 C、玫瑰石斛碱 D、玫瑰石斛碱 E、玫瑰啶碱 B；4 种倍半萜类生物碱，分别为石斛碱、N- 异戊烯基石斛碱、N- 异戊烯基石斛星碱、石斛酮碱。王元成基于 UPLC-Q-TOF-MS 技术从肿节石斛中鉴别出 15 种生物碱，包括 7 个倍半萜类成分，分别为石斛碱、石斛胺碱、石斛酮碱、红星碱、N- 异戊烯石斛星碱 I、N- 异戊烯石斛碱、棒节碱 D；7 个八氢中氮茚类成分，分别为玫瑰石斛碱、玫瑰石斛碱 C、玫瑰石斛胺、玫瑰石斛啶碱、玫瑰石斛碱 B、玫瑰石斛碱 D、玫瑰咤碱 B；1 个酰胺类成分，为 N-p- 桂皮酸酰酪胺。紫皮石斛中含有 5 个有机胺类：N- 反式 - 香豆酰酪胺（Ⅰ）、对羟基苯丙酰酪胺（Ⅱ）、N- 顺式 - 香豆酰酪胺（Ⅲ）、N- 反式 - 对羟基苯乙基咖啡酰胺（Ⅳ）、N- 反式 - 对阿魏酰酪胺（Ⅴ）和 1 个吲哚类生物碱：2,3,4,9- 四氢 -1H- 吡啶骈［3,4-b］吲哚 -3- 甲酸（Ⅵ）（图 4-3）。

表 4–1 石斛中分离得到的生物碱类成分

序号	名称	分子式
1	红星碱 B（mubironine B）	$C_{15}H_{23}NO_2$
2	石斛碱（dendrobine）	$C_{16}H_{25}NO_2$
3	石斛胺碱（dendramine）	$C_{16}H_{25}NO_3$
4	（–）–（1R,2S,3R,4S,5R,6S,9S,11R）–11-carboxymethyldendrobine	$C_{18}H_{27}NO_4$
5	石斛酯碱（dendrine）	$C_{19}H_{29}NO_4$
6	金钗酯碱（dendronobiline A）	$C_{19}H_{29}NO_3$
7	9- 羟基 -10- 氧化石斛碱（9-hydroxy-10-oxodendrobine）	$C_{16}H_{23}NO_4$
8	石斛星碱（dendroxine）	$C_{17}H_{25}NO_3$
9	4- 羟基 – 石斛星碱（4-hydroxy-dendroxine）	$C_{17}H_{25}NO_4$
10	6- 羟基 – 石斛星碱（6-hydroxy-dendroxine）	$C_{17}H_{25}NO_4$
11	N–isopentenyl-6-hydroxydendroxinium	$C_{22}H_{34}NO_4^+$
12	N–isopentenyldendroxinium	$C_{22}H_{34}NO_3^+$
13	N–methyldendrobinium	$C_{17}H_{28}NO_2^+$
14	N–isopentenyldendrobinium	$C_{21}H_{34}NO_2^+$
15	石斛碱氮氧化物（dendrobine–N–oxide）	$C_{16}H_{25}NO_3$
16	石斛酮碱（nobilonine）	$C_{17}H_{27}NO_3$
17	6- 羟基石斛酮碱（6-hydroxynobiline）	$C_{17}H_{27}NO_4$
18	松毛萜 A（dendroterpene A）	$C_{15}H_{21}NO_3$
19	松毛萜 B（dendroterpene B）	$C_{15}H_{21}NO_4$
20	腺苷（adenosine）	$C_{10}H_{13}N_5O_4$
21	N- 反式桂皮酸酰对羟基苯乙胺（N-trans-cinnamoyltyramine）	$C_{17}H_{17}NO_2$
22	N- 反式阿魏酸酰对羟基苯乙胺（N-trans-feruloyltyramine）	$C_{18}H_{19}NO_4$
23	N- 反式香豆酰酪胺（N-trans-p-coumaroyltyramine）	$C_{17}H_{17}NO_3$
24	N- 顺式香豆酰酪胺（N-cis-p-coumaroyltyramine）	$C_{17}H_{17}NO_3$
25	N- 顺式阿魏酸酰对羟基苯乙胺（N-cis-feruloyltyramine）	$C_{18}H_{19}NO_4$
26	玫瑰石斛碱（dendrocrepine）	$C_{33}H_{45}N_2O_3^+$
27	玫瑰石斛碱 C（dendrocrepidine C）	$C_{18}H_{27}NO_2^+$
28	玫瑰石斛胺（crepidamine）	$C_{18}H_{26}NO_2^+$
29	石斛碱（dendrobine）	$C_{16}H_{26}NO_2^+$
30	玫瑰石斛啶碱（crepidine）	$C_{21}H_{30}NO_3^+$
31	玫瑰石斛碱 B（dendrocrepidine B）	$C_{20}H_{28}NO_4^+$

续表

序号	名称	分子式
32	玫瑰啶碱 B（homocrepidine B）	$C_{18}H_{28}NO_2^+$
33	玫瑰石斛碱 D（dendrocrepidine D）	$C_{18}H_{25}NO_2^+$
34	玫瑰石斛碱 E（dendrocrepidine E）	$C_{33}H_{46}N_2O_4^+$
35	N– 异戊烯基石斛碱（N–isopentenyl–dendroxinium）	$C_{22}H_{34}NO_3^+$
36	N– 异戊烯基石斛星碱（N–isopentenyl–dendrobinium）	$C_{21}H_{34}NO_2^+$
37	石斛酮碱（nobilonine）	–

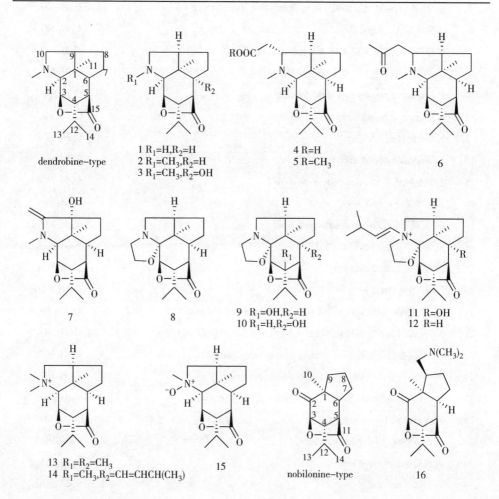

dendrobine–type

1 R₁=H,R₂=H
2 R₁=CH₃,R₂=H
3 R₁=CH₃,R₂=OH

4 R=H
5 R=CH₃

6

7

8

9 R₁=OH,R₂=H
10 R₁=H,R₂=OH

11 R=OH
12 R=H

13 R₁=R₂=CH₃
14 R₁=CH₃,R₂=CH=CHCH(CH₃)

15

nobilonine–type

16

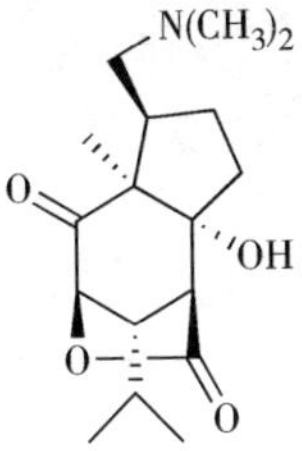

图 4-1 金钗石斛生物碱成分结构

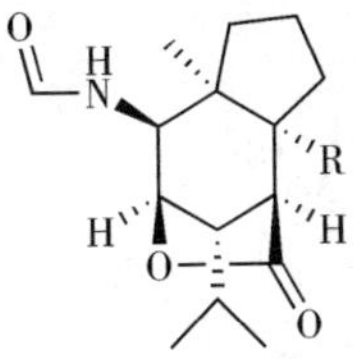

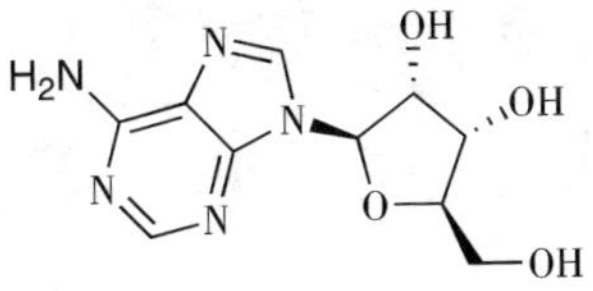

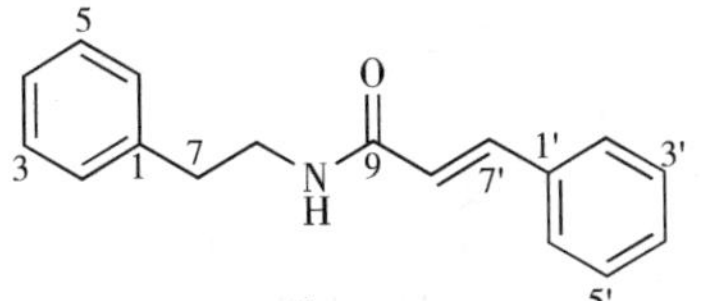

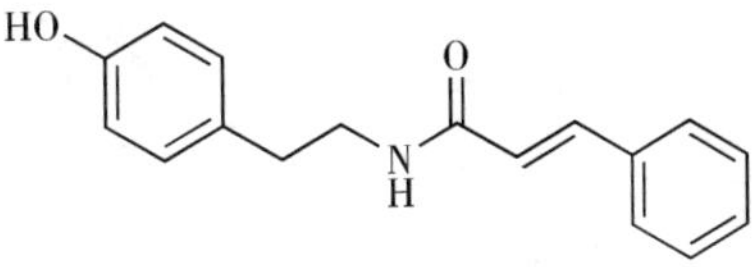

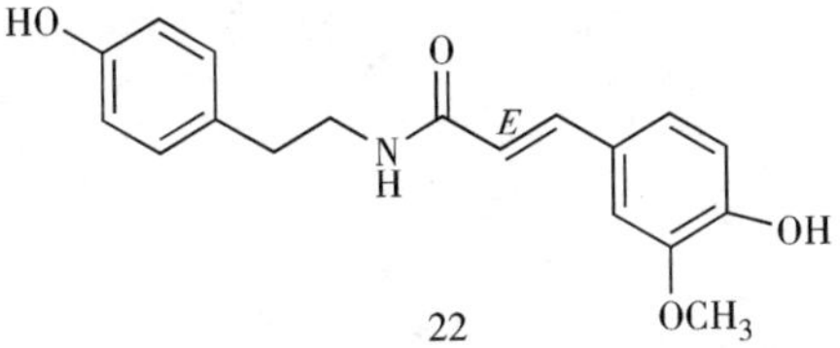

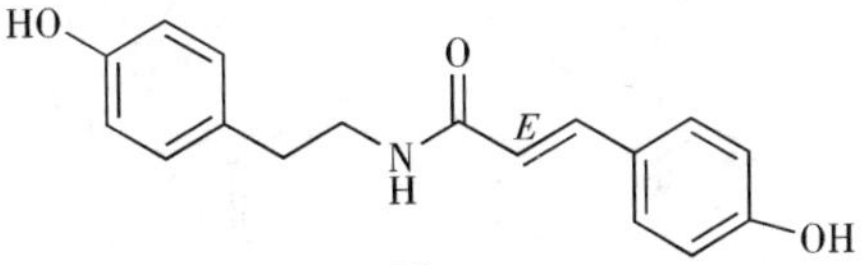

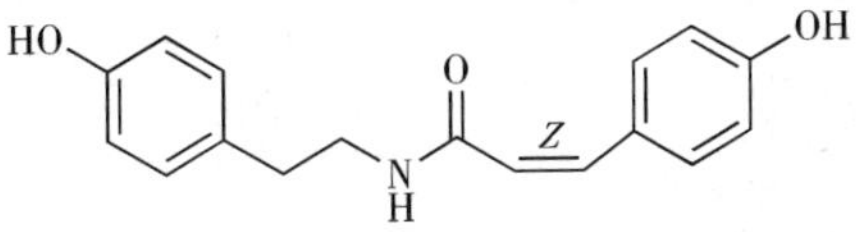

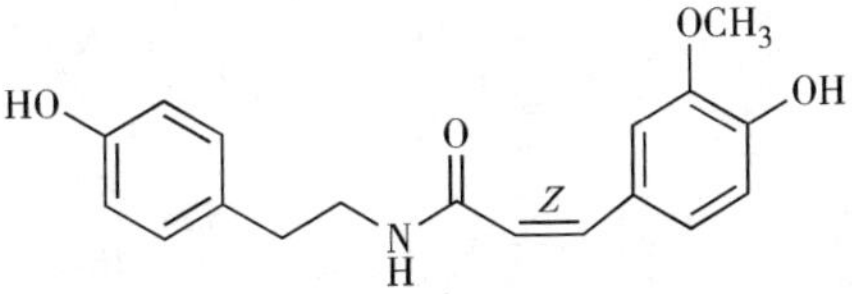

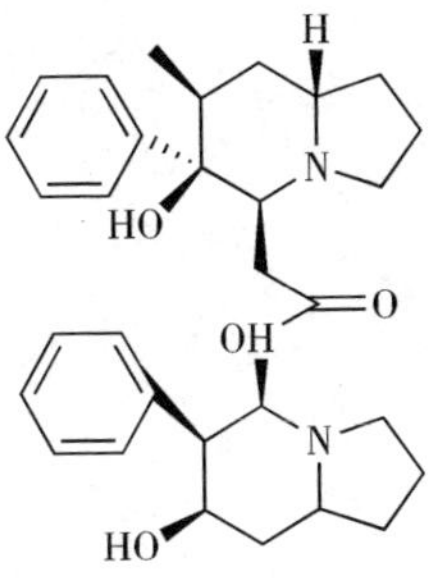

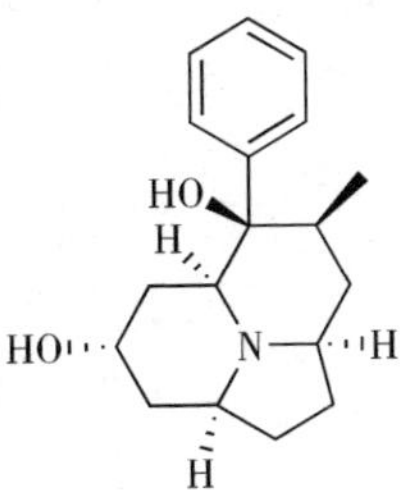

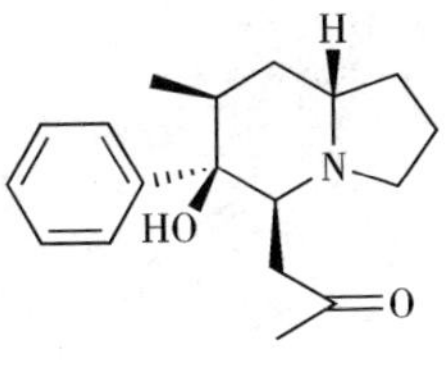

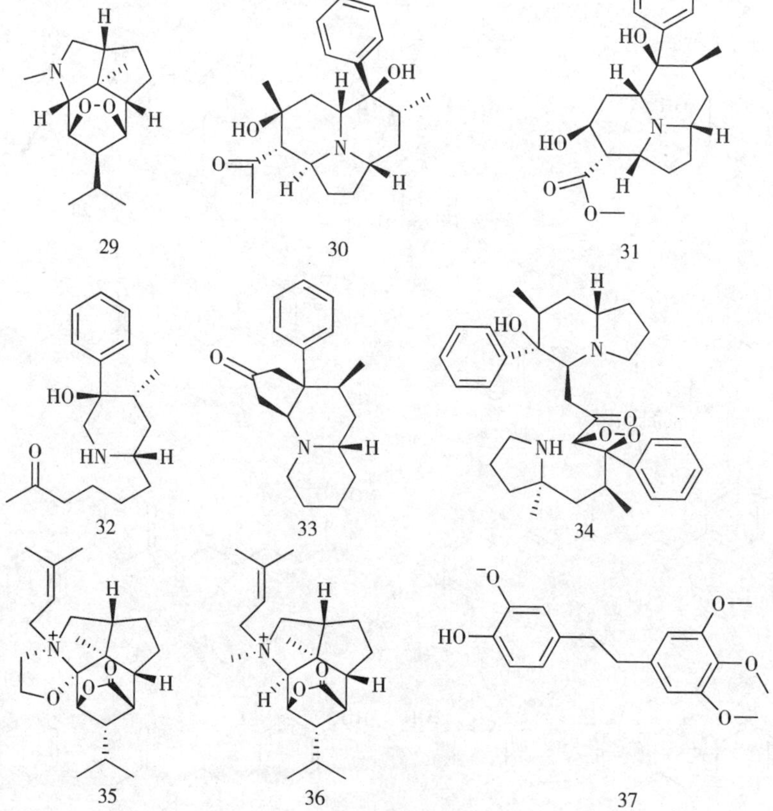

图 4-2　玫瑰石斛生物碱结构

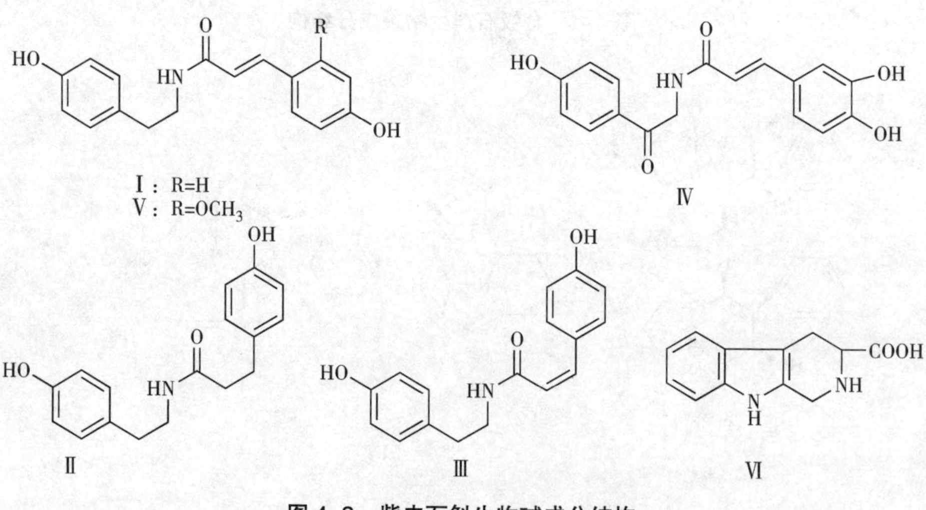

图 4-3　紫皮石斛生物碱成分结构

三、黄酮类成分

目前从铁皮石斛、紫皮石斛、霍山石斛等 34 个种共分离得到 89 个黄酮类化合物，主要分为黄酮类、黄烷酮类、黄酮醇类 3 种。其中黄酮类成分 40 个，苷元类型主要为芹菜素和圣金草素；黄烷酮类成分 20 个；黄酮醇类成分 15 个，苷元类型主要为山奈酚和槲皮素。铁皮石斛含 38 个黄酮成分，霍山石斛含 28 个黄酮成分，紫皮石斛（齿瓣石斛）含 19 个黄酮成分，大苞鞘石斛含 12 个黄酮成分，球花石斛含 5 个黄酮成分，叠鞘石斛和棒节石斛各含 4 个黄酮活性成分。霍山石斛中含有大量以芹菜素为苷元的黄酮活性成分，紫皮石斛中含有多数以山奈酚或槲皮素为苷元的黄酮活性成分。吕朝耕等基于 UPLC-MS/MS 技术从铁皮石斛中测得 10 种黄酮类成分，分别为紫杉叶素、芹菜素、柚皮素、圣草酚、异鼠李素、金圣草黄素、槲皮素、金丝桃苷、异槲皮苷和芦丁。沈妍等发现紫皮石斛中含有 4 个黄酮苷和 1 个二氢黄酮化合物。zhou 等采用 UHPLC-ESI-MS[n] 技术对齿瓣石斛黄酮类成分进行结构解析，确定了新西兰牡荆苷 II、新西兰牡荆苷 I、夏佛塔苷、异夏佛塔苷、芦丁等 13 个黄酮苷类化合物。Chang CC 等在霍山石斛中首次分离得到 4 种新型 6,8-二-C-糖苷类黄酮，主要为具有戊糖苷（阿拉伯糖苷或木糖苷）和鼠李糖基-己糖苷（葡糖苷或半乳糖苷）取代基的芹菜素。石斛黄酮类成分结构见图 4-4。

(1) R_1=Glucose
(2) R_1-H

(3)R_1=Glucuronic acid, R_2=OH, R_3=R_4=H
(4)R_1=Glucose-Rhamnose, R_2=R_3=H, R_4=H
(5)R_1=Glucose, R_2=R_3=H, R_4=H
(6)R_1=H, R_2=Glucose-Rhamnose, R_3=R_4=OH

(7)

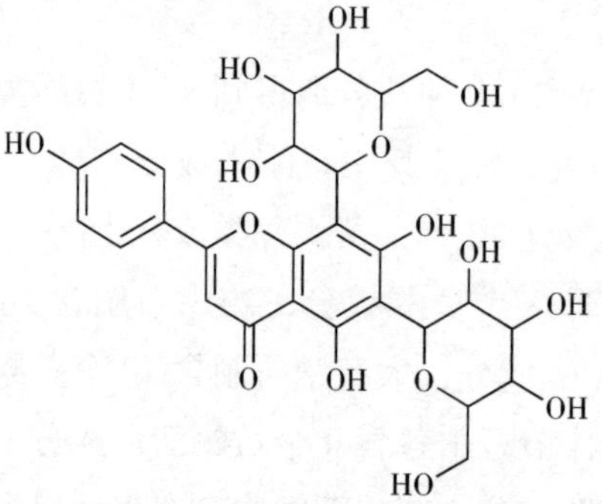

新西兰牡荆苷Ⅱ

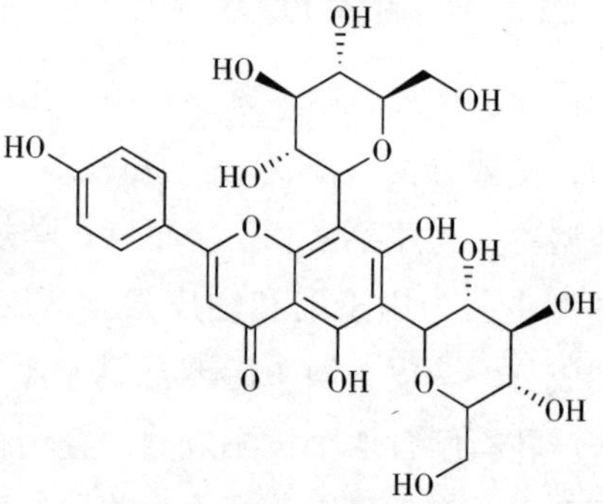

新西兰牡荆苷Ⅰ

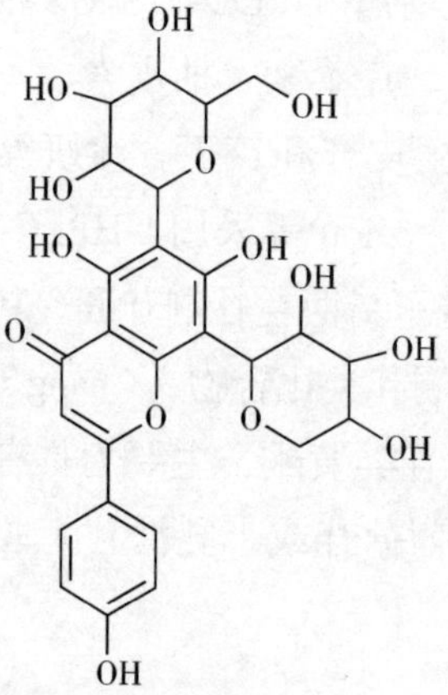

夏佛塔苷

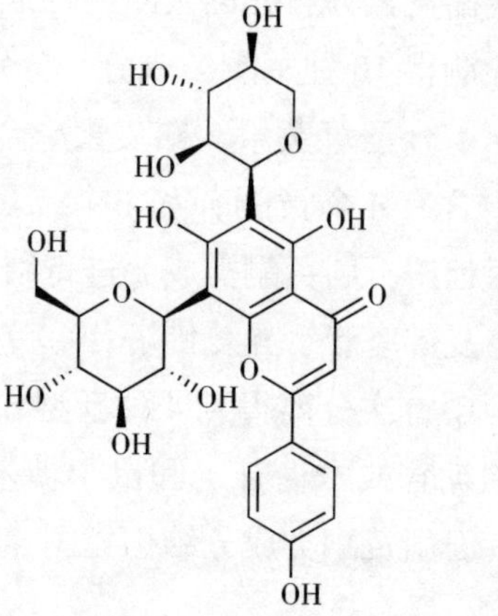

异夏佛塔苷

（1）新甘草苷；（2）柚皮素；（3）3,5-二羟基黄酮-7-O-葡萄糖醛酸苷；（4）芹菜素-7-O-芸香糖苷；（5）芹菜素-7-O-葡萄糖苷；（6）芦丁；（7）5-羟基-3-甲氧基-黄酮-7-O-[β-D-芹菜糖基（1→6）]-β-D-葡萄糖苷

图4-4　石斛黄酮类成分结构

四、芪类成分

石斛属植物中含有较大量的芳香族化合物，主要是芪类，即菲类和联苄类。

（一）菲类化合物

近年来从金钗石斛中分离得到拖鞋状石斛素（1）、毛兰菲（2）、4,5-二羟基-2-甲氧基-9,10-二氢菲（3）、2,5-二羟基-4-甲氧基-9,10-二氢菲（4）、2,4-二羟基-5-甲氧基-9,10-二氢菲（5）、2,4,5-三羟基-9,10-二氢菲（6）、美花石斛酚 A（7）。从紫皮石斛中分离得到 2,5- 二羟基 -4- 甲氧基 -9,10- 二氢菲（4）、2,4,7- 三羟基 -9,10- 二氢菲（8）、dendrodevonin A（9）、dendrodevonin B（10）。从鼓槌石斛中分离得到 16 个菲类化合物，包括鼓槌菲（11）、拖鞋状石斛素（1）、5,7- 二甲氧基菲 -2,6- 二醇（12）、毛兰菲（2）、nudol（13）、2,4,7- 三羟基 -9,10- 二氢菲（8）、3,7- 二羟基 -2,4- 二甲氧基菲（14）、4,9- 二甲氧基菲 -2,5- 二醇（15）、流苏菲（16）、2,7- 二羟基 -3,4- 二甲氧基 -9,10- 二氢菲（17）、4,5- 二羟基 -2,6- 二甲氧基 -9,10- 二氢菲（18）、trigonopol B（19）、chrysotoxol A（20）、chrysotoxol B（21）、2,5- 二羟基 -4- 甲氧基 -9,10- 二氢菲（4）、2,5,7- 三羟基 -4- 甲氧基 -9,10- 二氢菲（22）。从流苏石斛中共分离鉴定得到 9 个菲类化合物和 1 个菲类糖苷类化合物，包括（S）-2,4,5,9- 四羟基 -9,10- 二氢菲（23）、4- 甲氧基 -9,10- 二氢菲 -2,5- 二醇（24）、2,4- 二甲氧基 -9,10- 二氢菲 -7- 醇（25）、2- 甲氧基 -9,10- 二氢菲 -4,7- 二醇（26）、9,10- 二氢菲 -2,4,7- 三醇（27）、拖鞋状石斛素（1）、流苏菲（16）、毛兰菲（2）、aphyllone A（28）和糖苷类化合物 9,10- 二氢芹菜酮 A-5-O- β -D- 葡萄糖苷（29）。详细结构见图 4-5。

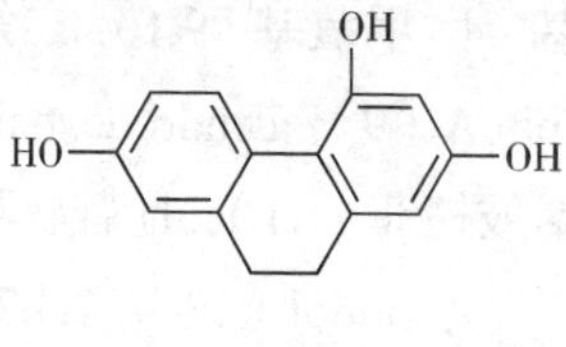

8

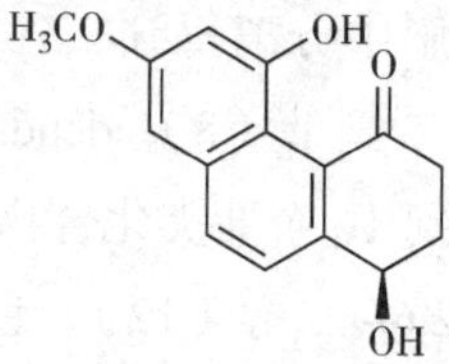

9

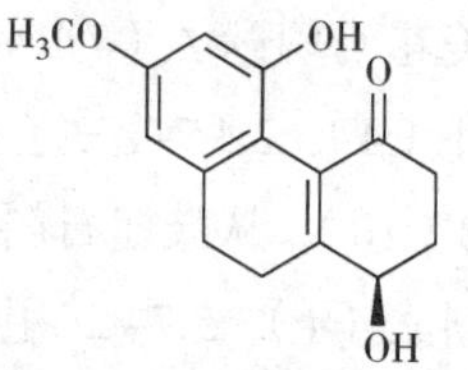

10

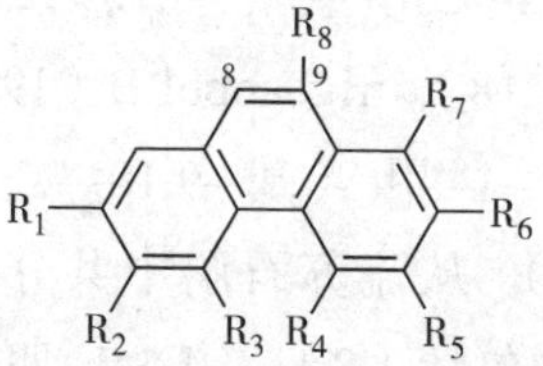

	R_1	R_2	R_3	R_4	R_5	R_6	R_7	R_8
11	OH	H	H	OCH_3	OCH_3	OH	H	H
12	OCH_3	OH	OCH_3	H	H	OH	H	H
13	H	OH	OCH_3	OCH_3	H	H	OH	H
14	OH	H	H	OCH_3	OH	OCH_3	H	H
15	OH	H	OCH_3	OH	H	H	H	H
23	OH	H	OH	OH	H	H	H	OCH_3
24	OH	H	OH	OCH_3	H	H	H	OH
25	OCH_3	H	OCH_3	H	H	OH	H	H
26	OCH_3	H	OH	H	H	OH	H	H
27	OH	H	OH	H	H	OH	H	H

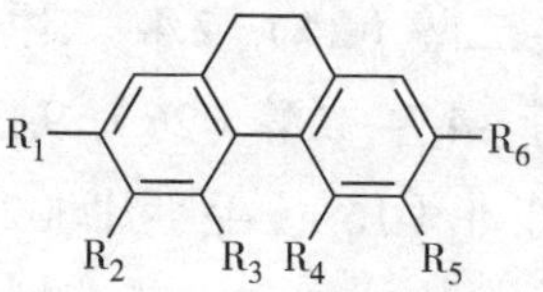

	R_1	R_2	R_3	R_4	R_5	R_6
17	OH	H	H	OCH_3	OCH_3	OH
18	H	OCH_3	OH	OH	H	OCH_3
22	OH	H	OH	OCH_3	H	OH

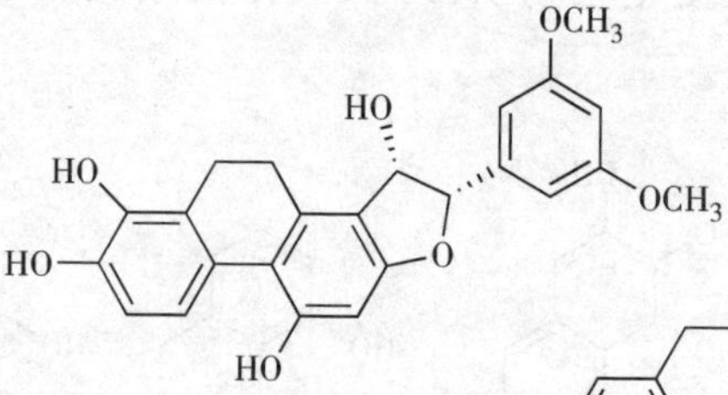

19

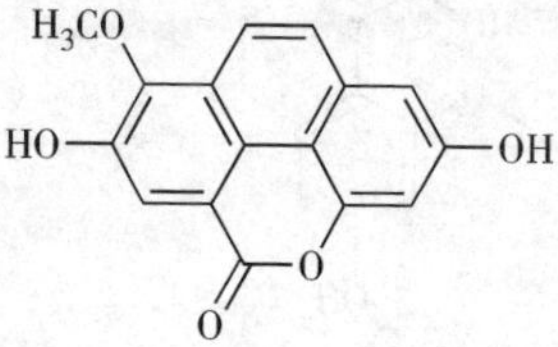

16

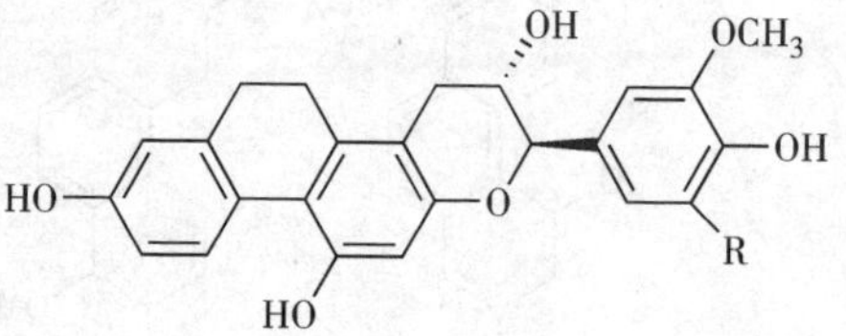

20 OCH_3
21 H

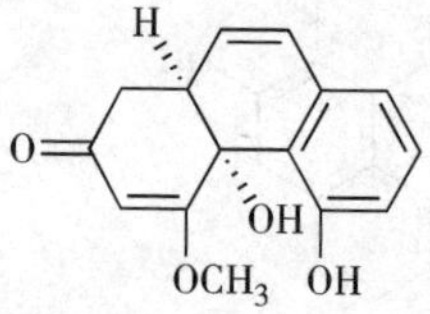

28

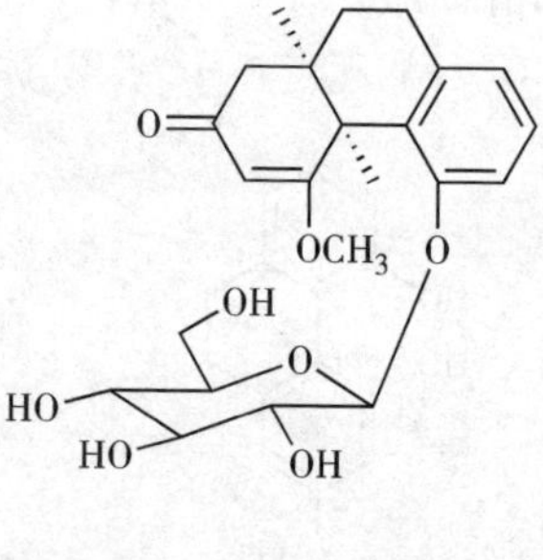

29

图 4-5　从石斛中分离得到的菲类成分结构

（二）联苄类化合物

周宇娟等采用大孔树脂等技术从铁皮石斛中分离纯化得到 15 种联苄类化合物，鉴定为 dendrocandin X、3,4'- 二羟基 -4,5- 二甲氧基联苄、6'-de-O-methyldendrofindlaphenol A、3,4- 二羟基 -4',5- 二甲氧基联苄、dendrosinen B、3,4,4'- 三羟基 -5- 甲氧基联苄、3,3'- 二羟基 -4,5- 二甲氧基联苄、3,4'- 二羟基 -5- 甲氧基联苄、杓唇石斛素、石斛酚、4,4'- 二羟基 -3,5- 二甲氧基联苄、3,4',5- 三羟基 -3'- 甲氧基联苄、3-O-methylgigantol、dendrocandin U 和 dendrocandin N。赵宏苏等应用硅胶、SephadexLH-20、MCI-gel、Rp-18 结合 Semi-prepHPLC 技术进行分离纯化，得到 4,4'- 二羟基 -3,5- 二甲氧基联苄、5,4'- 二羟基 -3- 甲氧基联苄等化合物。苏双巧等从霍山石斛中分离纯化得到 3 个联苄类化合物，鉴别为 3',4- 二羟基 -3,5'- 二甲氧基联苄、山药素Ⅲ、3,4'- 二羟基 -5- 甲氧基联苄。吴蕾蕾等从紫皮石斛乙醇提取物的乙酸乙酯部位分离纯化得到 5 个联苄类化合物，分别为 3,4- 二羟基 - 5 - 甲氧基联苄、4',5- 二羟基 -3,3'- 二甲氧基联苄、3,4',5- 三羟基 -3'- 甲氧基联苄、3,4',5- 三羟基联苄和 3- 羟基 -3',4',5- 三甲氧基联苄。任刚等从铁皮石斛中分离纯化得到 8 个联苄类化合物，分别鉴别为 3,4- 二羟基 -5,4'- 二甲氧基联苄、杓唇石斛素、4,4'- 二羟基 -3,5- 二甲氧基联苄、densiflorol A、（S）-3,4,α- 三羟基 -5,4'- 二甲氧基联苄、石斛酚、dendrocandin U、dendrocandin B。李静娟等应用多种色谱分离技术结合半制备液相色谱对化合物进行分离纯化，得到 3,5,4'- 三甲氧基 -4- 羟基联苄、3,5,3'- 三甲氧基 -4'- 羟基联苄和 3,3'- 二甲氧基 -4,5'- 二羟基联苄。孙佳玮等从杯鞘石斛中分离得到 4,4'- 二羟基 -3,5- 二甲氧基联苄、3,4- 二羟基 -5,3',4'- 三甲氧基联苄、4- 羟基 -3,5,4'- 三甲氧基联苄、3,4'- 二羟基 -4,5,3'- 三甲氧基联苄、3,4,4'- 三羟基 -5,3'- 二甲氧基联苄、3- 羟基 -5,3',4'- 三甲氧基联苄、4'- 羟基 -3,5,3'- 三甲氧基联苄、3,5,3',4'- 四甲氧基联苄、3,3'- 二羟基 -5- 甲氧基联苄、3,4- 二羟基 -5,4'- 二甲氧基联苄、石斛酚、3,4'- 二羟基 -5- 甲氧基联苄等联苄类化合物。杨宗玉等从杓唇石斛中分离纯化得到联苄化合物 5- 羟基 -3- 甲氧基 - 联苄、4,4'- 二羟基 -3,3',5- 三甲氧基联苄、山药素Ⅲ。石斛中主要联苄类化合物结构式见图 4-6。

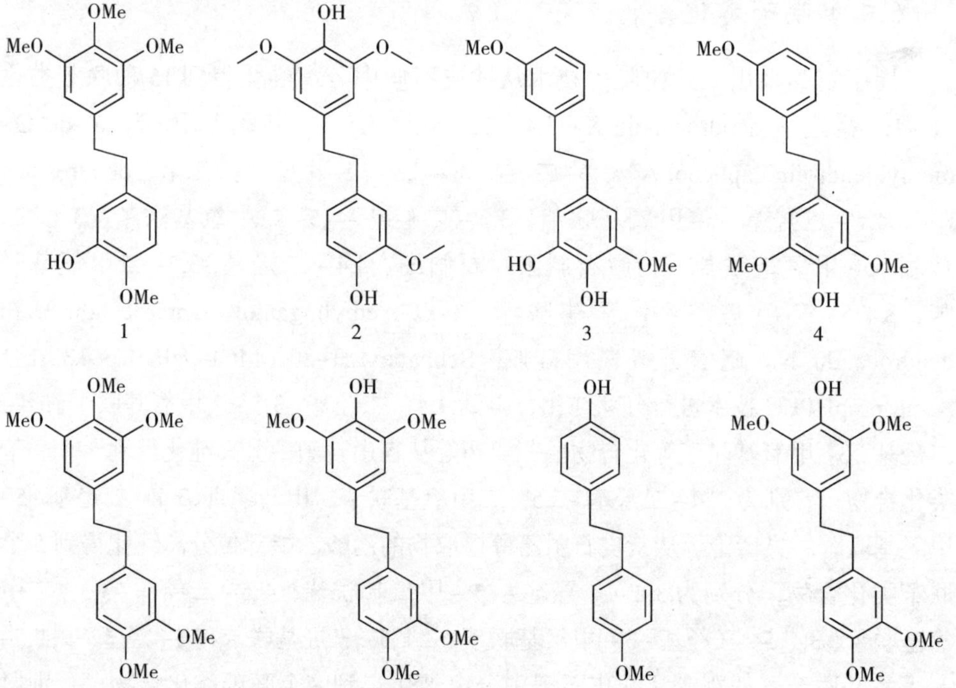

1. 毛兰素；2. 石斛酚；3. 4,5- 二羟基 -3,3'- 二甲氧基联苄；4. 4- 羟基 -3,3'-5- 三甲氧基联苄；
5. dendrobibenzyl；6. 鼓槌菲；7. dendrocanol；8. 鼓槌石斛素

图 4-6　石斛中主要联苄类化合物结构

五、倍半萜类成分

金钗石斛中所含的倍半萜类化学成分主要类型有 picrotoxane 型倍半萜（1 ～ 21）、异香木兰烷型倍半萜（allo-aromadendrane）（22 ～ 31）、copacamphane 型倍半萜（32 ～ 34）及 cyclocopacamphane 型倍半萜（35 ～ 37）；此外，还发现了其他类型倍半萜成分（38 ～ 43），如杜松烷型倍半萜（38 ～ 40）、卡达烯型倍半萜（42）等。王俊豪等从金钗石斛中分离得到 4 个倍半萜类化合物，鉴定为 soltorvum F、（ + ）-（1R,2S,3R,4S,5R,6S,9R）-2,11,12-trihydroxypicrotoxane-3（15）-lactone、dendronobilin H、soltorvum E，其中 soltorvum E 为新发现的异香木兰烷型倍半萜成分。杜国鑫等从金钗石斛醇提物正丁醇部位分离纯化得到一个新的木防己毒烷型倍半萜，鉴别为 2,11-epoxy-11,13-dihydroxypicrotoxano-3（15）-lactone。李玲等从滇金石斛中分离纯化得到 4 个对映海松烷二萜化合物，通过抗菌实验表明分离得到的对映海松烷二萜化合物具有抑制致龋菌的活性。相关信息见表 4-2、图 4-7。

表 4-2　金钗石斛倍半萜化合物

序号	名称	分子式
1	金钗石斛素 B（dendronobilin B）	$C_{15}H_{24}O_5$
2	金钗石斛素 C（dendronobilin C）	$C_{15}H_{22}O_6$
3	金钗石斛素 D（dendronobilin D）	$C_{15}H_{24}O_5$
4	金钗石斛素 E（dendronobilin E）	$C_{15}H_{24}O_5$
5	金钗石斛素 F（dendronobilin F）	$C_{15}H_{22}O_5$
6	金钗石斛素 J（dendronobilin J）	$C_{15}H_{22}O_6$
7	金钗石斛素 L（dendronobilin L）	$C_{15}H_{24}O_6$
8	金钗石斛素 M（dendronobilin M）	$C_{15}H_{24}O_6$
9	（+）-（1R,2S,3R,4S,5R,6S,9R）-3,11,12-trihydroxypicrotoxane-2（15）-lactone	$C_{15}H_{24}O_5$
10	（-）-（1S,2R,3S,4R,5S,6R,9S,12R）-3,11,13-trihydroxypicrotoxane-2（15）-lactone	$C_{15}H_{24}O_5$
11	dendroterpene C	$C_{15}H_{20}O_4$
12	dendroterpene D	$C_{15}H_{20}O_5$
13	dendrodensiflorol	$C_{15}H_{24}O_5$
14	石斛苷 F（dendroside F）	$C_{21}H_{34}O_9$
15	石斛苷 G（dendroside G）	$C_{21}H_{34}O_{10}$
16	7,12-dihydroxy-5-hydroxymethyl-11-isopropyl-6-methyl-9-oxatricyclo [6.2.1.02,6]undecan-10-one-15-O-β-D-glucopyranoside C	$C_{21}H_{34}O_{10}$
17	10,12-dihydroxypicrotoxane	$C_{15}H_{28}O_2$
18	6α,10,12-trihydroxypicrotoxane	$C_{15}H_{28}O_3$
19	木香苷 A（dendronobiloside A）	$C_{27}H_{48}O_{12}$
20	木香苷 B（dendronobiloside B）	$C_{21}H_{38}O_8$
21	nobilomethylene	$C_{15}H_{20}O_3$
22	findlayanin	$C_{15}H_{24}O_5$
23	石斛苷 A（dendroside A）	$C_{21}H_{36}O_8$
24	石斛苷 B（dendroside B）	$C_{27}H_{46}O_{13}$
25	石斛苷 D（dendroside D）	$C_{27}H_{44}O_{14}$
26	10β,12,14-trihydroxyalloaromadendrane	$C_{15}H_{26}O_3$

续表

序号	名称	分子式
27	金钗石斛素 H（dendronobilin H）	$C_{15}H_{26}O_3$
28	dendrobiumane A	$C_{15}H_{26}O_3$
29	石斛苷 C（dendroside C）	$C_{21}H_{36}O_8$
30	10β,13,14-trihydroxyalloaromadendrane	$C_{15}H_{26}O_3$
31	（+）-（1R,5R,6S,8R,9R）-8,12-dihydroxy-copacamphan-3-en-2-one	$C_{15}H_{22}O_3$
32	金钗石斛素 K（dendronobilin K）	$C_{15}H_{24}O_4$
33	金钗石斛素 A（dendronobilin A）	$C_{15}H_{24}O_3$
34	金钗石斛素 I（dendronobilin I）	$C_{15}H_{24}O_3$
35	5β,8β,12-三羟基-环帕卡芬（dendrobane A）	$C_{15}H_{24}O_3$
36	木香苷 E（dendronobiloside E）	$C_{21}H_{34}O_8$
37	木香苷 C（dendronobiloside C）	$C_{27}H_{44}O_{12}$
38	木香苷 D（dendronobiloside D）	$C_{27}H_{44}O_{12}$
39	δ-杜松萜烯-12,14-二醇［（+）δ-cadinen-12,14-diol］	$C_{15}H_{24}O_2$
40	石斛苷 E（dendroside E）	$C_{21}H_{36}O_8$
41	卡达烯-12-O-β-D-葡萄糖苷（cadalene-12-O-β-D-glucopyranoside）	$C_{21}H_{28}O_6$
42	金钗石斛素 G（dendronobilin G）	$C_{15}H_{26}O_3$
43	bullatantriol	$C_{15}H_{28}O_3$

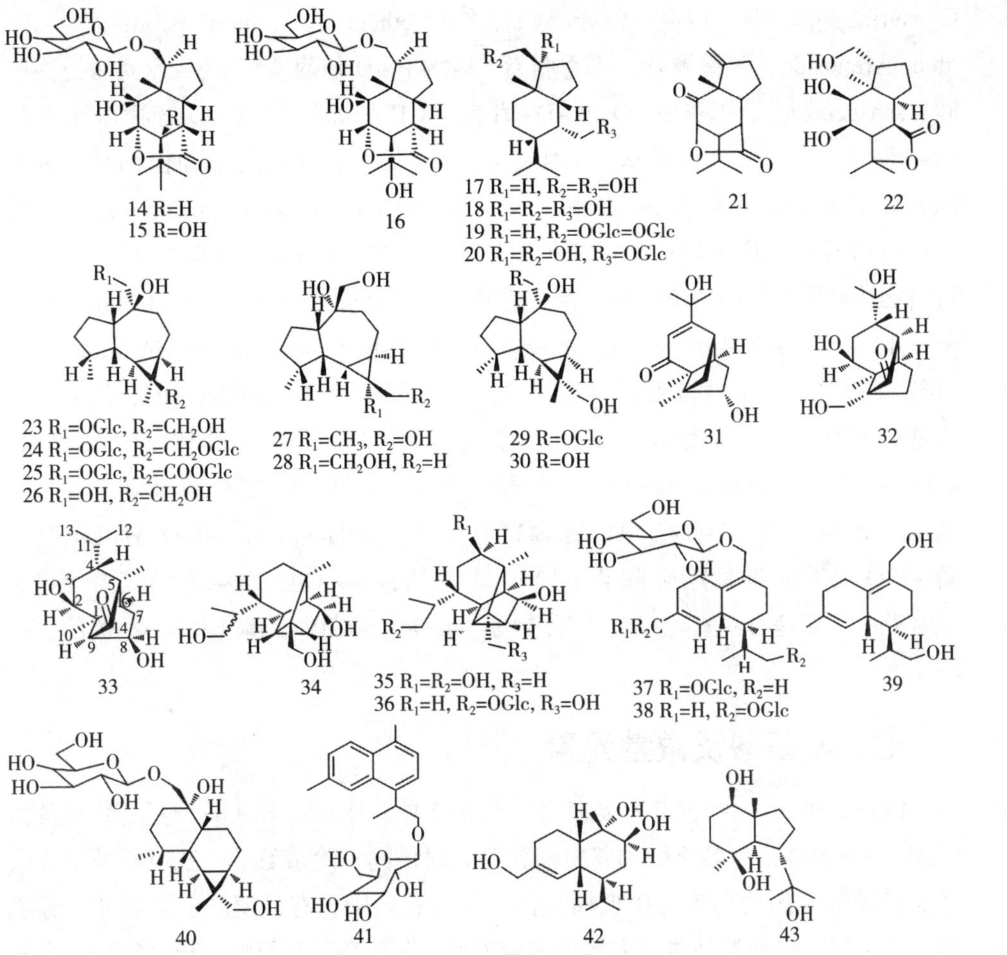

14 R=H
15 R=OH

16

17 R₁=H, R₂=R₃=OH
18 R₁=H, R₂=R₃=OH
19 R₁=H, R₂=OGlc=OGlc
20 R₁=R₂=OH, R₃=OGlc

21

22

23 R₁=OGlc, R₂=CH₂OH
24 R₁=OGlc, R₂=CH₂OGlc
25 R₁=OGlc, R₂=COOGlc
26 R₁=OH, R₂=CH₂OH

27 R₁=CH₃, R₂=OH
28 R₁=CH₂OH, R₂=H

29 R=OGlc
30 R=OH

31

32

33

34

35 R₁=R₂=OH, R₃=H
36 R₁=H, R₂=OGlc, R₃=OH

37 R₁=OGlc, R₂=H
38 R₁=H, R₂=OGlc

39

40

41

42

43

图4-7 金钗石斛倍半萜成分结构

六、苯丙素类成分

郑卫平等从密花石斛中分离到5个，从叠鞘石斛中分离到2个香豆素类化合物。赵宏苏等从霍山石斛醇提物中分离得到丁香脂素、丁香脂素-4-O-β-D-葡萄糖苷、丁香脂素-4,4'-O-β-D-二葡萄糖苷等化合物。成雷等从重唇石斛中分离得到苯丙素类化合物丁香脂素。孟晓等从铁皮石斛水提物中分离纯化得到15种苯丙素类化合物，经鉴别为alangilignoside B、(-)-(7S,8R)-4,9'-di-O-β-D-glucopyranosyloxydihydrodiconiferylalcohol、5,5'-二甲氧基落叶松脂素-4-O-β-D-葡萄糖苷、icariolA2-4-O-β-D-glucoside、picraquassioside

C、syringylgcerol–8–O–4'–（synapylalcohol）ether、（+）–lyoniresionl–9–O–β–glucopyranoside、鹅掌楸苷、丁香脂素 –4–O–β–D 葡萄糖苷、N– 反式香豆酰酪胺、shashenoside、丁香酚 –O–β–D– 芹糖 –（1"→2'）–O–β–D– 葡萄糖苷、3–（4– 羟基 –3,5 二甲氧基苯基）– 丙烷 –1,2– 二醇、二氢阿魏酸和松柏苷，其中 icariolA2–4–O–β–D–glucoside 和（+）–lyoniresionl–9–O–β–glucopyranoside 化合物显示具有弱的 ABTS 自由基清除能力和中等程度的 DPPH 自由基清除能力。目前已从鼓槌石斛中分离得到了紫丁香苷（1）、3–hydroxymethyl–5–（3–hydroxy–propyl）–2–（4–hydroxy–3–methoxyphenyl）–7–methoxybenzodihydrofuran（2）、对羟基苯丙酸（3）、松柏醛（4）、（+）– 丁香脂素（5）、香豆素（6）；从流苏石斛茎分离鉴定了丁香酚 –4–O–β–D– 葡萄糖苷（7）、二氢针叶林（8）、ficusal–4–O–β–D–glucopyranoside（9）、头孢菌素 –4–O–β–D– 葡萄糖吡喃苷（10）、脱氢二硝基乙醇 –4–O–β–D– 葡萄糖苷（11）、balanophonin–4–O–β–D– 巴兰腾 –4–O–β–D– 葡萄糖吡喃苷（12）、丁香脂素 –4–O–β–D– 葡萄糖苷（13）、6,7– 亚甲二氧基香豆素（14）、滨蒿内酯（15）和葡萄籽二醇（16）。相关信息见图 4–8。

七、氨基酸及微量元素

铁皮石斛花内含有 17 种氨基酸，包括 7 种人体必需氨基酸，氨基酸总量为 5.24%～8.78%，门冬氨酸和谷氨酸含量相对较高；除蛋氨酸、胱氨酸外，其余必需氨基酸比例均高于或接近模式谱。霍山石斛中含有丝氨酸、组氨酸、苏氨酸、甘氨酸等多种氨基酸，人体内的赖氨酸、苏氨酸、亮氨酸、异亮氨酸、缬氨酸、色氨酸和苯丙氨酸 7 种必需氨基酸在霍山石斛中均有分布。研究发现，石斛中氨基酸含量与生长期具有相关性，大多数氨基酸含量呈现根＜ 4 年生茎 ≈2 年生茎＜ 3 年生茎＜叶＜ 1 年生茎的规律。

微量元素参与酶、激素、维生素和核酸的代谢过程，其生理功能主要表现为协助输送宏量元素；作为酶的组成成分或激活剂；在激素和维生素中起独特作用；影响核酸代谢等。紫皮石斛含有 S、P、K、Ca、Mg、Fe、Zn、Cu、Mn 9 种矿物质元素，其中 Ca 含有量远高于铁皮石斛野生及栽培种。人体必需微量元素在霍山石斛中均有分布，以锌、铜和铁含量最高，其中根中 V、Fe、Ni、Al、P 含量最高，叶中 B、Ba、Mg、Ca、Mn 含量最高，茎中 Cu、Cr、B 含量最低。

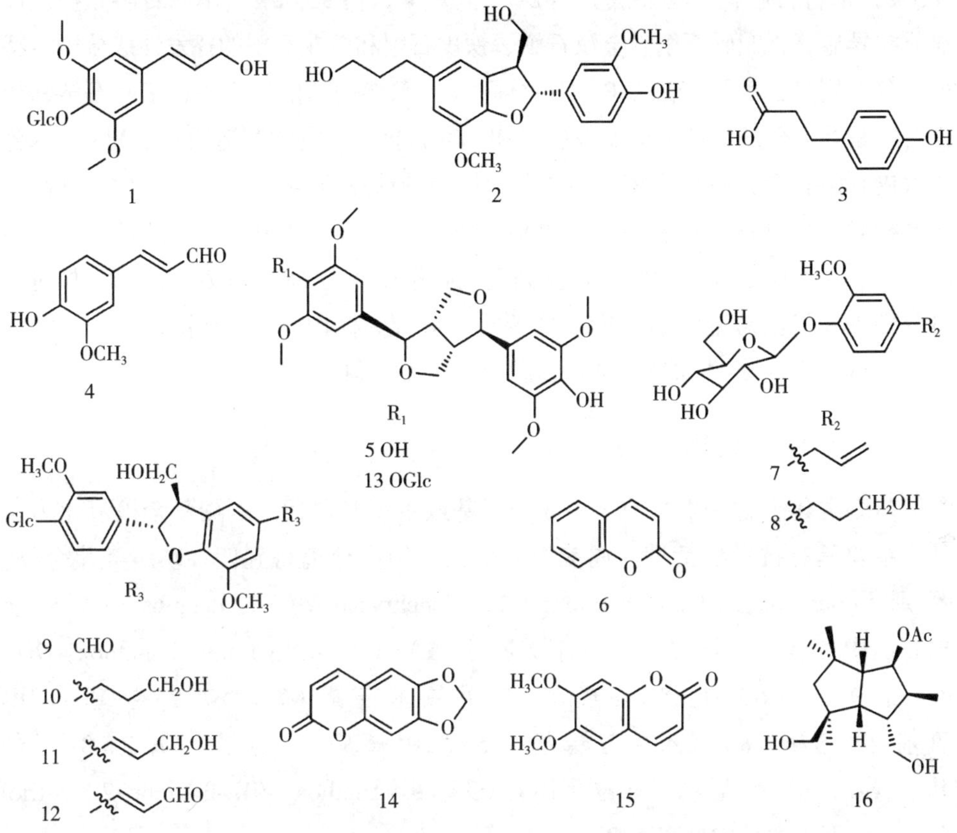

图 4-8 石斛中苯丙素类化合物结构

八、其他类成分

（一）挥发性化合物

石斛中挥发性成分主要存在于石斛花中，邹晖等运用 GC-MS 技术测得铁皮石斛中含有 59 种挥发性成分，含量较高的前十种为正棕榈酸（10.85%）、2,3-脱氢-1,8-桉叶素（7.20%）、十五烷酸（6.30%）、β-异佛尔酮（4.73%）、9,12-亚油酸甲酯（3.39%）、四乙二醇（2.98%）、己醛（2.93%）、豆蔻酸（2.92%）、9,12,15-十八碳三烯酸甲酯（2.88%）和 α-异佛尔酮（2.35%），占挥发物总量的 46.53%。颜沛沛等采用静态顶空气相色谱-质谱（GC-MS）联用技术对石斛花进行检测，得到 81 种挥发性成分，铁皮石斛花的主要成分是 α-蒎烯，占

78.1%；重唇石斛花的主要成分是 2- 十五烷酮，占 92.62%。不同石斛花挥发性成分差异显著，兜唇石斛、金钗石斛、铁皮石斛和美花石斛的挥发性成分中，特征成分分别是乙酸异辛酯、β – 石竹烯、α – 蒎烯、乙酸异辛酯；细叶石斛和翅梗石斛赋香成分的特征成分是罗勒烯和 β – 石竹烯。杨渊等运用 GC–MS 技术分析铁皮石斛和金钗石斛中挥发性成分，检测到铁皮石斛花中含有 50 种挥发性成分，相对含量分别占挥发油总量的 91.72%，主要香气成分为棕榈酸乙酯、亚油酸乙酯、十六碳醛和叶绿醇；检测到金钗石斛中含有 68 种挥发性成分，相对含量分别占挥发油总量的 70.79%，主要香气成分为棕榈酸、棕榈酸乙酯、亚油酸乙酯、石竹烯、α – 松油醇、4- 乙基 –2- 甲氧基苯酚。

（二）芴酮类化合物

芴酮类化合物一般含有 3 ～ 5 个羟基或甲氧基取代，酮羰基会被氧化为羟基，主要具有抗肿瘤活性。周威等从金钗石斛中分离得到四种芴酮类化合物，鉴别为 dengibsinin（1）、nobilone（2）、denchrysan A（3）、dengibsin（4）。鼓槌石斛中含有的芴酮类化合物有鼓槌酮（5）、1,4,5-trihydroxy-7-methoxy-9H-fluoren-9-one（6）、1,2,5- 三羟基 –7- 甲氧基芴酮（7）、4,7- 二羟基 –5- 甲氧基 –9- 芴酮（8）、2,4,7- 三羟基 –1,5- 二甲氧基 –9- 芴酮（9）、2,5,8- 三羟基 –1,4- 二甲氧基 –9- 芴酮（10）、（9R）-4-methoxy-9H-fluorene-2,5,9-triol（11）。详细化学结构见图 4-9。

	R_1	R_2	R_3	R_4	R_5	R_6
5	OCH_3	H	OH	OCH_3	OH	H
6	H	OCH_3	H	OH	H	OH
7	H	OCH_3	H	OH	H	OH

	R_1	R_2	R_3
8	H	H	H
9	H	OH	OCH_3
10	OCH_3	H	OH

11

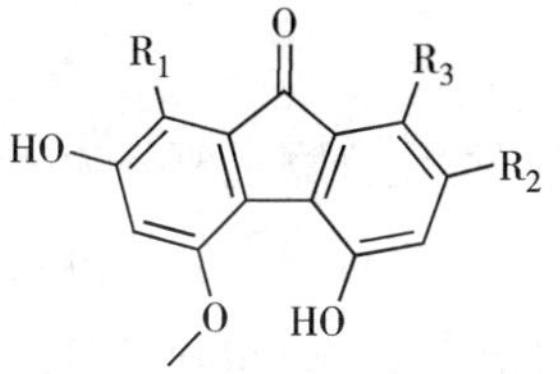

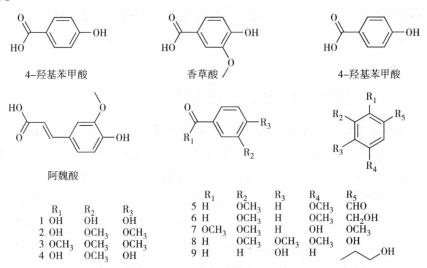

图 4-9　石斛中芴酮类成分结构

（三）酚酸类化合物

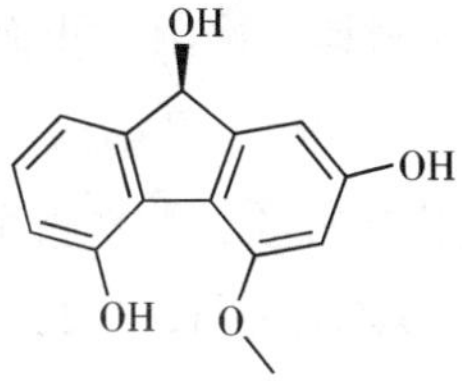

目前在石斛属植物中已发现 4- 羟基苯甲酸、香草酸、丁香酸和阿魏酸等酚酸类成分。Sae-RomYoo 等采用 HPLC-PDA 法测定石斛中 4- 羟基苯甲酸、香草酸、丁香酸和阿魏酸含量分别为 0.0021%、0.0030%、0.0045%、0.0014%。李岩等采用 HPLC 法测定不同产地铁皮石斛 13 种酚酸类成分，发现铁皮石斛中阿魏酸含量最高，其次是丁香酸、二氢阿魏酰酪胺、对羟基苯甲酸。从鼓槌石斛中分离得到了 3,4- 二羟基苯甲酸（1）、藜芦酸（2）、3,4- 二甲氧基苯甲酸甲酯（3）、香荚兰酸（4）、3,5- 二甲氧基苯甲醛（5）、3,5- 二甲氧基苯甲醇（6）、3,4,5- 三甲氧基苯酚（7）、antiarol（8）、对羟基苯乙醇（9）。石斛酚酸类成分结构见图 4-10。

4-羟基苯甲酸

香草酸

4-羟基苯甲酸

阿魏酸

	R_1	R_2	R_3
1	OH	OH	OH
2	OH	OCH_3	OCH_3
3	OCH_3	OCH_3	OCH_3
4	OH	OCH_3	OH

	R_1	R_2	R_3	R_4	R_5
5	H	OCH_3	H	OCH_3	CHO
6	H	OCH_3	H	OCH_3	CH_2OH
7	OCH_3	OCH_3	H	OH	OCH_3
8	H	OCH_3	OCH_3	OCH_3	OH
9	H	H	OH	H	

图 4-10　石斛中酚酸类成分结构

（四）醌类化合物

醌类化合物具有抗菌、止血等药理作用。醌类化合物主要分为四种类型，分别为苯醌类、萘醌类、菲醌类和蒽醌类。目前从鼓槌石斛中分离得到的醌类化合物主要是菲醌类和蒽醌类。目前，已发现石斛中含有 densiflorol B、大黄素甲醚和大黄酸等，其结构见图 4-11。

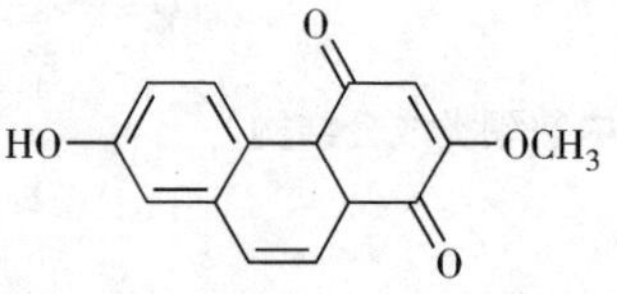

R
2 OCH₃
3 COOH

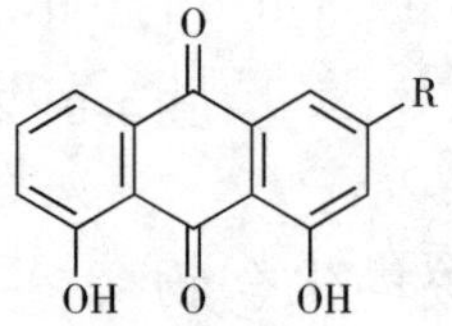

1. densiflorol B；2. 大黄素甲醚；3. 大黄酸
图 4-11　石斛中醌类化合物结构

第二节　石斛化学成分分布及变化影响因素

石斛属植物中含有多种化学成分，其成分分布和富集与多种因素相关，如品种、采收期、产地、环境因素（光照、海拔等）、植株部位（茎、叶、花等）、加工及栽培方式等。本节就不同影响因素对石斛属植物化学成分分布及富集进行梳理。

一、不同品种石斛化学成分比较

石斛不同品种间化学成分分布及含量分布不一，据文献报道，铁皮石斛、霍山石斛中具有较丰富的多糖类、黄酮类成分，玫瑰石斛、金钗石斛、线叶石斛、矩唇石斛、棒节石斛中具有较丰富的生物碱类成分。鲍玲玲等对霍山石斛、铁皮石斛、铜皮石斛三种石斛中的多糖、多酚成分进行测定，多糖成分以铁皮石斛最高 [（37.19±3.3）%]，霍山石斛 [（17.78±1.8）%] 与铜皮石斛 [（16.18±1.5）%] 接近；多酚类成分以霍山石斛最高 [（0.56±0.03）%]，铜皮石斛 [（0.48±0.02）%] 次之，铁皮石斛 [（0.32±0.02）%] 最低。有人采用

UPLC-Q-TOF-MS/MS 技术对铁皮石斛和玫瑰石斛化学成分进行分析，发现玫瑰石斛中化学成分以生物碱为主，占 82.89%，其次为萜类成分，占 10.96%，包括玫瑰石斛碱、玫瑰石斛碱 B、玫瑰石斛碱 C、玫瑰石斛碱 D、玫瑰石斛碱 E、玫瑰石斛啶碱、玫瑰石斛胺、玫瑰啶碱 B 等多种生物碱成分；铁皮石斛中以萜类成分为主，占 70.64%，其次为黄酮类化合物，占 22.90%，其生物碱、联苄类和菲类成分较少。张珍林等对霍山石斛和铁皮石斛干花活性成分（单宁、多酚、氨基酸、总黄酮）进行比较，霍山石斛中单宁、总多酚、总黄酮分别较铁皮石斛高 48%、69%、77%，总氨基酸相差不大。王雅文等对铁皮石斛和霍山石斛中甘露糖、葡萄糖成分进行分析，铁皮石斛中甘露糖质量分数在 12.75% ～ 36.40%，葡萄糖质量分数在 2.93% ～ 18.39%；霍山石斛中甘露糖质量分数在 14.33% ～ 29.47%，葡萄糖质量分数在 6.64% ～ 15.20%，二者差别不大。

二、不同采收期（生长期）石斛化学成分变化

药材生长年限对药材化学成分含量分布有一定的影响，霍山石斛中多糖及总黄酮成分随着生长年限的增加而增加，金钗石斛中石斛碱随着生长年限增加而降低（1 年生 > 2 年生 > 3 年生）。吕朝耕等对浙产二年生铁皮石斛生长初期（1 月）- 花期前（5 月）- 花期（6 月）- 花期后（7 月）- 封顶（11 月）- 封顶后（12 月）6 个生长时期的有机酸、石斛酚、黄酮类成分积累变化进行研究，石斛酚成分含量在花期后达到顶峰，随后急剧下降；肉桂酸、丁香酸、原儿茶酸、柚皮素 4 个成分含量均表现为先降低后升高的变化规律，在花期后或封顶期开始达到含量高峰，分别可达到约 30μg/g、3μg/g、5μg/g 和 15μg/g 水平；其余各成分含量则表现为先升高后降低的变化趋势，其中石斛酚、对羟基苯甲酸、圣草酚、异鼠李素、芦丁等含量均在花期后达到高峰，对羟基肉桂酸在花期开始达到约 1.5μg/g 的含量高峰并维持到花期后。以石斛酚为特征成分，可选择采收期为花期后。吴经耀等采收头年 10 月、12 月，次年 3 月、5 月、7 月的铁皮石斛，分析多糖含量变化，以次年 3 月含量最高，确定铁皮石斛采收期为次年 3 月。

颜寿等对合江金钗石斛不同生长年限和不同采收期的多糖及石斛碱进行分析，石斛碱含量变化规律为一年生样品（0.48%）> 二年生样品（0.44%）> 三年生样品（0.22%）；多糖含量变化规律为二年生（9.0%）> 一年生（8.09%）≈ 三年生（8.19%）。不同采收月份结果显示，多糖成分从头年 10 月到次年 2 月含

量呈上升趋势，2月中旬达到顶峰，为17.32%，次年3月多糖含量开始降低；石斛碱成分从头年10月到次年3月，呈先上升后下降趋势。

鼓槌石斛花中挥发性成分随花期变化而变化，整个花期释放的香气成分可划分为6类，包括酯类、醛类、醇类、酮类、芳香族化合物和萜烯类。蕾期的香气成分极少，只有3种，主要是萜烯类；初花期增加到6种，主要为酯类和萜烯类，分别占总香气含量的44.2%和55.8%；进入盛花期后，酯类、醛类、醇类、酮类、芳香族化合物和萜烯类都能检测到，组分也增加到31种，以酯类和萜烯类为主，占总香气成分的53.6%和30.2%；衰败期，香气组分迅速下降为5种，以萜烯类为主（93.3%），还检测到极少量的醇类。

黄秀红等探究不同花期石斛花化学成分变化情况，发现铁皮石斛花从花苞至完全盛开的整个开放过程中，多糖含量逐渐上升，盛花期（13.75%）＞微花期（11.52%）＞花苞期（9.50%）；杂交石斛花的多糖含量为盛花期（9.62%）≈微花期（9.68%）＞花苞期（8.04%）；球花石斛花的多糖含量为盛花期（14.72%）＞花苞期（12.78%）≈微花期（12.24%）；鼓槌石斛花的多糖含量为花苞期（31.45%）＞微花期（30.66%）＞盛花期（26.57%）。铁皮石斛花在总黄酮含量方面，盛花期（1.66%）＞花苞期（1.52%）＞微花期（1.41%）；杂交石斛花中，总黄酮含量在其花开放过程中处于比较稳定的水平（2.42%～2.55%）；球花石斛花的总黄酮含量为花苞期（0.78%）＞微花期（0.79%）＞盛花期（0.72%）；鼓槌石斛花从花苞至盛开的整个过程中，总黄酮含量呈下降的趋势，其中花苞中总黄酮含量为0.71%，显著高于微花期（0.63%）和盛花期（0.62%）。

三、不同部位石斛化学成分分析

植物部位不同，石斛化学成分不一，鲍玲玲等对霍山石斛、铁皮石斛、铜皮石斛三种石斛的花、茎、叶部位的多酚、多糖含量进行测定，多糖成分含量为茎＞叶＞花，多酚成分含量为叶＞茎＞花。胡志刚等比较金钗石斛茎和花中石斛碱含量差异，结果显示，石斛碱含量为茎（0.63%）＞叶（0.45%）。杨晓利等对霍山石斛根、茎、叶三个部位的总黄酮及黄酮类成分进行分析，根、茎、叶总黄酮含量分别为0.477、0.630、2.06mg/g，基于UHPLC-Q-TOF-MS技术在霍山石斛根、茎、叶中分别鉴定出53、61、68种黄酮类化合物。唐文文等对比分析铁皮石斛茎、叶、花中主要功能性成分多糖、黄酮、多酚和生物碱类物质含量，发现铁皮石斛茎、叶、花中均含有多糖、黄酮、多酚和生物碱类活性成分，成分分布情况为茎的多糖含量高于叶和花，叶和花的黄酮类成分、多酚类成分及生物碱类成分含量甚至比茎更高。铁皮石斛茎、叶、花部位成分比较见表4-3。

表4-3　铁皮石斛茎、叶、花中各化学成分含量（%）（$\bar{x} \pm S$）

部位	多糖	总黄酮	总多酚	总生物碱
茎	31.00±1.22	0.602±0.035	7.18±0.34	0.0066±0.0004
叶	15.04±1.20	1.566±0.083	10.29±0.41	0.0118±0.0014
花	8.11±0.41	2.133±0.020	15.71±0.49	0.0223±0.0019

四、不同产地石斛化学成分比较

石斛由于产地的不同，其生长的土壤环境的异质性和微生态具有差异性，可能导致其内在的化学成分、药理活性等方面表现出一定的差异，而这些方面的差异在一定程度上影响着石斛的临床药效。马旖旎对云南德宏、江西鹰潭、安徽霍山、浙江德清、浙江磐安、浙江永康和浙江丽水七个产地三年生的铁皮石斛茎和叶中总黄酮含量检测，结果显示，茎中的总黄酮含量以来自江西鹰潭的最高，叶中的总黄酮含量以来自浙江永康的样品最高，叶中的总黄酮含量明显高于茎；各产地铁皮石斛叶中黄酮含量由高到低分别为：浙江永康＞安徽霍山＞江西鹰潭＞云南德宏＞浙江磐安＞浙江德清＞浙江丽水；各产地铁皮石斛茎中黄酮含量由高到低分别为：江西鹰潭＞浙江永康＞云南德宏＞浙江丽水＞浙江磐安＞安徽霍山＞浙江德清；各产地铁皮石斛茎＋叶黄酮含量由高到低分别为：浙江永康＞安徽霍山＞云南德宏＞江西鹰潭＞浙江磐安＞浙江德清＞浙江丽水，结果见表4-4。各产地铁皮石斛茎中多糖含量由高到低分别为：浙江德清＞浙江磐安＞安徽霍山＞浙江丽水＞云南德宏＞浙江永康＞江西鹰潭；各产地铁皮石斛叶中多糖含量由高到低分别为：浙江德清＞浙江丽水＞浙江磐安＞安徽霍山＞江西鹰潭＞浙江永康＞云南德宏；各产地铁皮石斛茎＋叶多糖含量由高到低分别为：浙江德清＞浙江磐安＞安徽霍山＞浙江丽水＞浙江永康＞云南德宏＞江西鹰潭，结果见表4-5。各产地铁皮石斛茎中生物碱含量由高到低分别为：江西鹰潭＞浙江磐安＞浙江丽水＞浙江永康＞浙江德清＞云南德宏＞安徽霍山；各产地铁皮石斛叶中生物碱含量由高到低分别为：浙江磐安＞云南德宏＞江西鹰潭＞安徽霍山＞浙江丽水＞浙江永康＞浙江德清；各产地铁皮石斛茎＋叶总生物碱含量由高到低分别为：浙江磐安＞江西鹰潭＞云南德宏＞浙江丽水＞浙江永康＞浙江德清＞安徽霍山，结果见表4-6。

表4-4　不同产地铁皮石斛总黄酮含量变化（%）（$\bar{x} \pm S$）

产地	茎	叶	茎+叶
云南德宏	0.529±0.007	0.991±0.052	1.520±0.046
江西鹰潭	0.991±0.052	0.992±0.134	1.484±0.168
安徽霍山	0.414±0.030	1.181±0.127	1.596±0.155
浙江德清	0.340±0.060	0.899±0.147	1.239±0.108
浙江磐安	0.437±0.038	0.919±0.145	1.356±0.123
浙江永康	0.590±0.043	1.815±0.017	2.405±0.049
浙江丽水	0.441±0.027	0.699±0.043	1.140±0.016

表4-5　不同产地铁皮石斛多糖含量变化（%）（$\bar{x} \pm S$）

产地	茎	叶	茎+叶
云南德宏	27.497±0.017	6.387±0.007	33.883±0.013
江西鹰潭	17.427±0.020	9.617±0.008	27.043±0.013
安徽霍山	32.183±0.012	11.073±0.023	43.257±0.020
浙江德清	36.280±0.009	15.173±0.012	51.453±0.013
浙江磐安	34.893±0.020	12.043±0.010	46.937±0.014
浙江永康	26.873±0.016	9.403±0.016	36.277±0.031
浙江丽水	28.747±0.014	12.497±0.013	41.243±0.010

表 4-6 不同产地铁皮石斛生物碱含量变化（%）（$\bar{x} \pm S$）

产地	茎	叶	茎+叶
云南德宏	0.0078±0.001	0.0428±0.007	0.0506±0.007
江西鹰潭	0.0168±0.002	0.0381±0.003	0.0548±0.004
安徽霍山	0.0054±0.002	0.0227±0.001	0.0281±0.002
浙江德清	0.0084±0.002	0.0201±0.002	0.0285±0.002
浙江磐安	0.0128±0.003	0.0447±0.007	0.0575±0.007
浙江永康	0.0089±0.000	0.0212±0.004	0.0300±0.005
浙江丽水	0.0089±0.003	0.0226±0.004	0.0316±0.004

杨唯瀚基于 iCAPRQ 电感耦合等离子质谱技术对海南、六安、金寨、霍山 4 个产地霍山石斛中的 27 种微量元素进行检测，结果显示 4 个产地的 27 种微量元素分布及含量差异较大，结果见表 4-7。

李兆云等对来自云南普洱、红河、西双版纳，广西南宁，四川夹江的叠鞘石斛氨基酸组成及含量进行分析研究，除胱氨酸和蛋氨酸未检测出，共检出 15 种氨基酸，氨基酸总量介于 1.14% ～ 4.22%，平均值为 2.5%，其中广西南宁的样品中总氨基酸含量最高，云南勐海的样品中总氨基酸含量最低，谷氨酸含量最高，酪氨酸含量最低。必需氨基酸含量介于 0.45% ～ 1.45%，平均 0.91%，其中广西南宁的样品必需氨基酸含量最高，云南勐海的样品必需氨基酸含量最低。在供试样品必需氨基酸中，亮氨酸含量最高，必需氨基酸与总氨基酸（EAA/TAA）比值（34.34% ～ 39.32%）的平均值为 37.32%，必需氨基酸与非必需氨基酸比值（EAA/NEAA）（52.29% ～ 64.81%）的平均值为 59.61%，联合国粮农组织/世界卫生组织（FAO/WHO）推荐的理想蛋白质模式值 EAA/TAA ＝ 40%，EAA/NEAA ＝ 60% 接近，表明其具有较高的实用价值。结果见表 4-8。

表4-7 不同地区及栽培模式石斛茎中微量元素含量比较（μg/g）

元素	海南地栽 (n=12)	金寨地栽 (n=12)	霍山石子地栽 (n=15)	霍山林下栽培 (n=18)	六安鹅卵石地栽 (n=9)	六安石栽 (n=16)	六安混合地栽 (n=18)
^{7}Li	2.386±0.37	1.741±1.53	2.218±0.32	5.08±0.97	3.405±0.9	3.234±0.9	1.09±3.803
^{9}Be	0.01±0.00	95.157±0.14	0.545±0.06	0.554±0.11	0.809±0.2	0.767±0.14	0.15±0.905
^{23}Na	16.933±2.16	188.424±19.18	117.254±125.27	225.808±30.15	77.147±18.05	69.606±8.21	21.25±73.471
^{24}Mg	40.391±5.24	136.32±155.54	92.415±85.49	39.569±10.34	106.909±35.53	32.91±6.86	33.09±59.7
^{27}Al	540.843±68.83	435.995±68.95	47.717±22.59	52.209±8.93	42.608±14.69	79.468±22.63	25.59±58.737
^{39}K	7519.955±967.38	615.541±758.28	484.678±269.02	814.421±145.51	352.933±273.18	531.093±236.89	266.36±551.988
^{43}Ca	697.711±93.08	222.327±107.54	288.106±137.64	274.193±118.41	300.259±159.49	194.974±25.72	93.37±237.997
^{51}V	3.077±0.41	2.487±0.02	0.032±0.03	0.048±0.04	0.071±0.05	0.081±0.07	0.09±0.123
^{52}Cr	4.669±0.61	12.977±0.56	7.182±0.84	15.077±2.07	8.011±1.24	7.284±0.89	0.87±6.561
^{55}Mn	14.515±1.97	825.196±2.14	42.844±2.07	51.808±3.64	31.93±2.38	47.769±12.19	7.66±52.966
^{56}Fe	80.299±10.38	815.362±187.78	3024.735±340.4	3350.172±402.03	2133.009±366.05	2132.309±179.82	202.87±2291.01
^{59}Co	0.666±0.09	1.205±0.01	3.35±0.77	3.733±0.7	2.199±0.84	2.363±0.8	1±1.533
^{60}Ni	7.033±0.91	4.207±0.14	1.182±0.77	1.122±0.71	1.18±0.13	1.334±0.84	0.8±1.276
^{63}Cu	135.219±18.11	4.587±0.99	0.478±0.36	0.522±0.32	1.314±0.42	1.222±0.36	0.53±1.657
^{68}Zn	7.522±1.02	0.924±1	3.892±0.86	4.288±0.96	2.301±0.32	2.729±0.83	1.45±1.971
^{69}Ga	1.562±0.2	0.982±0.01	0.011±0.01	0.011±0.01	0.012±0.01	0.014±0.01	0.02±0.018
^{75}As	3.483±0.55	0.977±1	3.885±0.87	4.217±1.08	2.422±0.35	2.688±0.83	3.71±2.752
^{77}Se	0.335±0.06	64.024±0.00	0.00	0.00	0.00	0.00	0.00

续表

元素	海南地栽 (n=12)	金寨地栽 (n=12)	霍山石子地栽 (n=15)	霍山林下栽培 (n=18)	六安鹅卵石地栽 (n=9)	六安石栽 (n=16)	六安混合地栽 (n=18)
^{85}Rb	13.102±1.77	65.039±43.12	126.87±20.26	113.69±13.05	112.51±9.65	129.717±11.71	10.95±131.019
^{88}Sr	154.759±20.45	1.015±0.19	1.047±0.69	1.207±0.69	2.213±1.97	1.267±0.73	0.53±1.259
^{109}Ag	0.00	0.002±0	0	0	0	0	0
^{111}Cd	0.056±0.01	0.71±0.01	0.023±0.06	0.011±0.01	0.023±0.01	0.036±0.06	0.01±0.028
^{133}Cs	0.097±0.01	0.708±1.62	0.97±0.48	1.19±0.09	1.331±0.22	1.299±0.08	0.12±1.327
^{137}Ba	16.419±2.31	0.00	0.00	0.00	0.00	0.00	0.00
^{203}Tl	0.011±0	0.679±0	0.00	0.00	0.00	0.00	0.00
^{206}Pb	0.972±0.15	1.973±4.42	1.201±3.79	1.081±3.46	0.278±0.14	1.246±3.67	3.46±1.25
^{209}Bi	0.038±0.01	2.588±2.92	1.762±0.86	2.131±0.15	2.377±0.4	2.336±0.15	0.23±2.375

表 4-8　不同产地叠鞘石斛氨基酸含量

样品	质量分数 /%										
	ynsm1	ynjs1	scjj1	scjj2	ynmh	ynjs2	gxnn	ynsm2	scjj3	ynmz	平均
天冬氨酸（Asp）fx	0.27	0.42	0.32	0.4	0.14	0.39	0.61	0.21	0.41	0.32	0.34
丝氨酸（Ser）s	0.1	0.15	0.14	0.14	0.06	0.14	0.18	0.1	0.13	0.11	0.12
谷氨酸（Glu）fx	0.29	0.52	0.34	0.38	0.15	0.5	0.55	0.28	0.35	0.28	0.35
甘氨酸（Gly）fsx	0.12	0.16	0.16	0.17	0.07	0.15	0.23	0.1	0.17	0.12	0.14
精氨酸（Arg）fx	0.14	0.24	0.3	0.3	0.07	0.22	0.58	0.09	0.24	0.11	0.23
脯氨酸（Pro）	0.07	0.12	0.12	0.12	0.06	0.12	0.17	0.08	0.13	0.08	0.11
酪氨酸（Tyr）f	0.05	0.08	0.07	0.08	0.02	0.08	0.11	0.04	0.07	0.05	0.06
组氨酸（His）	0.07	0.09	0.08	0.08	0.05	0.09	0.11	0.06	0.08	0.08	0.08
胱氨酸（Cys）	–	–	–	–	–	–	–	–	–	–	–
蛋氨酸（Met）af	–	–	–	–	–	–	–	–	–	–	–
丙氨酸（Ala）asx	0.13	0.17	0.17	0.21	0.08	0.17	0.24	0.13	0.19	0.13	0.16
缬氨酸（Val）a	0.16	0.24	0.17	0.21	0.09	0.21	0.25	0.13	0.19	0.17	0.17
异亮氨酸（Ile）a	0.13	0.19	0.16	0.18	0.06	0.18	0.24	0.11	0.17	0.13	0.15
亮氨酸（Leu）af	0.19	0.27	0.26	0.26	0.1	0.24	0.39	0.17	0.26	0.19	0.23
苏氨酸（Thr）as	0.09	0.16	0.13	0.14	0.05	0.15	0.2	0.08	0.14	0.11	0.12
苯丙氨酸（Phe）af	0.14	0.18	0.16	0.16	0.04	0.18	0.23	0.11	0.16	0.14	0.15
赖氨酸（Lys）af	0.05	0.12	0.12	0.1	0.07	0.14	0.15	0.05	0.12	0.09	0.09
总氨基酸（TAA）	2	3.11	2.7	2.97	1.14	2.95	4.22	1.73	2.8	2.11	–

五、栽培方式对石斛化学成分影响

《本草纲目》记载生于树上者名"木斛"，不入丸散，生于石上者名"石斛"，说明石斛有两种生长方式——石生附生和树生附生。研究显示，石生附生的铁皮石斛多糖含量显著高于树生附生的铁皮石斛，石生铁皮石斛以多糖及棉子糖、蔗糖、葡萄糖、维采宁 –1 和 1–acetate– α –D–mannopyranose 为优势成分，树生铁皮石斛以 pinellicacid、neogenkwanine G 及氨基酸类成分 L– 亮氨酸、L–苯丙氨酸为优势成分。

目前主要的栽培模式大体可分为三大类：设施栽培、林下栽培及拟境栽培。陈廷权比较分析不同栽培方式下铁皮石斛茎与花的活性成分（总糖、总黄酮、生物碱和甘露糖）及微量元素含量的差异，结果茎中4种活性成分含量比较显示，以火山石为基质的大棚栽培和马尾松附树最佳；花中 4 种活性成分含量比较显示，以树皮为基质的大棚栽培较高；同时以树皮为基质的大棚栽培，铁皮石斛茎与花中微量元素含量都较高，其中 Hg 元素在器官中存在差异性，在花中被检测到，茎中却没有被检测到。结果见表 4-9 ～表 4-11。

表 4-9　铁皮石斛茎在不同栽培基质下活性成分分析

栽培方式	栽培基质	总糖（%）	总黄酮（g/kg）	生物碱（%）	甘露糖（%）
大棚	树皮	29.55	2.70	0.02	11.50
	火山石	29.63	5.76	0.05	26.79
附树	马尾松	35.00	5.97	0.05	16.13
	香樟	26.52	4.43	0.04	23.03
	含笑	28.61	2.25	0.03	11.78
	枫香	21.94	2.29	0.04	15.97

表 4-10　不同栽培方式下铁皮石斛花活性成分分析

栽培方式（基质）	总糖（%）	总黄酮（g/kg）	生物碱（%）	甘露糖（%）
大棚（树皮）	42.35	0.45	0.03	11.91
附树（马尾松）	29.19	0.26	0.03	12.78

表 4-11　不同栽培方式下铁皮石斛茎的微量元素含量

元素	大棚		附树			
	树皮	火山石	马尾松	香樟	含笑	枫香
Mn	116.97	128.35	208.14	72.52	72.64	120.97
Zn	35.27	20.73	36.22	26.11	13.40	23.89
Fe	187.24	100.28	82.83	69.55	60.37	67.39
Cu	3.00	2.43	2.82	2.67	4.18	1.63
Ni	0.60	0.25	0.21	0.22	0.16	0.38
Cd	0.51	0.06	0.23	0.10	0.03	0.25
Pb	1.49	0.20	0.66	0.68	0.34	0.55
Cr	0.77	0.68	0.42	0.59	0.30	0.73
As	0.10	0.06	0.10	0.10	0.07	0.07

续表

元素	大棚		附树			
	树皮	火山石	马尾松	香樟	含笑	枫香
Hg	/	/	/	/	/	/
K	11986.78	12193.48	11196.26	19283.02	17170.43	13101.60
Na	692.37	200.99	761.12	241.17	149.01	365.64
Ca	4665.78	3188.35	3596.03	3643.24	4070.31	3976.56
Mg	1176.23	1139.07	1578.67	1984.55	1339.75	2217.66
Se	0.44	0.19	0.04	0.03	0.25	0.18

颜涛等对贴石与附树仿野生栽培条件下的金钗石斛进行品质分析，贴石栽培的金钗石斛总生物碱与石斛碱含量均显著高于附树栽培；贴石栽培的金钗石斛多糖、多酚、黄酮类成分均显著高于附树栽培，且黄酮含量是附树栽培的1倍多；氨基酸总量和分布上也有一定差异，贴石栽培的金钗石斛氨基酸总量高于附树栽培，单种氨基酸上，除胱氨酸、缬氨酸、亮氨酸、脯氨酸含量是附树栽培的金钗石斛略微高于贴石栽培，大多数氨基酸含量均表现为贴石栽培的较高。表明贴石栽培的金钗石斛品质优于附树栽培的金钗石斛。王爱红探究干树皮栽培、活树干栽培、岩石栽培3种仿野生栽培模式下对铁皮石斛的品质影响，发现岩石栽培的铁皮石斛多糖低于干树皮栽培、活树干栽培的铁皮石斛，活树干栽培模式的茎与叶总生物碱具有最高含量，可见，活树干栽培模式及干树皮栽培模式能使植株内生物碱含量提升。

六、加工方式对石斛化学成分影响

石斛鲜品因含有较多的水分而易发芽、发霉，难以保存，所以新采摘的铁皮石斛需及时进行加工干燥处理，保证其品质。目前对药材干燥的方法主要有热风干燥、真空干燥、微波干燥和冷冻干燥。贺文韬考察热风干燥、真空干燥和冷冻干燥3种方式对浙产铁皮石斛中多糖、甘露糖、葡萄糖含量的影响，结果显示鲜条的单糖由甘露糖、葡萄糖、半乳糖、阿拉伯糖、木糖、葡萄糖醛酸组成，摩尔质量比为84.17∶15.06∶0.36∶0.23∶0.10∶0.07；90℃热风干燥下的铁皮石斛单糖由甘露糖、葡萄糖、半乳糖组成，摩尔质量比为83.74∶15.92∶0.34；90℃真空干燥下的铁皮石斛单糖由甘露糖、葡萄糖、半乳糖、葡萄糖醛酸组成，摩尔质量比为 87.84：11.49：0.46：0.21；冷冻干燥下的铁皮石斛单糖由甘露糖、葡萄糖、半乳糖组成，摩尔质量比为 73.38：26.29：0.33。说明铁皮石斛中的主要单糖成分为甘露糖和葡萄糖，同时有微量的葡萄糖醛酸、半乳糖、木糖、阿拉伯糖，经过不同干燥方式加工后，木糖、葡萄糖醛酸和阿拉伯糖会随着加工过程被完全损失，甘露糖、葡萄糖、半乳糖保留效果好，真空干燥下铁皮石斛会留有少部分的葡萄糖醛酸。热风干燥与真空干燥模式下，干燥温度的变化对铁皮石斛葡萄糖含量影响较为显著。热风干燥在 80 ～ 90℃区间内，铁皮石斛中的葡萄糖含量随着温度的升高而增加，在 90 ～ 100℃区间内随着温度的升高而下降；在 80 ～ 95℃的条件下，真空干燥温度对铁皮石斛中葡萄糖的含量影响不明显，其含量随温度的升高稍微有所下降；冷冻干燥相比于其他干燥模式，对铁皮石斛甘露糖与葡萄糖的保留度更高，在 -80℃冷阱环境下冷冻干燥 48h 后，铁皮石斛中甘露糖含量为（23.454±0.0098）%，葡萄糖含量为（6.59±0.34）%，结果见表 4-12。

表 4-12　不同干燥方式、不同温度下对甘露糖、葡萄糖含量的影响

干燥方式	温度（℃）	水分（%）	甘露糖含量（%）	葡萄糖含量（%）	甘露糖／葡萄糖（标准值：2.4 ～ 8.0）
热风干燥	80	1.71	21.413±0.894	4.75±0.22	4.51±0.02
	85	5.42	22.609±0.066	4.96±0.14	4.56±0.11
	90	6.75	22.503±1.375	5.27±0.31	4.27±0.01
	95	8.31	22.459±0.113	4.01±0.05	5.60±0.10
	100	7.27	22.089±0.981	3.23±0.10	6.84±0.09
真空干燥	80	7.45	21.494±0.936	3.79±0.22	5.68±0.09
	85	7.32	21.678±0.033	3.69±0.03	5.88±0.04
	90	7.00	22.849±2.241	3.74±0.34	6.13±0.03
	95	7.50	22.456±0.095	3.34±0.02	6.72±0.07
	100	5.49	20.709±0.424	2.80±0.09	7.40±0.08
冷冻干燥	-80	1.75	23.454±0.098	6.59±0.34	3.57±0.20
传统干燥方式	-	5.53	-	-	2.10±0.07*

　　刘鹏飞等利用超高效液相色谱 - 四级杆串联飞行时间质谱仪（UPLC-QTOF-MS）探究铁皮石斛枫斗加工前后差异性成分，加工后发现芫花素、柚皮素、草质素等黄酮类成分；石斛酚、4,4'- 二羟基 -3,5- 二甲基联苄、鼓槌联苄等成分积累增加；A- 亚麻酸、L- 苯丙氨酸、尼泊金异丁酯等脂肪酸、氨基酸成分降低。

加工后黄酮类成分增加，其可能原因是由以柚皮素、草质素为苷元而形成的糖苷在加工过程中遇热断裂糖苷键，变成游离黄酮所致；氨基酸和脂肪酸类成分含量降低的原因可能为成分在加工过程中受热不稳定，遇热易分解和挥发。

不同炮制方法对石斛中化学成分有一定的影响，夏厚林等比较切片阴干法、切片烘干法、焯蒸法、传统产地加工法及清水浸泡法、NaOH 浸泡法 6 种加工方法下，叠鞘石斛中多糖及香豆素成分变化情况。结果采用切片阴干法的加工方式，其多糖含量为 6 种加工方法中最低，原因是在晾干过程中药材内部的细胞仍保持着呼吸作用，要消耗糖分以维持机体的生理活动；多糖含量以加工方式为切片烘干法含量最高（14.05%）；香豆素含量以加工方式为焯蒸法最高。结果见表 4-13。

表 4-13　叠鞘石斛不同加工方法指标测定结果

炮制方法	水溶性浸出物（%）	醇溶性浸出物（%）	多糖（%）	香豆素（mg/g）	综合评分
传统产地加工法	26.01	21.70	10.56	0.2219	79.89
清水浸泡法	31.61	25.70	12.94	0.0422	82.53
NaOH 浸泡法	32.80	23.27	13.07	0.0521	82.56
切片阴干法	23.87	22.94	11.43	0.0656	74.33
切片烘干法	28.67	21.54	14.05	0.2225	96.94
焯蒸法	28.56	22.52	13.96	0.0562	85.87

七、环境因素对石斛化学成分影响

不同海拔高度对金钗石斛中石斛碱含量有影响，高地势的石斛碱含量高于低地势。陆安静分别对海拔为 44m、338m、508m、692m 金钗石斛中的石斛碱进行分析，在海拔为 44m、338m、508m 的金钗石斛样本之间石斛碱含量差异不大，海拔 692m 金钗石斛样本中石斛碱含量明显升高，且海拔 692m 金钗石斛样本次生代谢产物谱的整体轮廓与其他海拔有区分趋势，其优势成分为石斛碱（dendrobine）、奎宁酸（quinicacid）、6- 羟基石斛碱（6-hydroxydendrobine）或 2- 羟基石斛碱（2-hydroxydendrobine）、mycosporine。曾瑶等考察来自不同产区及不同海拔的铁皮石斛，分析其多糖含量差异，发现海拔是影响铁皮石斛多糖含量的主要因素。贵州省采集的样本，海拔在 835 ～ 1122m 之间，海拔 918m 的铁皮石斛多糖含量最高；在浙江省采集的样本，海拔在 28 ～ 166m 之间，海拔

28m 的铁皮石斛多糖含量最高。

近年来，石斛的来源主要为人工栽培，而人工栽培时温度、光照、激素及栽培措施等对石斛的品质影响非常大。研究显示，光质会影响石斛中可溶性糖、可溶性蛋白、氨基酸等成分的变化。邓洁等考察光质对叠鞘石斛形态及生理指标的影响，发现光质分别为红光：蓝光 =3∶1、红光：蓝光 =1∶3，照射时间 7d 时，能显著增加叶绿素 a 的含量，但照射天数延长后效果不明显；而光质为红光：蓝光 =1∶3、照射 7d 时，能显著增加叶绿素 b 的含量；光质为红光：蓝光 =3∶1、照射 7d 及光质为红光：蓝光 =1∶1、照射 21d 时能明显增加可溶性糖含量；光质为红光：蓝光 =3∶1、照射 14d 及光质为红光：蓝光 =3∶1、照射 21d 时能明显增加可溶性蛋白质的含量；光质为红光：蓝光 =1∶3 处理下脯氨酸含量有明显减少。表明光质处理可能对叠鞘石斛造成了一定的胁迫，更有利于叠鞘石斛的生长。

文献报道，光照会影响石斛多糖的含量。曾瑶等比较阴生与阳生的铁皮石斛多糖含量，发现阳生的铁皮石斛多糖含量普遍比阴生的铁皮石斛高；阳生的铁皮石斛合格率普遍偏高，海拔在 918m 阳生的铁皮石斛多糖含量显著高于 835m 阴生的铁皮石斛多糖含量，推断光照为铁皮石斛多糖含量的次要影响因素。结果见图 4-13。

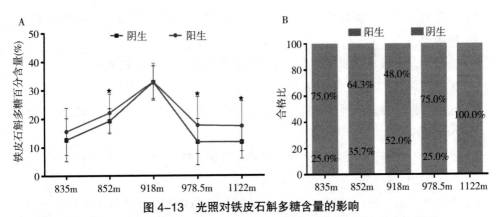

图 4-13　光照对铁皮石斛多糖含量的影响

A. 不同光照的铁皮石斛多糖含量；B. 在合格的铁皮石斛中，阳生与阴生的占比情况

环境温度会影响石斛属植物的生长发育即次生代谢产物的积累。叠鞘石斛在 UV-B 辐射下体内黄酮、多糖、多酚含量呈现先升高后降低的趋势，细茎石斛在干旱胁迫下通过诱导多糖、黄酮含量的升高来对抗水分亏缺对植物细胞造成的伤害。高温胁迫下金钗石斛的次生代谢产物黄酮、多酚含量在 30℃处理 20d 时显

著增加；在35℃处理下，黄酮和多酚含量显著上升；在40℃处理下，黄酮、多酚含量均先升后降，说明持续高温胁迫会减少金钗石斛有效成分的积累。低温胁迫下金钗石斛茎的多糖、多酚和黄酮含量均呈先升高后降低的趋势，8℃和4℃低温处理下，金钗石斛茎的多糖、多酚和黄酮含量呈上升趋势；而0℃和–4℃低温在处理8d时多糖、多酚和黄酮含量呈下降趋势，即一定的低温处理可以使植株积累更多的次生代谢物，而0℃以下的低温则阻碍次生代谢产物的积累。

在一定温差范围内，适当加大温差有利于植物体内干物质和代谢产物的积累。研究显示，昼夜温差交替（10℃左右）有利于铁皮石斛中多糖含量的积累，而长时间的恒温处理有利于生物碱的积累。

参考文献

[1] 华允芬.铁皮石斛多糖成分研究［D］.杭州：浙江大学，2005.

[2] 张四杰，钱正，刘京晶，等.铁皮石斛花多糖相对分子质量及其单糖组成的研究［J］.中国中药杂志，2017，42（20）：3919-3925.

[3] 赵永灵，王世林，李晓玉.兜唇石斛多糖的研究［J］.云南植物研究，1994（4）：392-396.

[4] 余茂元.霍山石斛多糖分离纯化及其益生作用［D］.芜湖：安徽工程大学，2019.

[5] 张爱莲，于敏，徐宏化，等.齿瓣石斛的化学成分及其抗氧化活性［J］.中国中药杂志，2013，38（6）：844-847.

[6] 吴蓓丽，赵铮蓉，刘骅，等.紫皮石斛研究进展［J］.中成药，2020，42（11）：2990-2998.

[7] 王元成.肿节石斛生物碱及酚类成分的研究［D］.北京：中国林业科学研究院，2020.

[8] 李振坚，周文雅，韩彬，等.基于UPLC-Q-TOF-MS技术的玫瑰石斛生物碱研究［J］.天然产物研究与开发，2020，32（3）：482-488+426.

[9] 林江波，王伟英，邹晖，等.基于转录组测序的铁皮石斛黄酮代谢途径及相关基因解析［J］.福建农业学报，2019，34（9）：1019-1025.

[10] 廖娴，谢镇山，梁芷韵，等.齿瓣石斛中5种黄酮苷类成分的含量测定［J］.中药材，2018，41（12）：2863-2865.

[11] 曾艺芸，聂雪婷，李振坚，等.中药石斛黄酮活性成分研究进展［J］.中

国实验方剂学杂志，2021，27（6）：197-206.

[12] 赵宏苏，许凤清，陈箫箫，等.霍山石斛化学成分研究[J].天然产物研究与开发，2021，33（9）：1491-1498.

[13] 周宇娟，王俊豪，徐红，等.铁皮石斛联苄类化学成分的研究[J].中国中药杂志，2021，46（15）：3853-3858.

[14] 曾艺芸.三种石斛生物碱成分与抗癌活性研究[D].北京：中国林业科学研究院，2021.

[15] 吴蕾蕾，丁玉莲，薛亚甫，等.紫皮石斛联苄类化学成分研究及 TLC 鉴别[J].西北药学杂志，2020，35（6）：791-795.

[16] 任刚，陈优婷，叶金宝，等.铁皮石斛叶的化学成分研究[J].中草药，2020，51（14）：3637-3644.

[17] 孙佳玮，刘继梅，陈日道，等.杯鞘石斛中联苄类化学成分研究[J].中国中药杂志，2020，45（20）：4929-4937.

[18] 李静娟，任福才，胡江苗，等.大苞鞘石斛化学成分及细胞毒活性研究[J].中草药，2020，51（7）：1819-1824.

[19] Zhou XM，Zheng CJ，Gan LS，et al.Bioactive phenanthrene and bibenzyl derivatives from the stems of Dendrobium nobile[J].J Nat Prod,2016,79（7）：1791-1797.

[20] Lee YH，Park JD，Baek NI，et al.In vitro and in vivo antitumoral phenanthrenes from the aerial parts of Dendrobium nobile[J].Planta Med，1995，61（2）：178-180.

[21] Hwang JS，Lee SA，Hong SS，et al.Phenanthrenes from Dendrobium nobile and their inhibition of the LPS-induced production of nitric oxide in macrophage RAW264.7cells[J].Bioorg Med Chem Lett，2010，20（12）：3785-3787.

[22] Liu QF，Chen WL，Tang J，et al.Novel Bis（bibenzyl）and（propylphenyl）bibenzyl derivatives from Dendrobium nobile[J].Helvetica Chimica Acta，2007，90（9）：1745-1750.

[23] Shu Y，Zhang DM，Guo SX.A new sesquiterpene glycoside from Dendrobium nobile Lindl[J].J Asian Nat Prod Res，2004，6（4）：311-314.

[24] 杨宗玉，张瑜，杨进，等.杓唇石斛化学成分研究[J].中成药，2022，44（11）：3517-3521.

[25] 肖世基，钱怡，张良，等.黔产金钗石斛中 1 个新的杜松烷型倍半萜[J].

中草药, 2016, 47 (17): 2972-2974.

[26] 王俊豪, 卢文旭, 吴思佳, 等. 金钗石斛中 1 个新的异香木兰烷型倍半萜成分 [J]. 中国中药杂志, 2023, 48 (22): 6088-6092.

[27] 杜国鑫, 蔡彩虹, 夏益华, 等. 金钗石斛中一个新的木防己毒烷型倍半萜 [J]. 热带亚热带植物学报, 2024, 32 (3): 446-450.

[28] 李玲, 胡继藤, 罗密, 等. 滇金石斛中 4 个对映海松烷二萜化合物的分离鉴定及其抗龋作用研究 [J]. 广东药科大学学报, 2020, 36 (2): 195-199.

[29] 孟晓, 牛丽婷, 孟威同, 等. 铁皮石斛茎中的苯丙素类成分研究 [J]. 中国药学杂志, 2023, 58 (15): 1368-1375.

[30] Hu J. Chemical components of Dendrobium chrysotoxum [J]. Chinese J Chem, 2012, 30 (6): 1327-1330.

[31] 龚燕晴, 杨虹, 刘赟, 等. 鼓槌石斛化学成分的研究Ⅲ [J]. 中国中药杂志, 2006 (4): 304-306.

[32] 刘佳妮, 王珊珊, 戴小枫. 鼓槌石斛和流苏石斛化学成分及药理活性的研究进展 [J]. 中国食物与营养, 2020, 26 (10): 42-49.

[33] 曹桦, 许凤, 陆琳, 等. 4 种香花型石斛花朵挥发性成分 GC-MS 分析 [J]. 中国农学通报, 2021, 37 (13): 56–62.

[34] 王元成, 曾艺芸, 李振坚, 等. 细叶石斛和翅梗石斛花朵赋香成分的 GC-MS 分析 [J]. 林业科学研究, 2020, 33 (3): 116–123.

[35] 颜沛沛, 周建金, 叶炜, 等. 铁皮石斛和重唇石斛及其杂交子代花的挥发性成分分析 [J]. 热带亚热带植物学报, 2022, 30 (4): 558-566.

[36] 杨渊, 杨秋悦, 王大昌, 等. 铁皮石斛、金钗石斛及百合鲜花挥发性成分分析 [J]. 中国农学通报, 2023, 39 (25): 139-146.

[37] 欧阳春杰, 贾芳欣, 黄佳佳, 等. 铁皮石斛花中杂环类和酚苷类成分研究 [J]. 中国中药杂志, 2023, 48 (15): 4115-4123.

[38] 周威, 沈祥春, 曾庆芳, 等. 金钗石斛的菲酮类成分研究 [J]. 中药材, 2018, 41 (8): 1887-1889.

[39] 李岩, 陈德泉, 叶泽波. HPLC 法测定铁皮石斛中酚酸类物质组成及含量 [J]. 食品研究与开发, 2018, 39 (7): 174-179.

[40] 鲍玲玲, 陈乃东, 郝经文, 等. 石斛不同品种及不同部位中主要成分及其抗氧化能力的比较研究 [J]. 安徽科技学院学报, 2023, 37 (3): 83-88.

[41] 张珍林, 闵运江, 黄仁术, 等. 霍山石斛和铁皮石斛干花成分含量和抗氧

化性的比较 [J].天然产物研究与开发，2020，32（7）：1104-1110+1155.

[42] 王雅文，梁芷韵，谢镇山，等.铁皮石斛与霍山石斛中甘露糖、葡萄糖及柚皮素的含量比较 [J].中国实验方剂学杂志，2019，25（1）：35-42.

[43] 张笑，李志强，岳芹，等.不同生长年限霍山石斛抗炎和抗肿瘤作用比较研究 [J].中国野生植物资源，2021，40（5）：24-29.

[44] 陆安静，余丹丹，何慧雨，等.金钗石斛居群内石斛碱的含量差异比较 [J].遵义医科大学学报，2020，43（1）：41-46.

[45] 李志强，周红秋，欧阳臻，等.不同生长年限霍山石斛的主要成分分析及其对急性肝损伤保护作用的比较研究 [J].中国中药杂志，2021，46（2）：298-305.

[46] 吕朝耕，李佳兴，蒋靖怡，等.浙产铁皮石斛不同生长期石斛酚、有机酸和黄酮类成分积累变化 [J].中华中医药杂志，2019，34（5）：1989-1992.

[47] 吴经耀，冯瑛.不同采收期铁皮石斛主要成分含量测定及比较 [J].中国民族民间医药，2019，28（10）：39-42.

[48] 颜寿，赵庭梅，张雪琴，等.合江金钗石斛在不同采收期时多糖和石斛碱含量的比较 [J].中国药房，2018，29（1）：73-77.

[49] 黄昕蕾，郑宝强，王雁.鼓槌石斛不同花期香气成分及盛花期香气日变化规律研究 [J].林业科学研究，2018，31（4）：142-149.

[50] 黄秀红，王再花，李杰，等.不同花期石斛花主要营养成分分析与品质比较 [J].热带作物学报，2017，38（1）：45-52.

[51] 杨晓利，蒲天珍，李永华，等.霍山石斛不同部位总黄酮的含量比较及黄酮类成分分析 [J].中药新药与临床药理，2023，34（10）：1426-1434.

[52] 唐文文，夏俊丽，陈垣.铁皮石斛茎、叶、花功能性成分、抗氧化活性及其相关性 [J].食品与机械，2021，37（7）：45-50.

[53] 胡志刚，梁欢，卢金清，等.金钗石斛茎和花中石斛碱的含量比较研究 [J].中国药师，2014，17（8）：1303-1305.

[54] 李龙囡，丁晴，孙鹏飞.不同产地铁皮石斛的质量比较研究 [J].中国现代中药，2017，19（12）：1702-1707.

[55] 马旖旎.不同区域铁皮石斛成分差异分析与指纹图谱建立研究 [D].杭州：浙江理工大学，2018.

[56] 杨唯瀚.霍山石斛生长过程中品质形成及关键影响因素研究 [D].合肥：安徽中医药大学，2023.

［57］李兆云，李辉，杨兰芬，等．不同产地叠鞘石斛氨基酸组成及营养价值评价［J］．化工管理，2021（15）：38-39．

［58］贾小换，秦琳，陆安静，等．基于UPLC-Q-TOF-MS分析石生与树生铁皮石斛化学成分的差异［J］．中南药学，2023，21（8）：2022-2028．

［59］陈廷权，王龙泉，施金竹，等．不同栽培条件下铁皮石斛中活性成分及微量元素比较分析［J］．贵州林业科技，2023，51（1）：1-6．

［60］颜寿，胡定益，聂鹏宇，等．合江金钗石斛贴石与附树仿野生栽培条件下产量与品质分析［J］．热带农业科学，2023，43（5）：10-15．

［61］王爱红．不同仿生栽培模式对铁皮石斛产量及品质影响［J］．安徽科技学院学报，2022，36（4）：44-48．

［62］刘鹏飞，范蓓，刘湘丹，等．铁皮石斛枫斗加工前后差异成分比较［J］．核农学报，2022，36（12）：2412-2418．

［63］贺文韬．不同干燥模式下对浙产铁皮石斛品质影响及生物活性研究［D］．舟山：浙江海洋大学，2022．

［64］缪晓丹，徐丽红，宋仙水，等．不同加工方式对铁皮石斛品质的影响［J］．舟山：浙江农业科学，2020，61（4）：704-707．

［65］夏厚林，周颖，彭颖，等．叠鞘石斛不同炮制方法的比较研究［J］．四川中医，2012，30（10）：48-49．

［66］邓洁，王刚，姚晨，等．光质对叠鞘石斛形态及生理指标的影响［J］．四川林业科技，2022，43（1）：19-23．

［67］曾瑶．不同环境仿野生铁皮石斛差异化学成分挖掘研究［D］．遵义：遵义医科大学，2020．

［68］陆安静．仿野生金钗石斛物质基础积累与环境因素相关性研究［D］．遵义：遵义医科大学，2020．

［69］赵娟．金钗石斛对低温胁迫的生理响应及外源水杨酸的缓解效应［D］．成都：四川农业大学，2022．

［70］谭雪艳．高温胁迫对金钗石斛生理和次生代谢的影响及外源钙缓解效应［D］．成都：四川农业大学，2023．

［71］杨婷婷，钟可，郭茜，等．种质与环境对金钗石斛药材品质的影响［J］．安徽农业科学，2022，50（9）：163-170．

［72］陈青青，王丛巧，赖钟雄．温差对铁皮石斛原球茎生长及药用成分的影响［J］．园艺与种苗，2022，42（2）：20-23．

第五章　石斛的药理作用

石斛在我国使用非常广泛，作为药食同源代表性植物，具有多种生物活性。现代药理研究表明，石斛有很高的药用价值，如抗肿瘤、抗氧化、降血糖及免疫调节作用等。

第一节　石斛药理作用

一、抗氧化作用

据报道，石斛中所含的多糖有显著的抗氧化作用。陈舜让等通过对 8 种石斛多糖非细胞氧化活性测定以对比观察不同品种石斛多糖还原氧化剂的能力、清除 DPPH 游离基的能力、螯合金属离子的能力、非细胞条件下模拟胃液环境中清除 NO^{2-} 的能力、总抗氧化能力、清除羟游离基的能力和抑制脂质过氧化的能力。结果显示，石斛多糖的抗氧化活性不仅与其浓度含量有关，与石斛品种也息息相关。8 种石斛多糖的抗氧化活性差异较大，其中细茎石斛多糖浓度为 2.40mg/mL 时还原氧化剂的能力为 0.21，在 8 种石斛中最强；8 种石斛多糖清除 DPPH 游离基能力由强到弱依次为细茎石斛（27.43%）、鼓槌石斛（23.87%）、金钗石斛（9.95%）、兜唇石斛（5.97%）、球花石斛（5.77%）、美花石斛（5.01%）、束花石斛（2.31%）及铁皮石斛（1.89%）；不同品种石斛多糖对金属螯合能力也有差异，铁皮石斛多糖在浓度 2.40mg/mL 时金属螯合能力最强，螯合率为 88.04%，同等浓度下束花石斛多糖螯合率为 20.52%，其余 6 种石斛多糖的金属离子螯合力较弱，在 8.74% ～ 2.26% 之间；8 种石斛多糖非细胞模拟胃液条件下均有清除 NO^{2-} 的能力，当石斛多糖浓度为 2.40mg/mL 时，金钗石斛 NO^{2-} 的清除率最高，美花石斛的清除率最低，但两者间清除率差值较小，仅为 10.42%，说明 8 种石斛多糖浓度与 NO^{2-} 清除率无显著关系；石斛品种对 ABTS 法测定石斛多糖总抗氧化能力有明显影响，其中鼓槌石斛多糖的总抗氧化能力最强为81.40%，其他依次为细茎石斛23.74%、铁皮石斛15.93%、金钗石斛14.91%、兜唇石斛12.04%、束花石斛8.10%、美花石斛8.01%及球花石斛5.01%；石斛多糖清除羟游离基的能力分别是兜唇石斛36.44%、金钗石斛34.69%、鼓槌石斛34.68%、铁皮石斛31.53%、球花石斛27.51%、美花石斛19.35%、束花石斛18.49%及细茎石斛15.28%，其中兜唇石斛、金钗石斛、鼓槌石斛、铁皮石斛的羟游离基清除率均高于30%，清除能力强；石斛多糖在浓度为2.40mg/mL时，束花石斛多糖抑制脂质过氧化的能力最强，为33.23%，细茎石斛多糖最弱，仅13.77%。

多糖含量是评价石斛药用效果的重要标准之一，多糖的非细胞抗氧化活性也是衡量石斛药用价值的重要标准。有研究结果表明，铁皮石斛、金钗石斛、美花石斛及束花石斛的多糖含量较高，为质量上乘的石斛药材资源，而鼓槌石斛的多糖组分最为复杂，但多糖含量与其抗氧化能力暂未找到剂量关系。然而，同一品种石斛采用不同的提取方式也会影响各活性成分含量，进而导致抗氧化活性差异。李梅梅等分别采用超声波法、浸渍法、水回流法、亚临界水萃取法、闪式提取法、酶解法等方法提取金钗石斛饮片中的总黄酮、总氨基酸、总生物碱、总多糖等活性成分，再通过DPPH自由基清除率试验及铁原子还原力测定（FRAP值），对比研究不同提取方法下石斛水提液的抗氧化活性。结果显示，虽然6种金钗石斛水提液各活性成分含量有差异（$P < 0.05$），但是均表现出较显著的抗氧化活性，并表现出浓度与活性正相关性，其中以水回流法提取液DPPH自由基清除能力和总还原力最为显著；同时，通过相关性研究分析发现，金钗石斛总黄酮和总生物碱与DPPH自由基清除率和总还原力分别呈中强度和中弱度正相关性，相关系数分别为金钗石斛总黄酮0.819、0.704及金钗石斛总生物碱0.762、0.498，推测金钗石斛水提取液抗氧化活性的主要物质基础是总黄酮和总生物碱。

对于中药材的品质保障一直强调产地的重要性，那么同一个地方产的不同品种的石斛在抗氧化活性方面会有区别吗？贡小辉等对霍山石斛及霍山产地的铁皮石斛水提物以及不同极性萃取部位的抗氧化活性进行研究，分别采用DPPH自由基清除力测定、•OH自由基清除力测定、还原力测定和总抗氧化能力测定等研究方法，观察霍山石斛及霍山产地铁皮石斛的抗氧化活性。结果发现，霍山石斛和霍山产铁皮石斛水提物及不同极性萃取各部位抗氧化活性一致，均是正丁醇萃取部位抗氧化活性相对较强，但霍山石斛抗氧化活性均高于霍山产铁皮石斛。两种石斛提取物清除DPPH自由基能力，由强到弱为：正丁醇萃取部位＞乙酸乙酯萃取部位＞石油醚萃取部位＞水提物＞剩余水部位；清除 •OH 自由基能力由强到弱为：正丁醇萃取部位＞乙酸乙酯萃取部位＞石油醚萃取部位＞水提物＞剩余水部位；还原能力由强到弱为：正丁醇萃取部位＞乙酸乙酯萃取部位＞石油醚萃取部位＞水提物＞剩余水部位；总抗氧化能力由强到弱为：正丁醇萃取部位＞乙酸乙酯萃取部位＞石油醚萃取部位＞水提物＞剩余水部位。

高海立从铁皮石斛叶中提取的总黄酮（IC_{50} 245.30μg/mL、653.08μg/mL）有较强的抗氧化能力，对 DPPH 及 $ABTS^+$ 的清除能力随着浓度升高迅速增加，呈现剂量依赖性，且纯化后的铁皮石斛黄酮类化合物（IC_{50} 112.28μg/mL、784.49μg/mL）DPPH 及 $ABTS^+$ 的清除能力更强；同时铁皮石斛叶总黄酮也有较好的铁离子还原能力，对 Fe^{2+} 螯合能力随着浓度的增大而逐渐增大，纯化前后 IC_{50} 值分别为 1106.33μg/mL 和 643.40μg/mL。岳齐香发现金钗石斛碱可提高抗氧化酶活性，对 H_2O_2 诱导的皮肤细胞 HACAT 损伤具有显著的保护作用，通过降低活性氧（ROS）生成，降低细胞的氧化应激水平，提高抗氧化能力，抑制HACAT 细胞凋亡，激活 Nrf2/Keap1 信号通路，拮抗 H_2O_2 诱导 HACAT 细胞的氧化损伤。

二、免疫调节作用

研究认为，石斛对免疫功能有较好的调节作用，对免疫细胞的激活具有多成分、多靶点、多通路的特点。有学者通过网络药理学预测铁皮石斛激活免疫细胞的靶点及通路，共筛选出铁皮石斛 14 个潜在活性成分及 429 个作用靶点，与 884 个作用于免疫细胞的靶点取交集得到 125 个靶点，通过基因本体（gene ontology，GO）功能富集分析得到直接参与免疫细胞调控的相关条目 25 个，铁皮石斛可能通过促进 B 细胞、T 细胞增殖分化，IL–6 受体结合来激活免疫细胞，通过京都基因与基因组百科全书（kyoto encyclopedia of genes and genomes，KEGG）通路富集分析 12 条，发现铁皮石斛激活免疫细胞与 T 细胞受体信号通路、B 细胞受体信号通路、细胞周期信号通路等有关，通过网络药理学说明了铁皮石斛多成分、多靶点、多通路的作用特点，为后续研究提供了思路。

张光耀等通过慢性束缚结合睡眠剥夺小鼠模型观察铁皮石斛的茎与花部位提取物（0.5g/kg）灌胃给药对小鼠的免疫作用，结果显示，铁皮石斛茎、花组小鼠跑台力竭时间、脾脏指数、胸腺指数与模型组小鼠比较显著提高（$P < 0.05$ 或 $P < 0.01$），血液中 NK 细胞活性、巨细胞活性及 $CD19^+CD3e^-$ B 细胞、$CD19^-$

CD3e$^+$ T 细胞、CD4$^+$CD3e$^+$ Th 细胞、CD4$^+$CD3e$^-$ NK 细胞比例亦显著上升（$P <$ 0.05 或 $P < 0.01$），血清中 IL-4、IL-6、IgG 的含量显著上升（$P < 0.05$ 或 $P <$ 0.01）。

陶胜昌对铁皮石斛分离的水溶性多糖片段的免疫活性进行了研究，结果表明只经过阴离子交换树脂 DEAE-52 纯化的铁皮石斛多糖（WDOP）和它进一步分离纯化的两个多糖片段（WDOPA、WDOPB），在浓度范围 3.125 ~ 50μg/mL 时对增强巨噬细胞 RAW264.7 的增殖作用、诱导巨噬细胞 RAW264.7 的吞噬活性、刺激 RAW264.7 产生 NO 能力及增进小鼠淋巴细胞的增殖作用等方面均有较好的免疫活性，但 WDOPA、WDOPB 在 6.25μg/mL 时就对巨噬细胞 RAW264.7 存活具有显著促进作用，WDOP 则要达到浓度 50μg/mL 时才有促进作用，且浓度越高，效果越明显。同样的，在对诱导巨噬细胞 RAW264.7 的吞噬活性、刺激 RAW264.7 产生 NO 能力及增进小鼠淋巴细胞的增殖作用等方面，即使在同一浓度下，WDOPA、WDOPB 的刺激指数也高于 WDOP，表现出优于 WDOP 的免疫活性，说明铁皮石斛多糖的浓度与免疫活性呈正相关，且多糖片段纯度越高，免疫活性越好。

赵小丹等通过超声波联合过氧化氢分离出 4 个不同相对分子质量的铁皮石斛多糖 DOP、DOP-30、DOP-60 和 DOP-150，采用小鼠巨噬细胞 RAW264.7 构建体外免疫活性实验模型，测定细胞的增殖率、吞噬率、NO 释放量及肿瘤坏死因子（TNF-α）分泌量，探究铁皮石斛多糖相对分子质量对其免疫调节活性的影响。结果显示，在 12.5 ~ 100μg/mL 范围内，4 种多糖均可提高 RAW264.7 细胞的 NO 释放量和 TNF-α 分泌量，具有良好的免疫调节活性。林艺为等将铁皮石斛茎的非多糖及粗多糖成分抗氧化作用进行比较，结果显示，铁皮石斛非多糖及粗多糖成分在体内外均具有显著的抗氧化作用，特别是非多糖（IC$_{50}$ 浓度为 0.357、1.545、3.535mg/mL）在 ABTS 自由基、DPPH 自由基、O$_2^{\cdot-}$ 清除能力方面优于粗多糖（IC$_{50}$ 浓度为 6.597、2.077、4.916mg/mL），非多糖、粗多糖可使高糖高脂复合饮酒法制备的代谢性高血压模型大鼠血清中总抗氧化能力（T-AOC）、超氧化物歧化酶（SOD）含量升高，丙二醛（MDA）含量降低。

代玉亭等研究霍山石斛对免疫功能的影响，通过脾阴虚型慢性萎缩性胃炎大鼠模型，观察比较大鼠的活动情况、体质量变化、脾脏指数和胸腺指数变化、脾脏组织形态学变化、外周血 T 淋巴细胞亚群、白细胞计数和分类，以及血清中免疫球蛋白 A（IgA）、M（IgM）、G（IgG），血清及胃黏膜组织中白细胞介素 -2

（IL-2）、干扰素-γ（IFN-γ）、白介素-4（IL-4）、白介素-10（IL-10）水平。结果显示，霍山石斛可改善脾阴虚型大鼠体质量，使其逐渐趋于正常水平；使大鼠脾脏指数和胸腺指数显著上升；通过增厚脾脏动脉周围淋巴鞘，紧密淋巴细胞排列，从而改善脾脏组织病理状态；显著升高血清中 IgA、IgM、IgG 水平，血清及胃黏膜组织中 IL-2、TNF-γ 水平；还可显著提高外周血白细胞数量、淋巴细胞计数和中性粒细胞计数；上调外周血中 CD3$^+$、CD4$^+$、CD4$^+$/CD8$^+$ T 淋巴细胞比值，下调 CD8$^+$T 淋巴细胞比值，说明霍山石斛可有效提高脾阴虚型慢性萎缩性胃炎大鼠的免疫功能。

谢唐贵等对云南、广西桂林、广西凌云及广西容县 4 个产地的铁皮石斛水提物的免疫调节作用进行研究，采用环磷酰胺复制免疫低下小鼠模型，观察铁皮石斛水提取物对小鼠巨噬细胞炭末廓清、溶血素抗体生成的影响。结果显示 4 个产地铁皮石斛水提取物均可提高炭末廓清指数及溶血素抗体含量，其中云南产地铁皮石斛（0.111±0.031）对提高免疫低下小鼠的炭末廓清指数效果最好（P < 0.01），云南（0.780±0.397）、桂林（0.680±0.280）及凌云（0.770±0.285）产地铁皮石斛水提物对提高免疫低下小鼠的溶血素 OD 值效果最好（P < 0.01）。张宇等以浙江（0.4mg/mL）、云南（2mg/mL）产地铁皮石斛多糖酶解产物加药处理 B 淋巴瘤细胞株 MPC-11，两个产地石斛多糖酶解产物均可显著促进 B 淋巴瘤细胞株中 GRP78 的蛋白表达，GRP78 蛋白表达量增加对机体免疫功能的提高具有促进作用，说明铁皮石斛多糖酶解产物可调节蛋白 GRP78 参与 B 淋巴瘤细胞中免疫球蛋白的表达，从而提高细胞免疫功能。

三、抗衰老作用

现代研究表明，石斛有显著的抗衰老作用。梁颖敏观察铁皮石斛多糖对雌性衰老小鼠的抗衰作用，结果显示铁皮石斛多糖可增强 D- 半乳糖致亚急性衰老雌性小鼠及自然衰老雌性模型小鼠学习记忆能力，缩短迷宫实验中的时间，增加跳台实验中潜伏期及减少错误次数，增强爬绳实验中小鼠的抗疲劳能力，增加免疫器官重量；病理组织学表明，铁皮石斛能改善雌性衰老小鼠心、脑、肾、肝等重要脏器发生老化，特别是对生殖器官，如子宫、卵巢，以及免疫器官，如胸腺、脾脏的改善程度尤为明显。

闫建华等通过 D- 半乳糖致小鼠衰老模型观察铁皮石斛总黄酮的抗衰老作用。结果经铁皮石斛总黄酮（200mg/kg、400mg/kg）灌胃治疗 6 周后，小鼠血清中 SOD、T-AOC 活性显著升高，MDA 含量显著降低；将注射 D-半乳糖的小鼠背部皮肤剪下进行检测，发现铁皮石斛总黄酮可显著升高小鼠皮肤组织中 SOD、ATP 活性作用，降低过氧化氢酶（CAT）活性。胶原纤维是真皮的主要结构物质，占皮肤干质量的 80%，真皮中的胶原主要由 I 型胶原（80%）和少量 III 型胶原（10%）组成，当二者比例发生改变将导致皮肤发生衰老。HYP 是胶原蛋白中的氨基酸，其变化可间接反映真皮衰老的程度，LF 是溶酶体作用机体细胞后不易被消化的物质，残余体沉积于浅表皮肤形成老年斑。铁皮石斛总黄酮（400mg/kg）可显著升高皮肤组织中 HYP、I 型胶原蛋白和 III 型胶原蛋白含量，降低 LF 含量，说明铁皮石斛黄酮有一定的抗皮肤衰老作用，其作用机制可能与降低氧化应激反应有关。

汪群红等同样采用 D-半乳糖致小鼠衰老模型观察铁皮石斛对衰老小鼠记忆力的作用。模型小鼠灌胃铁皮石斛 3.25g/kg 连续 8 周后，可显著缩短 Morris 水迷宫实验小鼠寻找平台潜伏期时间和游泳总路程，增加小鼠 2min 内穿过目标区域次数，缩短第 1 次抵原平台时间，增加小鼠到达安全平台次数，对免疫器官胸腺、脾脏指数有升高作用，可降低肝脏指数，升高血清及肝脏组织中 T-SOD、GSH-Px、CAT 含量，降低 MDA 含量。说明铁皮石斛对衰老模型小鼠记忆能力、空间搜索能力、空间辨别能力等方面有较好的改善作用，并能增强衰老小鼠的免疫功能，激活衰老小鼠自由基防御系统，发挥延缓衰老作用。

龙颜通过豚鼠全层皮肤切除模型和小鼠光老化模型观察铁皮石斛多糖对光老化皮肤的抗衰老作用及机制。经铁皮石斛多糖溶液（40mg/mL、80mg/mL、120mg/mL）直接涂抹后，皮肤全层切口愈合速度加快，观察愈合组织的皮下血管发现，经铁皮石斛多糖处理的皮肤组织皮下血管数显著增加，且作用呈浓度依赖性，说明铁皮石斛多糖可有效促进伤口皮下血管生成。进一步通过小鼠皮肤光老化模型观察铁皮石斛多糖的抗皮肤衰老作用，发现经铁皮石斛多糖溶液（40mg/mL、80mg/mL、120mg/mL）处理后能够减轻 UV 照射后小鼠皮肤发生光老化所产生的皱纹和红斑，并且对光老化皮肤的皮下组织中血管发育起到促进作用，可显著增加皮下血管分支数量及粗细，提高皮肤胶原含量，恢复皮肤弹性，且效果呈浓度依赖性；HE 染色发现铁皮石斛多糖溶液对小鼠光老化皮肤胶原结构有改善作用，可维持表皮正常厚度，显著增加真皮层毛细血管数量，说明铁皮石斛多糖溶液抗皮肤衰老的作用可能是通过促进光老化皮肤组织中的血管生成，维持血管结构的稳定性来实现的。

张思雨采用秀丽隐杆线虫自然衰老模型观察铁皮石斛多糖的抗衰老作用。铁皮石斛多糖（250μg/mL）可显著延长线虫 N2 的寿命，平均延寿率达 12.73%，最大延寿率达 13.32%；可显著提高线虫 N2 运动、咽泵、抗氧化应激能力；显著提高过氧化氢酶、超氧化物歧化酶活性及谷胱甘肽含量，并降低活性氧水平及丙二醛含量。铁皮石斛多糖对线虫抗氧化作用通过调控 skn-1 来实现，当敲除 skn-1 基因后其抗氧化作用消失，能增强 GFP 荧光标记的转基因线虫的荧光强度。铁皮石斛多糖可上调衰老相关 sod-5、sod-3、ctl-1、ctl-2、daf-16 和 skn-1 基因的表达水平，下调 daf-2 基因的表达水平，说明铁皮石斛多糖对线虫寿命和耐受性的调控具有重要作用，可提高线虫的抗逆性和寿命。

蒋瑞等给 4 月龄 SD 雄性大鼠颈背部皮下注射 10% D- 半乳糖 0.125g/（kg·d）连续 42d 建立大鼠衰老模型，又行大鼠单侧肾切除术，观察金钗石斛对衰老模型大鼠术后认知功能的影响。经金钗石斛（10g/kg）连续灌胃给药 7d 和 14d 后，可显著缩短模型大鼠 Morris 水迷宫定位航行实验逃避潜伏期时间，改善模型大鼠术后海马神经元细胞病理形态，降低模型大鼠血清中 IL-1β、IL-6、TNF-α 等炎症因子表达，下调海马组织中 NF-κB 蛋白表达，同时升高 IκBα 蛋白表达，说明金钗石斛对衰老模型大鼠术后认知功能的损害、减轻神经细胞损伤及术后神经炎症等均有改善作用。

四、抗肿瘤作用

石斛中含有丰富的多糖类、黄酮类及生物碱等有效物质，近年研究发现其有抗肿瘤活性，石斛作为药食同源的中药也有着较高的使用安全性，作为抗肿瘤药物进行开发研究有良好的应用前景。

1. 抗胃癌作用

黄森从霍山石斛中提取的 8 种多糖，浓度在 400μg/mL 时均对 SGC-7901 胃癌细胞的抑制率最强；8 种浓度 400μg/mL 多糖处理 SGC-7901 胃癌细胞，经 Hoechst/PI 混合双染，被染成红色的细胞比例明显增加，表明细胞凋亡作用明显，被染成蓝色的肿瘤细胞中多数表现出染色质的凝集，表明正处于凋亡期；霍山石斛多糖组分 HDP-2 可明显下调 SGC-7901 胃癌细胞中原癌基因 c-myc 的表达，并大幅提高肿瘤抑制基因野生型 p53 的表达。

2. 抗肝癌作用

洪静观察铁皮石斛和鼓槌石斛中提取的联苄类小分子毛兰素的抗肿瘤作用，

CCK-8 试验研究发现，毛兰素（50ng/mL、150ng/mL）可降低肝癌 HepG2 细胞的存活率（36.25%、12.38%），有一定的增殖抑制作用，毛兰素对 HepG2 细胞 48、72h 的 IC_{50} 浓度分别为 41.4ng/mL、29.5ng/mL，且呈现较好的时间和剂量依赖效应，同时毛兰素对正常肝 LO2 细胞毒副作用较低，推测毛兰素对细胞有杀伤选择性；Hochest 33258 荧光染色实验表明毛兰素可有效抑制肝癌 HepG2 细胞的生长，呈浓度依赖性使细胞凋亡；流式细胞术表明毛兰素可以阻滞肝癌 HepG2 细胞的细胞周期于 G2/M 期，有效抑制细胞增殖。

3. 抗口腔癌作用

田绣云研究发现，毛兰素可抑制口腔癌 KB 细胞增殖（$P < 0.001$），IC_{50} 约为 120nM；创伤愈合实验、Transwell 实验结果表明，毛兰素可显著抑制口腔癌 KB 细胞迁移（$P=0.044$）和侵袭（$P < 0.001$）；毛兰素可诱导口腔癌 KB 细胞发生铁死亡，呈浓度依赖性增加 ROS 含量，促进 KB 细胞铁积累，其诱导 KB 细胞铁死亡作用机制可能是通过 Nrf2/ HO-1/GPX4 通路来完成的。

4. 抗宫颈癌作用

郭彩霞等通过网络药理学分析铁皮石斛抗宫颈癌的作用机制，通过查阅有关文献及 Gercards 和 OMIM 等数据库，筛选得到 25 个铁皮石斛抗宫颈癌化合物及 34 个铁皮石斛抗宫颈癌相关靶点；获得 6 个 PPI 核心靶点基因 ESR1、PTGS2、EGFR、MMP9、ERBB2、HIF1A；GO 富集分析 38 个条目，其中生物过程 20 个、细胞组成 9 个、分子功能 9 个；KEGG 富集分析得到 43 条相关信号通路；分子对接评估了活性成分与核心靶点结合的稳定性，其中 3 个化合物 erianin、3,4-dihydroxy-5,4'-dimethoxybibenzyl 和 3',4-dihydroxy-3,5'-dime-thoxystilbene 与铁皮石斛抗宫颈癌关键靶点具有强烈结合活性，另外 3 个化合物 naringenin、p-hydroxyphenylpropionic acid 和 p-hydroxycinnamic acid 则具有较好的结合活性，说明铁皮石斛有较好的抗宫颈癌作用，其作用机制可能是通过多种方式实现的，显示出多靶点、多通路特点。李贺月等研究发现，石斛生物碱可促进乳癌和结肠癌细胞凋亡，进而观察石斛生物碱对宫颈癌细胞的恶性生物学行为影响。结果显示，石斛生物碱（15ng/mL、30ng/mL、60ng/mL）可降低宫颈癌 SiHa 细胞吸光度值、迁移数、侵袭数、MMP2 和 MMP9 基因在蛋白质水平的表达量，其作用机制可能是通过调控 KCNQ10T1/miR-487a-3p 轴来降低宫颈癌 SiHa 细胞的增殖、迁移和侵袭能力，从而促进 SiHa 细胞凋亡。

5. 抗乳腺癌作用

黄天睿针对铁皮石斛提取液对乳腺癌细胞的作用进行评价，利用MTT法观察铁皮石斛提取液对乳腺癌细胞MCF-7细胞系的增殖作用，荧光实时定量观察铁皮石斛提取液对乳腺癌细胞MCF-7细胞系周期蛋白依赖性激酶（CDK）的作用。结果显示，铁皮石斛对人乳腺癌细胞MCF-7细胞系增殖有抑制作用，在高浓度（2mmg/L）及长时间（72h）给药时，铁皮石斛提取液对癌细胞的抑制率大于60%，呈现时间和剂量依赖性；铁皮石斛提取物还可以显著降低人乳腺癌细胞MCF-7细胞系增殖过程中多种CDK的表达量，说明铁皮石斛提取物抑制乳腺癌细胞增殖可能与下调CDK表达有关。

6. 抗肺癌作用

曹培常等人观察鲜霍山石斛对Lewis肺癌和原发型肺癌小鼠的肿瘤抑制作用，结果鲜霍山石斛（5g/kg）可显著推迟荷瘤小鼠的成瘤时间，抑制小鼠肿瘤体积，抑制尿烷致原发型肺癌的发生率，延长原发型肺腺癌小鼠的生存时间，减小肺腺癌的面积，抑制肺部组织Ki-67的蛋白及mRNA表达，并抑制原发性肺癌和肺部细胞异常增殖。研究表明，正常肺细胞长期持续暴露于炎性环境会有转化为癌细胞机会，淋巴细胞、中性粒细胞和巨噬细胞会引起肺部炎症，中性粒细胞还会促进癌细胞进一步转移。通过分析肺癌小鼠肺泡灌洗液发现，霍山石斛可有效抑制肺泡灌洗液中炎症细胞聚集数量，且与厄洛替尼联用后炎症细胞数量减少更多，有协同增效作用；同时，霍山石斛可降低肺肿瘤组织中TLR-4、NF-κB、TNF-α及IL-1β的蛋白和mRNA表达，说明霍山石斛很可能是通过调控TLR-4/NF-κB信号通路相关因子降低移植瘤和原发癌的发生，并抑制原发性肺癌的进一步发展及提高原发性肺癌小鼠的生存率。张金萍等探讨霍山石斛多糖对Lewis肺癌荷瘤小鼠的作用，结果经霍山石斛多糖（92.25mg/kg、184.5mg/kg、369mg/kg）治疗30d后，肿瘤分别减小了64.91%、50.88%和37.72%，抑瘤率分别为64.52%、50.47%和37.68%，且呈浓度依赖性，对肿瘤标志物CEA也有显著抑制作用，说明霍山石斛多糖不仅抑制肿瘤生长，同时还可以减少肿瘤细胞的恶化率。流式细胞术结果显示，石斛多糖可促进肿瘤组织中肿瘤细胞的凋亡，显著抑制肺癌荷瘤小鼠肿瘤细胞增殖，对Con A诱导的淋巴细胞增殖有明显促进作用，可显著增加荷瘤小鼠脾淋巴细胞增殖能力，增强CD4$^+$/CD8$^+$比值，增强机体免疫功能，降低荷瘤小鼠脾脏中Treg细胞比例，减弱免疫抑制作用，并调控血清细胞因子平衡，下调IL-10、IL-1β水平，上调IL-2、TNF-α水平，下调血清中新生血管因子 VEGF 和转化生长因子 TGF-β 的表达，有效抑制新生肿瘤血管形成及免疫逃逸，有较好的抗肿瘤活性。

此外，李艳茹等观察霍山石斛的乙醇提取物及不同极性部位对 HL-60、A-549、SMMC-7721、MCF-7 和 SW-480 5 株肿瘤细胞体外抗肿瘤活性。结果显示，霍山石斛（浓度 100μg/mL）乙醇提取物和石油醚部位对 A-549、SMMC-7721、MCF-7 和 SW-480 细胞具有一定的抑制细胞增殖作用（$P < 0.05$），其中石油醚部位对 A-549、SMMC-7721、MCF-7、SW-480 细胞的抑制率分别为49.76%、33.28%、31.40%、49.96%，效果最佳；其他部位也有较弱的抑制作用。

五、对糖尿病及其并发症的作用

研究显示，石斛对糖尿病眼病有一定的预防、治疗作用。金昱等观察铁皮石斛乙醇提取物对 2 型糖尿病模型大鼠视网膜血管生成的影响。结果显示，铁皮石斛乙醇提取物（100mg/kg、300mg/kg）可降低模型大鼠血浆空腹血糖（FPG）、血清空腹胰岛素（FINs）水平，降低视网膜组织促炎因子白细胞介素 6（IL-6）、白细胞介素 1β（IL-1β）、肿瘤坏死因子 α（TNF-α）含量，降低视网膜组织缺氧诱导因子 1α（HIF-1α）、血管内皮生长因子（VEGF）m RNA 及蛋白表达；眼底荧光素血管造影（FFA）法显示，铁皮石斛乙醇提取物（100mg/kg、300mg/kg）可有效减少模型大鼠眼底血管数量，降低荧光素泄漏量；视网膜病理组织结果显示，铁皮石斛乙醇提取物（100mg/kg、300mg/kg）对模型大鼠视网膜组织结构、内外核层细胞排列及细胞组织水肿均有不同程度的改善，当铁皮石斛乙醇提取物浓度为 300mg/kg 时对模型大鼠视网膜组织的改善更为明显，效果与阳性对照药物羟苯磺酸钙 5.4mg/kg 相当。推测石斛乙醇提取物可有效抑制 T2DM 糖尿病大鼠视网膜血管生成，机制可能与抑制 HIF-1α/VEGF 轴相关信号分子及下游促炎因子有关。

李秀芳等观察霍山石斛多糖对链脲佐菌素（STZ）糖尿病性白内障大鼠眼球晶状体组织抗氧化作用。结果显示，霍山石斛多糖（50mg/kg、100mg/kg、200mg/kg）可有效提高模型大鼠晶状体组织中谷胱甘肽（GSH）含量，显著促进谷胱甘肽过氧化物酶（GSH-PX）活性，提高谷胱甘肽还原酶（GR）、谷胱甘肽 -S- 转移酶（GST）活力，提高过氧化氢酶（CAT）和超氧化物歧化酶（SOD）活性，且呈剂量依赖性，并降低 MDA 及羰基含量。推测霍山石斛多糖有效延缓糖尿病性白内障进展可能与调控氧化应激途径相关。

林心君等观察复方石斛合剂对糖尿病大鼠肝糖异生的作用。结果显示，石斛合剂可显著降低糖尿病大鼠血清空腹血糖（FBG）和血清胰高血糖素（glucagon），上调肝组织中 β–catenin、Tcf7L2 的 mRNA 和蛋白表达，显著下调肝组织中 GCGR、PKA mRNA 和蛋白表达，抑制糖尿病模型大鼠的肝糖异生，其作用机制可能与调控 GCGR/PKA 信号通路相关。

张志豪通过细胞及动物实验观察铁皮石斛水提物对糖尿病性心肌损伤的作用。细胞实验表明，铁皮石斛水提物可显著提高高糖细胞模型的存活率，抑制氧化应激反应，降低细胞内乳酸脱氢酶（LDH）、MDA 含量，增加 T-SOD 含量，减少细胞产生 ROS，减少细胞凋亡，下调细胞内 NF–κB、TNF–α、IL-1β 炎症反应蛋白水平，减轻炎症反应，对体外心肌细胞有保护作用；动物实验采用腹腔注射链脲佐菌素（STZ）制备小鼠糖尿病性心肌病模型，第 8 周心肌损伤严重，糖尿病模型成功后给予铁皮石斛水提物（75mg/kg、150mg/kg、300mg/kg）连续灌胃 8 周，观察糖尿病性心肌病模型小鼠心肌损伤、氧化应激反应、纤维化、脂质聚集及炎症反应。结果显示，铁皮石斛水提物有降低血糖、减轻小鼠糖尿病心肌并发症心肌肥厚的作用，还能够改善糖尿病继发的脂质代谢紊乱；铁皮石斛水提物还可呈剂量依赖性地降低小鼠血清中 CK、LDH 和 MDA 水平，升高 SOD 水平，抑制炎症反应相关蛋白 NF–κB、TNF–α、IL-1β 和纤维化相关蛋白 TGF–β1、Collegen-1、Fibronectin 的表达，保护心肌组织免受炎症反应损伤；免疫组化结果显示，铁皮石斛可抑制脂质在糖尿病小鼠心脏组织的聚集，减少心肌中脂质过氧化反应发生，降低 MDA 表达；病理组织结果可以看出，铁皮石斛水提物能明显减轻糖尿病性心肌病的心肌损伤，减少心脏组织空泡样病变，减少炎性细胞浸润，改善心肌功能。以上结果都表明铁皮石斛水提物可能通过抑制模型小鼠心肌氧化应激反应、炎症反应、脂质聚集及心肌纤维化，来减轻糖尿病小鼠心肌细胞损伤，有心脏保护作用。

刘庆春采用糖尿病大鼠模型观察金钗石斛对糖尿病大鼠肾脏蛋白激酶 C（PKC）和转化生长因子 β1（TGF–β1）表达的影响。结果显示，模型大鼠经过 8 周金钗石斛（生药 10g/kg）灌胃治疗，其空腹血糖、血清尿素氮、肌酐和肾脏指数较模型组显著降低，分别为 17.33%、24.06%、30.81% 和 14.29%；免疫组化结果显示，模型大鼠经金钗石斛治疗后肾脏 PKC 和 TGF–β1 的蛋白表达较模型组分别下调了 44.44% 和 38.24%，说明金钗石斛对糖尿病肾病有保护作用。樊小宝等观察石斛碱对左肾摘除的糖尿病肾病大鼠足细胞功能障碍的作用。结果显示，石斛碱（2mg/mL、4mg/mL、8mg/mL）可有效降低模型大鼠血糖、血脂、尿微量白蛋白（UMA）、TNF-α 及 IL-6 水平，以及尿中足细胞标志蛋白 nephrin、PCX 蛋白含量，呈剂量依赖性地升高肾组织中 p-PI3K/PI3K、p-Akt/Akt、p-m TOR/m TOR 的表达，说明石斛碱可有效减轻糖尿病肾病大鼠足细胞功能障碍，改善糖尿病足临床表现。陈玉凤等通过体外实验发现，石斛碱可通过上调 miR-499-5p 表达改善高糖诱导的糖尿病肾病系膜细胞增殖、上皮间充质转化（EMT）和纤维化，其作用机制可能与抑制 NF-κB 通路活化有关。

潘中闪研究发现，石斛酚能显著降低高脂高糖诱导的糖尿病小鼠体重、肝脏、脾脏、胸腺的脏器指数、血糖值、总胆固醇（TC）、甘油三酯（TG）及低密度脂蛋白（LDL）含量，升高高密度脂蛋白（HDL）含量，改善高脂高糖饲养小鼠糖代谢紊乱的现象，降低糖尿病小鼠肝脏中葡萄糖 6 磷酸酶（G6PC）、葡萄糖激酶（GCK）含量，降低血清总蛋白（TP）水平、血清中间接胆红素（IBIL）、谷丙转氨酶（ALT）、谷草转氨酶（AST）和总胆酸（TBA）含量，显著升高肝糖原，提升小鼠肝脏 SOD 活力，降低高脂高糖小鼠肝脏 MDA 水平，缓解糖尿病小鼠氧化应激性的肝损伤，防止肝脏脂质过氧化和细胞损伤，说明石斛碱对高脂高糖饮食导致的小鼠糖代谢紊乱现象及肝脏问题有一定治疗效果。

钟惠娟等采用离体血管灌流方法观察铁皮石斛多糖对高糖诱导的离体大鼠胸主动脉血管内皮依赖性舒张功能的影响，结果表明铁皮石斛多糖（200μg/mL、400μg/mL、800μg/mL）可显著抑制葡萄糖调节蛋白 78（GRP78）、C/EBP 同源蛋白（CHOP）及核转录因子-κB（NF-κB）的表达，说明铁皮石斛多糖可拮抗高糖（44mmol/L）诱导的血管内皮依赖性舒张功能，其作用机制可能与抑制内质网应激及 NF-κB 信号通路相关。

曾杰研究发现，铁皮石斛水提物可防治 2 型糖尿病性小鼠心脏和肾脏并发症，通过降低糖尿病性心肌病小鼠心脏组织的胶原聚集、抑制肾细胞凋亡，改善糖尿病小鼠的心、肾损伤，保护糖尿病小鼠心肌组织和肾脏组织，其作用机制可能是通过降低心脏、肾脏组织中 TGF-β₁ 蛋白表达，上调 E-cadherin 蛋白表达，下调 Vimentin 和 snail 1 蛋白表达，从而减少心脏、肾脏 EMT 过程，减少心肌及肾脏纤维化。

六、对肾脏的保护作用

赵媛媛通过牛血清蛋白、柔红霉素复制大鼠慢性肾小球肾炎模型，观察铁皮石斛对慢性肾小球肾炎大鼠细胞免疫调节的作用。结果显示，铁皮石斛可以改善慢性肾炎大鼠的生存质量，减少慢性肾炎大鼠尿蛋白的排泄量，改善慢性肾炎大鼠肾功能，提高慢性肾炎大鼠的免疫器官脏器指数，改善淋巴细胞增值情况，通过升高肾炎大鼠 IL-4 和 IFN-γ 水平，升高 CD3、CD4、CD4/CD8 以及下调 CD8 水平来调节机体免疫功能。

吕月通过单侧肾脏切除建立慢性肾小球肾炎大鼠模型，观察铁皮石斛干预后模型大鼠肾组织中内质网应激蛋白的表达情况。结果表明，铁皮石斛可以降低慢性肾小球肾炎大鼠 24h 尿蛋白的排泄，减少肌酐、尿素氮含量，减轻肾组织系膜细胞及系膜基质的增生，减轻肾脏纤维化，减轻肾间质水肿，其作用机制可能是通过降低内质网应激相关蛋白 GRP78、PERK、CHOP 表达，抑制内质网应激反应来实现的。

张凯惠等分别通过次黄嘌呤、氧嗪酸钾诱导小鼠急性、慢性高尿酸血症模型，评价美花石斛醇提物对高尿酸血症的作用。结果显示美花石斛（0.78g/kg、1.56g/kg、3.12g/kg）对急慢性高尿酸血症小鼠的尿酸值均有降低作用，减轻两种模型小鼠的肾脏损伤，具有肾脏保护作用，同时还可抑制急性高尿酸血症小鼠血清和肝脏中的黄嘌呤氧化酶（XOD）、腺苷脱氨酶（ADA）水平。

据文献报道，金钗石斛多糖对肾脏有保护作用，可抑制药源性肾病引起的肾纤维化。实验结果显示，金钗石斛多糖可降低药源性肾病模型大鼠 SCr、BUN 水平及 24h 尿蛋白含量，显著降低肾组织中 α-SMA、FN、CTGF 及 p-PI3K、p-Akt、HIF-1α 表达水平；Masson 染色显示金钗石斛多糖可降低模型大鼠肾纤维化程度及胶原纤维阳性率，推测其作用机制可能是通过调控 PI3K/Akt/HIF-1α 信号通路来发挥作用的。

七、对肝脏的保护作用

石斛有较好的保肝作用，对化学性肝损伤、药物性肝损伤、酒精性肝损伤、肝纤维化等都有较好的治疗及预防作用。

范钦等采用皮下注射 40% CCl_4 橄榄油溶液建立大鼠肝纤维化模型，观察铁皮石斛多糖抗肝纤维化作用及其机制。结果显示，石斛多糖（1g/kg）可有效增加模型大鼠体重，改善 Masson 染色肝纤维化大鼠胶原纤维的增生程度，降低模型大鼠血清中 ALT、碱性磷酸酶（AKP）、AST、层粘连蛋白（LN）、透明质酸（HA）、PC-Ⅲ和 Col-Ⅳ含量，还可以抑制 TGF-β$_1$、Col-Ⅲ、TIMP-1、β-catenin mRNA 和 α-SMA、TGF-β1、β-catenin 蛋白的表达，说明铁皮石斛多糖有较好的抗肝纤维化作用，其作用机制可能与调控大鼠肝组织中 TGF-β 和 Wnt/β-catenin 信号通路有关。

叶欢颖采用环磷酰胺建立 C57BL/6 小鼠模型，评价霍山石斛对环磷酰胺所致小鼠肝损伤的作用。结果显示，霍山石斛可降低环磷酰胺致肝脏损伤小鼠肝脏指数，降低血清中 ALT、AST 水平，改善肝损伤小鼠肝脏组织病理性改变，并通过升高小鼠 SOD 活性，降低 MDA 含量来抑制环磷酰胺肝脏损伤导致的氧化应激反应，说明霍山石斛有肝保护作用。

有研究显示，霍山石斛水溶性多糖对亚急性酒精性肝损伤有肝保护作用。采用 30% 乙醇连续灌胃 15d 造成小鼠亚急性肝损伤模型，经霍山石斛水溶性多糖（0.011g/kg、0.021g/kg、0.064g/kg）灌胃治疗 30d 后可有效改善酒精对肝脏组织的病理损伤，降低小鼠肝脏指数，使小鼠体重增加，改善亚急性肝损伤小鼠肝功能，有效抑制模型小鼠血清中 ALT、AST、ALP、HDL-C、LDL-C、TC、TG 的表达水平，升高肝组织中乙醇脱氢酶（ADH）、乙醛脱氢酶（ALDH）、SOD、GSH-PX 活性及 GSH 表达，并降低 MDA 含量，推测霍山石斛水溶性多糖的保肝作用与改善肝功能、调节脂质代谢及肝组织酒精代谢酶，以及抗氧化体系等方面有关。

八、对脑及神经系统的作用

随着我国人口老龄化加剧，很多老年性疾病进入了高发期，如帕金森、老年痴呆及脑卒中等疾病，严重影响老年人的生命健康。帕金森病（PD）的显著特征是黑质纹状体区的多巴胺能神经元发生进行性缺失并伴随纹状体多巴胺含量显著降低，属于不可逆的神经退行性疾病。尚小龙等观察霍山石斛多糖对 MPTP 帕金森病模型神经元炎性损伤的作用。体外细胞实验表明，霍山石斛多糖 3mg/L、6mg/L、12mg/L 可显著降低 MPP+ 诱导的 SH-SY5Y 细胞乳酸脱氢酶（LDH）漏出率、降低 MDA 表达及 ROS 荧光强度，升高 SOD 含量；霍山石斛多糖 50mg/L、100mg/L 时可显著降低 MPP+ 诱导的 BV-2 细胞炎症因子 IL-1β、TNF-α 和 IL-18 水平，降低 BV-2 细胞 NLRP3 炎症小体相关蛋白 Caspase-1、IL-1β、NLRP3 及 ASC 蛋白表达。动物实验发现，霍山石斛多糖 100mg/kg、350mg/kg 可显著缩短帕金森神经炎模型小鼠通过平衡木时间及延长转棒时间，升高模型小鼠中脑黑质酪氨酸羟化酶（TH）表达，降低 Iba-1 表达，降低中脑黑质多巴胺能神经元损伤，降低中脑炎症因子 IL-1β、TNF-α 及 IL-18 水平，显著降低 NLRP3、ASC、Caspase-1 和 IL-1β 蛋白表达。NLRP3 炎性小体位于小胶质细胞层状体内，由 ASC、NLRP3 和 Caspase-1 组成，在神经炎症反应中发挥重要调控作用，推测霍山石斛多糖可能是通过调控 NLRP3 炎症小体相关蛋白表达，抑制小胶质细胞过度活化，减轻神经炎性损伤，进而发挥神经保护作用。

刘鹏飞等观察流苏石斛和鼓槌石斛对秀丽隐杆线虫神经退行性疾病模型的神经保护作用，结果鼓槌石斛醇提物 10mg/mL、流苏石斛醇提物 10mg/mL 均可显著抑制 α-突触核蛋白的聚集，且效果比同种类石斛水提物对 α-突触核蛋白抑制率更好，说明石斛提取物可能是通过抑制 α-突触核蛋白聚集来减少细胞膜的破坏，降低膜去极化及细胞内氧化应激反应阻止细胞凋亡，进而发挥神经保护作用。

脑卒中又称中风，是导致人体死亡的严重疾病之一。缺血性脑卒中是由于局部脑组织发生缺血、缺氧造成神经功能损伤的一种疾病，如脑血栓、动脉粥样硬化及脑动脉管腔狭窄等均可导致缺血性脑卒中发生。脑卒中目前尚无有效的治疗方法，且预后较差，溶栓术后的血流再灌注会对脑部造成二次损伤，大多数患者均会留下不同程度的神经系统后遗症，如失语、瘫痪、痴呆，严重的还会导致死亡。

据报道，石斛对脑缺血再灌注有一定的保护作用。李小琼等评价金钗石斛多糖对大鼠脑缺血再灌注损伤的保护作用，经金钗石斛多糖 50、100、200mg/kg 灌胃治疗后，可有效降低脑缺血再灌注损伤模型大鼠的神经功能评分，改善模型大鼠神经功能缺失症状，降低模型大鼠大脑含水量及大脑指数，通过对脑组织及血清中氧化应激相关递质检测，金钗石斛多糖 50、100、200mg/kg 可显著升高脑组织及血清中 SOD、GSH-PX 含量，降低 MDA 含量。MPO 是中性粒细胞的嗜苯胺蓝颗粒产生的一种过氧化物酶，可直接反映中性粒细胞在组织中浸润及炎性损伤程度。金钗石斛多糖可显著降低脑组织中 MPO 含量，金钗石斛多糖 200mg/kg 可有效减少免疫荧光染色大鼠右侧大脑缺血区的中性粒细胞浸润，抑制炎症反应，提示金钗石斛对脑缺血再灌注损伤的保护作用很可能与抑制过氧化应激反应和抑制炎症反应有关。吴挺国等观察铁皮石斛多糖对脑缺血再灌注损伤大鼠的保护作用，结果铁皮石斛多糖 25、50、100μg/g 可显著降低大鼠神经功能缺损评分，减少模型大鼠大脑梗死面积，改善模型大鼠海马神经组织的病理损伤情况，降低模型大鼠大脑组织中 IFN-γ、COX-2 和 IL-6 等炎性因子释放，降低模型大鼠脑组织中 p-JAK/JAK、p-STAT3 / STAT3 蛋白表达，且效果呈剂量依赖性，说明铁皮石斛多糖可能是通过下调磷酸化 JAK、STAT3 蛋白水平，抑制下游促炎信号因子表达，抑制脑缺血后的炎症反应，减少海马神经元细胞变性和坏死，减轻脑神经损伤，并修复受损脑神经的功能来发挥保护作用。

李想通过离体缺糖缺氧细胞模型及光化学法诱导小鼠脑缺血模型观察金钗石斛总生物碱对脑缺血的保护作用。CCK8 实验表明金钗石斛总生物碱 0.2μg/mL、1.0μg/mL、2μg/mL 可显著提高缺糖缺氧 SH-SY5Y 细胞模型的存活率；LDH 释放量是评估细胞损伤程度的重要标志，金钗石斛总生物碱可降低细胞模型 LDH 的释放量，减少模型细胞损伤；流式细胞术显示金钗石斛总生物碱 0.2μg/mL、2μg/mL 可显著抑制 SH-SY5Y 细胞凋亡，凋亡率分别为 15.44%、12.80%，较模型细胞 32.29% 的凋亡率有所降低，并显著升高抑凋亡蛋白 Bcl-2 表达，降低促凋亡蛋白 Bax 表达，显著提高 Bcl-2/Bax 比值，表明金钗石斛总生物碱有抑制脑缺血细胞凋亡的作用。动物实验显示，金钗石斛总生物碱 0.2μg/mL、2μg/mL 可显著降低脑缺血小鼠神经功能评分，对脑缺血后的神经功能有改善作用；通过小鼠疲劳转棒实验、除胶实验、网格实验观察小鼠行为学发现，金钗石斛总生物碱能显著提高脑缺血小鼠的运动能力，改善脑缺血后造成的小鼠行为学障碍，作用效果与给药时间呈依赖性。金钗石斛总生物碱 0.2μg/mL、2μg/mL 还可显著降低 Nissl 染色脑缺血小鼠脑梗死程度，减轻小鼠脑神经损伤，使 Bcl-2 蛋白表达显著增加，降低 Bax、Cleaved caspase3 蛋白表达，减轻脑缺血小鼠脑组织炎症反应，降低大脑炎症因子 TNF-α、IL-1β、IL-6 mRNA 的表达，降低 ROS 水平，增加小鼠大脑氧化应激因子 SOD、CAT、GSH-PX mRNA 表达，降低 MDA 表达，升高小鼠大脑 Nrf2 蛋白表达，降低 Keap1 蛋白表达，升高小鼠和 SH-SY5Y 细胞的 cAMP 水平，并拮抗 cAMP 降解酶 PDE4 而发挥作用，推测金钗石斛总生物碱可通过调控 PDE4/cAMP/Nrf2 信号通路，抗脑细胞凋亡、抗脑炎性反应、抗氧化应激来发挥脑缺血保护作用。

九、对心血管系统的作用

高血压是心血管疾病早期主要危险因素，严重危害人类的健康。由于现代人们饮食结构、生活习惯、环境因素的改变以及生活节奏加快，高血压患病率急剧增加。

1. 对血压的影响

王俊报观察铁皮石斛对自发性高血压大鼠左室肥厚的影响，结果显示经铁皮石斛（0.25g/kg、0.5g/kg、1g/kg）灌胃后，第21d开始模型大鼠血压显著下降，第28d效果最明显；铁皮石斛（0.5g/kg、1g/kg）还可有效降低模型大鼠心脏重量指数（HMI）和左室肥厚指数（LVHI），改善自发性高血压大鼠心肌病理变化，减轻心肌细胞肥大，维护心肌肌原纤维形态，减轻线粒体损伤，减少自噬体形成；通过RT-PCR、Western-blot检测心肌组织发现，铁皮石斛（0.5g/kg、1g/kg）可抑制模型大鼠心肌 LC3-Ⅱ、Beclin-1 mRNA 及 LC3-Ⅱ、Beclin-1 蛋白的表达，说明铁皮石斛不仅可以抑制自发性高血压大鼠的血压升高，还能延缓其左室肥厚的进程，其作用机制可能与下调 LC3-Ⅱ、Beclin-1 表达，抑制心肌细胞过度自噬相关。马津真等采用水提和醇水两提法（先醇提后残渣再用水提取）提取石斛有效成分，观察不同的提取方法下石斛对自发性高血压（SHR）大鼠的降压作用是否有区别。经过8周治疗后，石斛水提组、醇水两提组（0.8g/kg）均可有效降低给药2h及24h后 SHR 大鼠的收缩压、舒张压，疗程中发现醇水两提组的降压效果显著优于水提组，且停药后3d测量 SHR 大鼠血压，醇水两提组大鼠血压依然显著低于水提组，药效时间持续更久；石斛水提组、醇水两提组（0.8g/kg）SHR 大鼠的 AT1R mRNA 表达显著降低，水提组（0.8g/kg）还可降低 SHR 大鼠的 ET-1 mRNA 表达，但两种提取物对 SHR 大鼠血浆中 Ang Ⅱ 激素含量影响不大，推测醇水两提法的石斛药效作用更优的原因可能是由于醇水两提法分别提取了醇、水易溶的成分，并且先用乙醇提取有效物质，避免了铁皮石斛的醇溶性成分水提时被高温破坏，最后得到的石斛有效成分多于单纯水提法。

颜美秋等通过高糖、高脂并复合饮酒模拟人类"过食肥甘醇酒"来诱导大鼠代谢性高血压模型，通过血压–血糖–血脂等综合指标评价铁皮石斛粗多糖及醇提取物对代谢性高血压大鼠血压及糖脂紊乱的作用。结果铁皮石斛粗多糖 1g/kg 和醇提取物 2g/kg 均能显著降低模型大鼠的收缩压及舒张压，还能显著降低模型大鼠血清中 Glu 水平，其中醇提物 2g/kg 还能显著降低模型大鼠甘油三酯水平；将醇提物分部位萃取后发现正丁醇部位效果最优，可显著降低模型大鼠高血压、血清 Glu、甘油三酯以及尿酸；通过对血液流变学检测发现，石斛醇提物正丁醇部位可显著降低模型大鼠全血还原黏度；同时正丁醇有较强的总抗氧化能力，可显著降低模型大鼠血清 MDA 水平，并升高血清 GSH-PX 水平，有效减轻主动脉胶原沉积及中膜重构，以上结果可以看出铁皮石斛对代谢性高血压有综合改善作用。由于石斛种类繁多，不同种类石斛的多糖提取物药效差异也大，王再花等从铁皮石斛、金钗石斛、大苞鞘石斛和春石斛等 4 种石斛茎中分别提取出不同纯度的多糖（粗多糖 CDPs、精多糖 DPPs 和纯化多糖水洗组分 DPPs- Ⅰ），考察 4 种石斛不同纯度多糖提取物对自发性高血压大鼠（SHR）体内降血压的效果。结果 4 种石斛的不同纯度多糖均对 SHR 大鼠有不同程度的降血压效果，且降压作用呈时间依赖性；金钗石斛的多糖水洗组分（DNPP-I）降压效果最佳，比其粗多糖 CDPs、精多糖 DPPs 降压效果都好，而铁皮石斛、大苞鞘石斛和春石斛各多糖组分间的降压效果区别不大，无显著差异；同时对 4 种石斛的纯化多糖水洗组分 DPPs-I 降压作用进行了比较，发现 4 种 DPPs-I 间的降血压作用也无显著差异。

据报道石斛花对高血压也有较好的治疗作用。梁凯伦等通过高糖高脂加饮酒建立高血压大鼠模型，观察铁皮石斛花对"饮食不节"类型的高血压大鼠的降压作用。结果表明铁皮石斛花（1g/kg、3g/kg）有显著的降压作用，可有效降低高血压大鼠的收缩压和平均动脉压，抑制胸主动脉中膜增厚，防止内皮细胞脱落；铁皮石斛花（3g/kg）还可有效降低大鼠血浆中 ET-1 和 TXB2 含量，升高 PGI2 和 NO 含量；血管内皮功能与高血压关系紧密，高血压性内皮依赖性舒张功能减退是导致内皮功能紊乱的主要标志，长期给予铁皮石斛花（3g/kg）的高血压大鼠胸主动脉血管内皮依赖性舒张明显增加，血管内皮细胞 eNOS 的表达也增加，推测铁皮石斛花抗高血压的作用机制可能是通过保护血管内皮细胞，平衡血管内皮舒缩因子，改善血管舒张功能来实现的。

2. 防治动脉粥样硬化及并发症

晚期糖基化终产物（AGE）和晚期糖基化终产物受体（RAGE）与动脉粥样硬化损伤的发生、发展密切相关，减少 AGE 和 RAGE 表达对预防和治疗动脉粥样硬化及并发症有重要意义。赖腾芳等采用石斛多糖 0.12g、0.14g、0.20g、0.40g 灌胃给药大鼠每日 1 次，连续治疗 2 个月后，观察石斛多糖对自发性高血压大鼠 AGE 及 RAGE 的影响。结果经石斛多糖治疗后，大鼠 AGE 和 RAGE mRNA 水平均显著降低，并且在小剂量 0.12g 时就有显著效果，说明石斛多糖可有效降低自发性高血压大鼠 AGE 水平，抑制 RAGE 激活，有利于缓解自发性高血压大鼠的血管重塑。

3. 抗心肌缺血及心肌梗死作用

心肌缺血性疾病也是临床上常见的心血管系统疾病，临床采用恢复心肌血流等为主要治疗手段，恢复血流后的再灌注会引起心肌的二次病理损伤，出现心室重构、心功能障碍等并发症。近年来研究发现，石斛碱具有降低血压、扩张血管及抗氧化等心血管系统保护作用。罗向红等通过左冠状动脉前降支阻断和再灌注建立大鼠心肌缺血再灌注损伤模型评价石斛碱对心肌缺血的作用，发现石斛碱 40mg/kg 可有效减少心肌梗死面积，改善心梗心肌组织病理变化，降低模型大鼠血清中肌酸激酶、肌酸激酶同工酶、心肌肌钙蛋白 I、乳酸脱氢酶、血清心肌酶、CK、CK-MB、IL-6、IL-1β 和 TNF-α；石斛碱 20mg/kg、40mg/kg 可显著降低心肌组织中 NF-κB、IKKβ 蛋白和 mRNA 表达，并显著上调 IκBα 蛋白和 mRNA 水平；在血流动力学实验中，石斛碱 20mg/kg、40mg/kg 也表现出较好的效果，可显著升高模型大鼠平均动脉压、左室收缩压、左室内压最大上升和下降速率，降低左心室舒张末期压。进一步对石斛碱治疗心肌梗死作用机制进行研究，发现石斛碱 20mg/kg、40mg/kg 均可有效降低模型大鼠心肌组织中 Bax、Cyt-C、caspase3 mRNA 和蛋白表达，升高 Bcl-2 mRNA 和蛋白水平，提示石斛碱抗心肌梗死的作用机制可能与抑制凋亡信号通路 Bax/Cyt-C/caspase3 相关。心肌纤维化也是心脏疾病的表现之一，此过程是以慢性炎症表现出来的，心肌纤维化以成纤维细胞增殖并释放 MCP-1、VCAM-1、ICAM-1 等炎性因子为特征。刘婵等通过乳鼠成纤维细胞原代培养观察石斛碱对高钠盐诱导的原代传代心脏成纤维细胞增殖的影响，CCK8 实验发现成纤维细胞经高钠盐（149～176mmol/L Na$^+$）诱导后 48h 增殖明显，且浓度为 161mmol/L 时，诱导增殖效应最显著；MTT 实验表明石斛碱浓度为 10^{-5}、10^{-4}mol/L 时可抑制成纤维细胞的增殖效应，同时石斛碱还可以抑制高盐诱导的成纤维细胞中 PCNA、p-NF-κB p65 蛋白和 MCP-1 mRNA 的表达，提示石斛碱可通过抑制成纤维细胞炎性递质及 p-NF-κB p65 炎症通路表达来抑制细胞增殖，降低心肌纤维化，从而保护心血管系统。

十、对肺纤维化的保护作用

矽肺是长期吸入含有游离二氧化硅（SiO_2）、粉尘或矽尘引起的一种以肺组织弥漫性纤维化为表现的疾病，属于尘肺病的一种，SiO_2 可导致肺泡上皮细胞损伤、活性氧和炎症因子释放等。研究显示，肺泡上皮细胞持续受到损伤，使肺上皮再生不完全会造成肺纤维化发生。铁皮石斛多糖有较好的抗肺纤维化作用，可以从抑制促炎因子释放、减少促纤维化因子表达以及抑制肺胶原纤维蛋白等多方面来发挥作用。

窦玉玉采用口咽滴注 SiO_2 悬浊液法建立小鼠硅肺纤维化模型，铁皮石斛多糖（125、250、500mg/kg）治疗 14d、28d 后，可有效改善肺泡组织结构的病理损伤，减少硅肺结节数量，缓解 II 型肺泡上皮细胞肿胀，维持肺泡超微结构趋近正常及线粒体膜的完整性，抑制小鼠肺泡组织中胶原纤维蛋白，减少肺胶原蛋白中羟脯氨酸（HYP）释放来改善肺纤维化，降低小鼠肺系数，并降低小鼠肺组织炎症因子 IL-6、TNF-α、MCP-1、MIP-1α、IL-1β 和 IL-8 释放，减少 LN、HA 和促纤维化因子 TGF-β_1 含量，抑制肺纤维化 Notch/Hes1 信号通路的关键基因 Notch1、Hes1、Hey1、Jagged1、TGF-β_1 和 Col-III、Col-IV 的蛋白表达水平，缓解硅肺纤维化进展程度，有一定的抗硅肺纤维化效果。

罗怡然等通过 SiO_2 致人肺细胞 A549 损伤模型和 SiO_2 致小鼠肺组织损伤模型，观察铁皮石斛多糖抗肺纤维化的作用。经铁皮石斛多糖 100μg/mL、200μg/mL、300μg/mL 干预后，A549 模型细胞活力显著升高，ROS 水平显著降低，TGF-β_1 蛋白表达及 p-Smad/Smad 水平也显著降低；铁皮石斛多糖 250mg/kg、500mg/kg 可显著改善矽肺小鼠肺组织病理学改变，减少炎性细胞浸润，抑制肺泡间隔增厚，降低肺组织胶质纤维细胞数量，减少肺部炎症及胶原蛋白沉积，作用效果与给药时间呈依赖性；铁皮石斛多糖可使小鼠血清 SOD 水平显著升高，MDA 水平显著降低，肺组织 HYP 含量、TGF-β_1 蛋白表达及 p-Smad/Smad 水平均显著降低，说明铁皮石斛多糖能抑制矽肺模型小鼠氧化应激反应激活，改善肺组织纤维化，其作用机制可能与下调肺组织中 TGF-β_1/Smad2/3 信号通路蛋白有关。

十一、对消化系统的作用

1. 保护胃黏膜作用

《神农本草经》中列石斛为上品，载其"久服厚肠胃"，有益胃生津的功效，对于胃热或胃阴不足导致的伤阴证有较好的清胃热、补胃阴作用，现代药理也对石斛益胃、厚肠等作用进行了研究。有学者采用 95% 乙醇诱导大鼠胃黏膜损伤模型对石斛胃黏膜保护作用进行实验研究，经金钗石斛多糖（80mg/kg、200mg/kg）持续干预治疗 28d 后，可有效减少模型大鼠胃黏膜损伤指数，减少胃壁组织的出血点及线性出血条带；在胃黏膜损伤的同时往往会伴随大量 NO 释放，导致血管瘀血，胃黏膜形成出血性损伤，石斛多糖可显著抑制这一过程中 NO 的大量异常释放，有效改善胃黏膜损伤。余敏等通过90%乙醇灌胃建立小鼠急性胃黏膜损伤模型，观察铁皮石斛的抗胃溃疡作用。结果显示，铁皮石斛提取物（100mg/kg、200mg/kg、400mg/kg）可有效减少胃壁黏膜出血点，降低胃溃疡指数，铁皮石斛提取物400mg/kg时能有效维护急性胃黏膜损伤后的黏膜病理形态，保护腺体结构，减少胃上皮脱落及黏膜出血。胃黏膜损伤导致脂质过氧化物增加诱导的氧化应激反应及炎症激活在胃溃疡的发病机制中起重要作用，铁皮石斛提取物（100mg/kg、200mg/kg、400mg/kg）可逆转胃黏膜损伤后的氧化应激损伤，升高胃溃疡模型小鼠胃组织中SOD、CAT含量，降低MDA含量，减轻酒精诱导的ROS和脂质过氧化反应，抑制促炎因子IL-6、TNF-α分泌，增强胃黏膜保护因子COX-1、PGE2及EGF的表达，说明铁皮石斛通过增强胃黏膜抗氧化反应和抗炎能力，从而起到保护胃黏膜的作用。

2. 保护肠黏膜作用

肠黏膜屏障完整性对机体有保护作用，如黏膜受损会导致肠内致病菌、内毒素等有害物质进入机体，引发肠源性感染、代谢类疾病。杨志远等评价铁皮石斛超微粉对脂多糖（LPS）诱导的肠黏膜损伤小鼠的保护作用。结果经铁皮石斛超微粉（0.3g/kg、0.6g/kg）连续灌胃7d后，可显著减轻模型小鼠肠黏膜的病理损伤程度，减少回肠超微结构改变。肠黏膜受损会导致肠道渗透性增加，血浆中D-乳酸和二胺氧化酶（DAO）水平是肠黏膜功能是否受损的重要诊断指标，铁皮石斛超微粉可有效降低血浆中DAO和D-乳酸含量，并抑制血浆中炎症因子TNF-α、IL-6释放；紧密连接蛋白对维持肠道黏膜屏障功能有关键作用，铁皮石斛超微粉可显著增加回肠组织中紧密连接蛋白claudin-1和occludin的表达，降低空肠组织中TLR-4和NF-κB p65蛋白表达，以及回肠、结肠中F4/80+巨噬细胞数量，提示铁皮石斛可抑制模型小鼠TLR-4/NF-κB p65信号通路，降低整体炎症因子水平，减少炎症细胞的肠组织浸润，增加紧密连接蛋白，降低肠道渗透性，进而保护肠黏膜屏障。

3. 对胃肠运动的作用

胃肠道运动功能正常运行对维持机体消化系统稳态有重要作用。朱丽娜等观察叠鞘石斛、金钗石斛、铁皮石斛、马鞭石斛和鼓槌石斛5种不同基原石斛对小鼠肠推进及胃排空的影响。结果铁皮石斛可促进正常小鼠胃排空，对正常小鼠肠推进具有双向调节作用，叠鞘石斛对正常小鼠胃排空和肠推进有促进作用，鼓槌石斛和马鞭石斛反而对正常小鼠胃排空及肠推进有抑制作用，金钗石斛没有发现明显的小鼠胃排空和肠推进作用；5个品种的石斛均能抑制新斯的明引起的小鼠胃肠运动亢进，新斯的明为胆碱酯酶抑制剂，可使体内乙酰胆碱浓度聚集呈现乙酰胆碱 M、N 样作用，导致胃肠平滑肌兴奋，加快胃排空和肠推进，然而石斛能有效拮抗乙酰胆碱作用进而舒张胃肠平滑肌，使其趋近于正常水平。

十二、其他作用

1. 抗疲劳作用

侯燕等观察霍山石斛对甲状腺素致肾阴虚小鼠模型的抗疲劳作用。结果发现，铁皮石斛和霍山石斛均能显著改善小鼠的阴虚状态，提高小鼠力竭游泳时间，降低小鼠血清游离脂肪酸（FFA）、甘油三酯（TG），增加肝糖原和肌糖原含量，降低血清 T3、T4、血乳酸（BLA）水平；另外，霍山石斛还可明显升高阴虚小鼠体重，降低血清 BUN 含量。谢唐贵等评价云南、广西桂林、广西凌云及广西容县4个不同产地铁皮石斛水提物的抗疲劳作用。结果显示4个产地的铁皮石斛水提物均可显著延长小鼠力竭游泳时间，降低疲劳小鼠血清乳酸含量及增加疲劳小鼠肝糖原的含量，4个品种间抗疲劳作用无显著差异，但品种间的药效作用侧重略有不同。

2. 对脊髓损伤的修复作用

梅赞等研究发现铁皮石斛多糖可促进大鼠骨髓间充质干细胞增殖，并促进神经元分化相关基因 Nestin、MAP-2、NSE mRNA 表达，抑制胶质纤维酸性蛋白（GFAP）mRNA 表达；胶原/壳聚糖/铁皮石斛多糖支架可显著增加脊髓损伤大鼠行为评分，恢复大鼠后肢运动功能，改善脊髓组织病理形态，缩小脊髓损伤空洞面积，增加大鼠脊髓组织中 NeuN、NF-H 表达，减少 GFAP 阳性表达，并增加神经元、神经纤维数量，抑制胶质瘢痕增生，对大鼠损伤脊髓有修复作用。

3. 抗凝及抗血栓作用

研究发现金钗石斛有抗血栓作用，金钗石斛粗提物对 ADP 诱导的血小板聚集有抑制趋势，但无统计学差异；金钗石斛提取物 6.0g/kg 时可明显延长小鼠全血凝血时间，表现出较好的抗凝作用。

4. 其他作用

石斛多糖还可以改善人支气管上皮细胞 16HBE 的炎性损伤，降低 TLR4/NF-κB 通路相关因子的表达，抑制 TLR4/NF-κB 通路活性。石斛多糖还有生殖保护作用，对环磷酰胺诱导的雄鼠生殖损伤有预防及修复作用，其作用机制可能与石斛多糖抑制睾丸氧化应激损伤及提高睾丸抗氧化物表达有关。

第二节　鲜石斛药理作用

中医在临床发展过程中一直都有应用鲜药的历史，鲜药应用也是中医药的一个特色。石斛在《神农本草经》中列为上品，也是有鲜药使用的传统，石斛讲究"鲜品为上"，有"生者优良"的特点。《中国药典》（2020年版）将干品石斛饮片和鲜品石斛分开进行收载，现代药理研究也认为石斛鲜药具有良好的药理活性，具有开发应用的前景。

一、治疗脱发的作用

脱发与自身免疫机制紊乱、内分泌失调及家族遗传等多种因素有关，是临床常见的皮肤病，其发病机制尚未明确，研究显示毛发生长与自噬关系密切，细胞自噬通路被激活可使毛囊功能活化并促进毛发生长。张敏等通过脱发小鼠模型评价鲜霍山石斛汁外用涂抹对脱毛小鼠毛发生长的作用，连续涂抹鲜霍山石斛汁14d后有显著的促毛发生长作用，脱毛模型小鼠背部毛发生长浓密，HE染色发现涂抹鲜霍山石斛汁的小鼠背部皮肤毛囊密度高，毛囊形态结构完整。说明鲜霍山石斛可增加脱发部位皮肤的毛囊数量，改善毛囊形态，促进细胞增殖，加速小鼠脱发部位皮肤毛囊恢复，增加抑凋亡蛋白Bcl-2和mRNA表达，促进自噬标志蛋白LC3 Ⅱ和mRNA表达；TGF-β_1可促进细胞生长和分化，而抑制TGF-β_1可促进毛囊生长，鲜霍山石斛可显著抑制小鼠脱毛皮肤组织TGF-β_1蛋白和mRNA表达，说明鲜霍山石斛对毛发生长的促进作用很可能是通过改善毛囊形态结构、激活细胞自噬并抑制凋亡来发挥作用的。

二、对肝脏的保护作用

酒精性肝损伤是由于长期或过量饮酒导致的肝脏疾病，表现出不同程度的肝损伤，比如脂肪肝、肝纤维化、肝硬化及酒精性肝炎等。早期酒精性肝损伤是可逆的，因此早期防治有重要意义。姚静等采用55°高度原浆白酒建立慢性酒精性肝损伤小鼠模型，观察鲜霍山石斛对慢性酒精性肝损伤小鼠的作用，经鲜霍山石斛汁1.25g/kg、2.50g/kg、5.00g/kg连续灌胃给药60d后，小鼠醉酒的潜伏期显著延长，且作用呈剂量依赖性；鲜霍山石斛可有效抑制模型小鼠肝脏指数升高，改善模型小鼠肝组织病理变化，减轻肝脏组织病理损伤，降低模型小鼠血清中 ALT、AST、TC、LDL-C、HDL-C 和肝脏中 TC 含量，说明鲜霍山石斛可有效改善慢性酒精性肝损伤小鼠的肝功能和酒精引起的脂质蓄积及脂质代谢紊乱；同时，鲜霍山石斛还可显著降低肝脏中 TNF-α、IL-6、IL-1β 等炎症因子释放，抑制氧化应激反应，升高 SOD 水平，降低 MDA 表达，降低脂质过氧化水平，提高慢性酒精性肝损伤小鼠肝脏的抗氧化能力，减少肝脏损伤。与石斛干品对比研究发现，鲜霍山石斛对慢性酒精性肝损伤小鼠肝脏的保护作用明显优于石斛干品。

徐伟琴研究发现，鲜品铁皮石斛果胶对酒精性肝损伤小鼠肝脏也有较好的保护作用，可显著降低模型小鼠的肝脏指数，降低肝损伤小鼠血清中 ALT、AST 和 TG 水平，对肝功能有保护作用，可有效抑制酒精性肝损伤小鼠的脂质过氧化反应，提高肝脏组织 SOD 表达，降低 MDA 释放；鲜品石斛果胶还可以显著提高小鼠体内酒精代谢速率，增加肝组织中酒精代谢酶 ADH、ALDH，降低肝脏 iNOS 和 COX-2 活力，减轻酒精性肝损伤小鼠炎症，并改善小鼠肝脏病理损伤程度，说明鲜品铁皮石斛有较好的保肝作用，且其作用效果均优于干品。

三、抗氧化作用

研究显示石斛有较好的抗氧化、延缓衰老作用，其石斛多糖是主要的抗氧化活性成分，但对鲜石斛抗氧化作用的研究较少。张雨婷对铁皮石斛鲜品和干品抗氧化药理活性进行了对比研究，发现鲜铁皮石斛有较强的自由基清除能力，对 DPPH·、ABTS$^+$ 和·OH 自由基的清除率分别为 52.56%、61.24%、28.71%；提取的鲜铁皮石斛多糖也有较强的自由基清除能力，对 DPPH·、ABTS$^+$ 和·OH 自由基的清除率分别为 45.7%、42.4%、28.71%；体外实验发现，无论是鲜品铁皮石斛还是鲜品提取的铁皮石斛多糖表现出的抗氧化能力都强于干品铁皮石斛及其多糖提取物。又采用 CCl_4 诱导小鼠急性肝损伤模型，进一步对鲜品铁皮石斛体内抗氧化活性进行研究，结果经鲜铁皮石斛 2g/kg 及鲜石斛多糖 0.6g/kg 连续灌胃给药 10d 后，CCl_4 肝损伤模型小鼠肝组织及血清中的 SOD、GSH、CAT 和 T-AOC 水平显著升高，MDA 水平显著降低，并有效改善模型小鼠肝脏组织的病理损伤，且效果优于干品铁皮石斛及多糖，推测这一结果可能是由于鲜品与干品中有效物质成分不一致导致。进一步采用苯酚－硫酸法、HPLC 法、HPLC-GPC 法和 GC-MS 法对鲜品铁皮石斛和干品铁皮石斛多糖成分进行分析，结果发现鲜品铁皮石斛中的多糖和甘露糖含量显著高于干品铁皮石斛，并且鲜品铁皮石斛多糖仅有一个分子量片段，分子量为1572kDa，而干品铁皮石斛多糖有3个分子量片段，分子量分别为1572kDa、583kDa和8kDa，说明鲜品与干品的多糖成分排布及多糖含量比重有明显差异，推测这也是造成鲜品、干品抗氧化作用效果有差异的原因。

四、抗肿瘤作用

鲜铁皮石斛有较好的抗肿瘤作用，鲜铁皮石斛汁1.5mg/mL、2.0mg/mL体外对A549肺腺癌细胞培养24h和48h均有较好的抑制细胞增殖作用，细胞划痕实验显示鲜铁皮石斛干预12h和24h后A549肺腺癌细胞愈合率增高，细胞迁移率显著降低；免疫荧光显示鲜铁皮石斛汁可有效诱导A549肺腺癌细胞凋亡，且细胞凋亡数量呈浓度依赖性，推测鲜铁皮石斛抗肿瘤作用很可能是通过诱导癌细胞凋亡并抑制细胞增殖与迁移来发挥作用的。

庞晨等观察鲜铁皮石斛对A549肺腺癌移植瘤的抗癌作用，采用肺腺癌裸鼠移植瘤模型，经鲜铁皮石斛汁6.25g/kg、12.5g/kg、25g/kg连续灌胃25d后，裸鼠肺腺癌移植瘤生长较缓慢，生长体积较小，抑瘤率较高，分别为51.0%、52.0%、56.0%，鲜铁皮石斛浓度为25g/kg时平均瘤体0.9cm，比模型裸鼠瘤体平均1.8cm显著缩小；HE染色检查病理组织发现，鲜铁皮石斛干预的裸鼠移植瘤组织细胞坏死面积显著升高，移植瘤组织的癌细胞均发生不同程度坏死情况，癌细胞数目减少且完整性较差，部分坏死细胞有核溶解，出现核固缩及碎裂等现象；免疫组化染色显示鲜铁皮石斛12.5g/kg、25g/kg可使移植瘤组织自噬蛋白Beclin1表达增高，当浓度为25g/kg时移植瘤组织增殖指数Ki67蛋白活跃度显著降低；通过RT-PCR检测发现鲜铁皮石斛可显著下调移植瘤组织中EGFR mRNA水平，上调抑癌基因p53和p16 mRNA水平，推测铁皮石斛抑制A549肺腺癌细胞的作用机制可能是通过上调肿瘤自噬基因Beclin1、抑癌基因p53和p16及抑制癌增殖因子Ki67，并修复基因不稳定性，从而发挥抗肿瘤作用。

五、降压作用

有学者对鲜铁皮石斛降压作用进行研究，采用自发性高血压大鼠（SHR）经鲜铁皮石斛0.89g/kg连续灌胃8周，鲜铁皮石斛给药后各个时间点SHR大鼠收缩压和舒张压均可显著降低，并能显著降低SHR大鼠肾脏中AT1R mRNA水平。

鲜铁皮石斛虽然可有效平稳降低 SHR 大鼠的血压，但是其作用机制尚不明确，有待于进一步研究。

参考文献

［1］陈舜让，李海春，廖思艺，等.8 种石斛多糖特征及非细胞抗氧化活性比较［J］.今日药学，2022，32（5）：346-352.

［2］李梅梅，欧水平，刘欣旸，等.不同水提取方法对金钗石斛成分及抗氧化活性的影响［J］.遵义医科大学学报，2022，45（3）：339-345.

［3］贡小辉.霍山石斛与霍山产铁皮石斛化学成分及抗氧化活性初步研究［D］.镇江：江苏大学，2019：60-67.

［4］高海立.铁皮石斛叶黄酮提取纯化工艺优化及抗氧化性研究［D］.杭州：浙江理工大学，2023：46-52.

［5］岳齐香.石斛碱激活 Nrf2/Keap1 通路抗过氧化氢诱导的人角质形成细胞氧化损伤的研究［D］.遵义：遵义医科大学，2022：36-39.

［6］张光耀，朱颖，杨宜婷，等.铁皮石斛提取物对小鼠慢性束缚结合睡眠剥夺模型免疫功能的影响［J］.食品安全质量检测学报，2022，13（12）：3997-4006.

［7］陶盛昌.铁皮石斛水溶性多糖分离纯化、结构特征及免疫活性研究［D］.广州：广州中医药大学，2016：45-53.

［8］赵小丹，刘玉，陶新玉，等.不同相对分子质量的铁皮石斛多糖对细胞免疫活性的影响［J］.中国药学杂志，2023，58（11）：997-1004.

［9］林为艺，颜美秋，吕圭源，等.铁皮石斛茎非多糖与粗多糖体内外抗氧化活性的比较［J］.中药药理与临床，2016，32（2）：138-141.

［10］叶欢颖.霍山石斛对环磷酰胺所致小鼠肝脏和免疫系统损伤的保护作用研究［D］.镇江：江苏大学，2019：23-33.

［11］代玉亭，陈佳永，胡志华，等.霍山石斛对脾阴虚型慢性萎缩性胃炎大鼠免疫功能的影响［J］.安徽中医药大学学报，2024，43（2）：67-72.

［12］谢唐贵，陈敬民，李燕婧.不同产地铁皮石斛水提物的免疫调节作用研究［J］.云南中医中药杂志，2018，39（4）：80-81.

［13］张宇.不同产地铁皮石斛多糖调节免疫因子的比较研究［D］.杭州：浙江

农林大学，2015：21-36.

［14］梁颖敏.铁皮石斛对雌性衰老小鼠的抗衰老作用及其机理研究［D］.广州：
广州中医药大学，2013：36-64.

［15］李利生.金钗石斛生物碱经自噬改善 Aβ 诱导的细胞损伤［D］.上海：上
海交通大学，2017.

［16］王宇宇.金钗石斛生物碱对高蛋氨酸饮食 SAMP8 小鼠的保护作用［D］.
遵义：遵义医科大学，2021.

［17］李菲，刘波，石京山，等.金钗石斛总生物碱抑制海马 tau 蛋白的过度磷酸
化［J］.中国药理学与毒理学杂志，2019，33（9）：752.

［18］吕凌丽，冯祝婷，钟金萍，等.金钗石斛总生物碱对神经系统抗衰老作用
机制的研究进展［J］.云南化工，2023，50（5）：17-20.

［19］闫建华，许晓玲，李荷莲，等.铁皮石斛总黄酮对 D- 半乳糖所致小鼠衰老
模型的影响［J］.中医学报，2021，36（2）：366-370.

［20］汪群红，沈艳萍，冯海英.铁皮石斛对 D- 半乳糖致衰老模型小鼠保护作用
的研究［J］.中国中医药科技，2022，29（2）：210-213.

［21］龙颜.铁皮石斛多糖通过促血管生成拮抗皮肤光老化的机制研究［D］.长
沙：中南大学，2022：32-42.

［22］张思雨，白雪媛，乔巨慧，等.铁皮石斛多糖调控线虫寿命及抗氧化作用
的研究［J］.食品安全质量检测学报，2022，13（14）：4689-4697.

［23］蒋瑞，赵楠，张乃心，等.金钗石斛对衰老模型大鼠术后认知功能的影响
及机制研究［J］.中国现代医学杂志，2023，33（5）：29-36.

［24］黄森.霍山石斛多糖提取分离以及抗肿瘤活性的研究［D］.合肥：合肥工
业大学，2007：45-53.

［25］李艳茹，陈箫箫，许凤清，等.霍山石斛抗炎及肿瘤细胞毒活性研究［J］.
现代中药研究与实践，2023，37（2）：28-33.

［26］洪静.毛兰素 - 丙酮酸羧化酶信号通路介导的抗肝癌及卵巢癌机制研究
［D］.成都：西南交通大学，2022：13-56.

［27］田绣云.石斛提取物毛兰素对口腔癌细胞的作用及机制研究［D］.蚌埠：
蚌埠医学院，2023：12-17.

［28］李贺月，张尊胜，王军.石斛生物碱抑制宫颈癌细胞 SiHa 恶性生物学行为
［J］.中国生物化学与分子生物学报，2021，37（7）：948-959.

［29］黄天睿.铁皮石斛对乳腺癌细胞增殖的抑制作用研究［D］.长春：吉林大学，2015：11-31.

［30］郭彩霞，王继超，高姝欣，等.基于网络药理学探讨铁皮石斛抗宫颈癌的机制［J］.沈阳药科大学学报，2022，39（6）：666-676.

［31］曹培常，郑士宏，任荟蓉，等.霍山石斛对Lewis肺癌和原发性肺癌的抑制作用及机制研究［J］.合肥工业大学学报（自然科学版），2022，45（6）：836-843.

［32］张金萍，葛基春，李强明，等.霍山石斛多糖对Lewis肺癌荷瘤小鼠肿瘤生长的抑制作用［J］.现代食品科技，2023，39（7）：7-15.

［33］金昱，吕璐.石斛乙醇提取物对2型糖尿病大鼠视网膜血管生成的影响［J］.广州中医药大学学报，2022，39（8）：1871-1877.

［34］李秀芳，邓媛元，潘利华，等.霍山石斛多糖对糖尿病性白内障大鼠眼球晶状体组织抗氧化作用的研究［J］.中成药，2012，34（3）：418-421.

［35］林心君，刘佳绣，陈勇，等.基于GCGR/PKA通路探讨石斛合剂抑制糖尿病大鼠糖异生的机制［J］.时珍国医国药，2022，33（5）：1062-1065.

［36］张志豪.铁皮石斛水提物对糖尿病性心肌病保护作用及其机制的初步研究［D］.重庆：西南大学，2018：40-50.

［37］刘庆春.金钗石斛对糖尿病大鼠肾组织PKC和TGF-β_1表达的影响［J］.光明中医，2017，32（7）：957-958.

［38］樊小宝，丁通，孙燕，等.石斛碱对糖尿病肾病大鼠PI3K/Akt/mTOR信号通路及足细胞功能障碍的影响［J］.河北医药，2021，43（11）：1631-1636.

［39］陈玉凤，孔亚坤，李江雁，等.石斛碱通过miR-499-5p调控糖尿病肾病系膜细胞增殖、上皮间质转化和纤维化［J］.中国临床药理学杂志，2023，39（2）：211-216.

［40］潘中闪.石斛酚对高脂高糖诱导小鼠糖脂代谢及肝脏的影响［D］.郑州：河南农业大学，2023：14-44.

［41］钟惠娟，陈璐，周洁，等.铁皮石斛多糖对高糖诱导的血管内皮依赖性舒张功能的影响［J］.中国新药杂志，2017，26（12）：1445-1449.

［42］曾杰.铁皮石斛多糖对Ⅱ型糖尿病小鼠心脏和肾脏并发症改善作用及机制的研究［D］.重庆：西南大学，2020：39-51.

［43］赵媛媛.铁皮石斛对慢性肾小球肾炎大鼠细胞免疫调节的作用研究［D］.
百色：右江民族医学院，2022：26-32.

［44］吕月.铁皮石斛对慢性肾小球肾炎大鼠肾组织中内质网应激相关蛋白的影
响［D］.百色：右江民族医学院，2023：15-21.

［45］张凯惠，许立拔，冯成晶，等.美花石斛醇提物对高尿酸血症小鼠的影响
［J］.中成药，2021，43（2）：488-491.

［46］樊小宝，吴雅岚，王晶，等.金钗石斛多糖对多柔比星肾病大鼠肾纤维
化 PI3K/Akt/HIF-1α 通路的影响［J］.中国药师，2019，22（10）：1835-
1840.

［47］聂春艳，汪鹤，潘利华，等.霍山石斛水溶性多糖抗亚急性酒精性肝损伤
研究［J］.安徽农业科学，2017，45（17）：100-105.

［48］范钦，钱慧，李红俊，等.铁皮石斛多糖抗肝纤维化作用及其机制研究
［J］.解剖学研究，2022，44（6）：511-5.

［49］尚小龙，徐陈陈，董健健，等.霍山石斛多糖调控 NLRP3 炎症小体对帕金
森病模型神经炎性损伤的抑制作用［J］.中国实验方剂学杂志，2023，29
（11）：97-105.

［50］刘鹏飞，陈程，王凤忠，等.基于线虫模型的流苏石斛和鼓槌石斛神
经保护作用研究 [J/OL].中国食物与营养，1-6[2023-12-07]https：//doi.
org/10.19870/j.cnki.11-3716/ts.20230706.001.

［51］吴挺国，林慧怡，林文倩，等.铁皮石斛多糖对缺血性脑卒中大鼠脑组
织 JAK/STAT3 信号通路的影响［J］.中国动脉硬化杂志，2023，31（3）：
225-230.

［52］李小琼，詹剑，冯赞杰，等.金钗石斛多糖减轻大鼠脑缺血再灌注损伤
［J］.中成药，2017，39（4）：677-683.

［53］李想.金钗石斛总生物碱改善脑缺血的作用及机制研究［D］.合肥：合肥
工业大学，2022：30-57.

［54］王俊报.铁皮石斛对自发性高血压大鼠左室肥厚的影响及机制研究［D］.
百色：右江民族医学院，2017：13-27.

［55］马津真，赵文慧，聂晓静，等.不同方法提取的铁皮石斛提取物对自发性
高血压大鼠的降压作用及其机制研究［J］.中国现代应用药学，2018，35
（12）：1811-1816.

［56］梁凯伦，方萍，施秋秋，等.铁皮石斛花对高糖高脂饮酒致高血压大鼠的降压作用及机制研究［J］.中国中药杂志，2018，43（1）：147-153.

［57］赖腾芳，李近都，邹才华，等.石斛多糖抑制自发性高血压大鼠晚期糖基化终产物受体 mRNA 的有效剂量观察［J］.广东医学，2020，41（2）：109-112.

［58］颜美秋，苏洁，俞静静，等.铁皮石斛醇提取物对复合饮食因素所致代谢性高血压大鼠的作用及物质基础研究［J］.中国中药杂志，2019，44（22）：4896-4904.

［59］王再花，叶庆生，李杰，等.4 种石斛的多糖对高血压大鼠降血压的影响［J］.热带作物学报，2017，38（9）：1764-1767.

［60］罗向红，李丽娟，赵婷，等.石斛碱对心肌缺血再灌注损伤大鼠的凋亡抑制作用［J］.中成药，2023，45（6）：1839-1844.

［61］罗向红，李丽娟，赵婷，等.石斛碱对大鼠心肌缺血再灌注损伤的保护作用研究［J］.中国临床药理学杂志，2022，38（13）：1466-1470+1475.

［62］刘婵，刘娟，商黔惠.石斛碱抑制高钠盐诱导的心脏成纤维细胞增殖［J］.中国动脉硬化杂志，2017，25（07）：649-654.

［63］窦玉玉.从 Notch/Hes1 信号通路探讨铁皮石斛多糖对硅肺纤维化小鼠的干预效果及机制［D］.百色：右江民族医学院，2022：30-58.

［64］罗怡然，吴蓓丽，居越，等.铁皮石斛多糖通过抑制 TGF-β1/Smad2/3 通路对抗二氧化硅致肺损伤作用［J］.中药材，2022，45（12）：2992-2997.

［65］郭建宏.基于 Nrf2 和 NF-κB 途径探讨铁皮石斛多糖抗矽肺纤维化的机制研究［D］.百色：右江民族医学院，2023：28-56.

［66］戴文娜，兰海崇.金钗石斛活性成分提取分离及胃黏膜保护活性研究［J］.农产品加工，2023（6）：27-29.

［67］颜美秋，陈素红，吕圭源.石斛"厚肠胃"相关功效药理学研究及应用进展［J］.中草药，2016，47（021）：3918-3924.

［68］余敏，李雨峰，孙伟浩，等.铁皮石斛提取物对急性酒精性胃溃疡小鼠的保护作用 [J/OL].沈阳药科大学学报，1-12[2023-12-03]https：//doi.org/10.14066/j.cnki.cn21-1349/r.2022.0676.

［69］朱丽娜，刘贤武，朱红云，等.五种不同基源石斛对小鼠肠推进及胃排空的影响［J］.中药与临床，2012，3（1）：11-14.

[70] 杨志远，苏洁，俞静静，等.铁皮石斛超微粉对 LPS 致肠黏膜损伤小鼠的保护作用研究 [J].中国中药杂志，2021，46（7）：1667-1673.

[71] 侯燕，费文婷，王玉杰，等.霍山石斛对甲状腺素致肾阴虚小鼠抗疲劳作用研究 [J].环球中医药，2018，11（10）：1503-1508.

[72] 谢唐贵，陈敬民，李燕婧.不同产地铁皮石斛水提物的抗疲劳作用研究 [J].云南中医中药杂志，2018，39（8）：66-67.

[73] 梅赞，肖秀平，武焕颖，等.复合铁皮石斛多糖的胶原 / 壳聚糖支架对脊髓损伤大鼠的修复作用 [J].中成药，2023，45（8）：2742-2747.

[74] 李婵娟.金钗石斛抗血栓作用研究 [J].云南中医中药杂志，2017，38（9）：60-62.

[75] 王蕾，王雅娟，贺增洋，等.基于 TLR4/NF-κB 通路探讨石斛多糖改善 CSE 诱导的人支气管上皮细胞炎性损伤 [J].中国实验方剂学杂志，2023，29（23）：64-71.

[76] 陈博慧.石斛多糖对环磷酰胺诱导雄鼠生殖损伤的影响 [D].广州：暨南大学，2017：26-73.

[77] 张敏，黄蓉，段亚君，等.霍山石斛通过激活自噬和抑制凋亡促进脱发模型小鼠生发作用 [J].合肥工业大学学报（自然科学版），2022，45（6）：844-848.

[78] 姚静，刘翠玲，孙辉，等.霍山石斛鲜品对慢性酒精性肝损伤小鼠的保护作用研究 [J].中药新药与临床药理，2023，34（6）：764-770.

[79] 徐伟琴.鲜石斛果胶多糖的提取纯化、结构改造及保肝活性研究 [D].合肥：合肥工业大学，2021：28-43.

[80] 张雨婷.鲜、干铁皮石斛多糖成分及抗氧化活性的差异研究 [D].合肥：安徽中医药大学，2017：30-57.

[81] 林岳岩，张秀玲，韦明，等.鲜铁皮石斛对肺腺癌 A549 细胞的作用及其可能机制 [J].广西医学，2022，44（22）：2645-2648+2683.

[82] 庞晨，张锡流，张秀玲，等.鲜铁皮石斛对肺腺癌裸鼠移植瘤中自噬及抑癌基因表达的影响 [J].医药导报，2021，40（2）：163-169.

[83] 任泽明，赵文慧，吴悦，等.鲜铁皮石斛对自发性高血压大鼠的降压作用及机制研究 [J].中国现代应用药学，2019，36（15）：1865-1869.

第六章 石斛的临床应用

石斛的临床应用较为广泛，主要用于内科疾病，包括咳嗽、肺结核、糖尿病、甲亢性突眼、慢性胃炎、乙型肝炎、高血压、冠心病、关节炎、干燥综合征等；皮外科疾病，包括皮肤疾病及血栓闭塞性脉管炎；儿科疾病，包括小儿顽固性发热、小儿厌食症、小儿便秘等；五官科疾病，包括干眼症、视疲劳、近视、弱视、葡萄膜炎、玻璃体混浊、视网膜病变等；其他疾病，包括不孕症、肿瘤放化疗引起的损伤、足跟痛、衰老症等。

第一节 内科疾病

一、咳嗽

干咳常见于急性咽喉炎与急性支气管炎的初期、胸膜炎、轻症肺结核等疾病。中医学认为，肺阴虚干咳其实是肺阴不足、虚热内生所致，以咳喘无痰或痰少而黏为主要临床表现。石斛具有益胃生津、滋阴清热之功效，主治各种阴虚证及热病伤津证，能滋养肺阴，同时可提高机体的免疫功能，对久治不愈的肺阴虚干咳疗效确切。

陈希选取符合诊断标准的 60 例老年咳嗽患者，随机分成对照组和治疗组，每组 30 例，对照组患者给予抗生素头孢他啶粉针剂 2.0g 加入 0.9% 氯化钠注射液 100mL 中静脉滴注，1 次 / 天；治疗组在对照组用药基础上加服 10g 鲜铁皮石斛水煎剂，口服 2 次 / 天。两组连续治疗 7d 为 1 个疗程，共治疗 2 个疗程，2 个疗程后，治疗组患者的有效率为 86.6%，明显优于对照组患者的 53.3%（$P <$ 0.05）。

二、肺结核

中医学认为肺结核致病的主要病机可概括为肺体受损，肺阴受耗，肺失滋润，阴损及阳，故治疗上多使用养阴润肺、补肾健脾、清热益气、生津和调节免疫等方法。铁皮石斛有生津养胃、滋阴清热、润肺益肾等功效，用其辅助治疗肺结核有一定疗效。

何思陆等观察了铁皮石斛处方辅助治疗肺结核的临床疗效，将76例确诊为浸润性肺结核患者随机分成治疗组和对照组，每组各38例，健康组32例，对照组单纯用西药抗结核药物治疗，治疗组在对照组西药治疗基础上加用铁皮石斛处方（铁皮石斛精粉、龟板、阿胶、沙参、麦冬、百部、白及、山药各10g），水煎，分2次口服，6个月为1个疗程。治疗6个月后抽血检查，治疗组患者细胞因子水平（血清白细胞介素-10、血清白细胞介素-18）较治疗前显著下降，骨桥蛋白均值明显高于健康组，改善程度均优于对照组，提示铁皮石斛方剂辅助治疗肺结核，改善患者免疫损伤，疗效较好。石斛茎中含有多种生物碱，具有滋阴清热、润肺止咳、增强免疫力等功效。

三、糖尿病

糖尿病属于中医学"消渴"范畴，其病机为阴虚燥热，血脉瘀滞，但由于阴阳互根，阳生阴长，若病程日久，阴损及阳，则致阴阳俱虚。其治法为养阴清热，活血通络。石斛，具有生津、养胃、滋阴、清热的功效，其单味药和复方制剂在糖尿病治疗中具有重要的应用价值。

林达秋等采用随机、对照、前瞻性的研究方法，研究了金钗石斛治疗气阴两虚型2型糖尿病患者的临床疗效。将患者随机分为4组：①单用盐酸二甲双胍组38例（给予盐酸二甲双胍，规格：0.25g/片，0.5g/次，3次/天）；②金钗石斛+盐酸二甲双胍组36例（金钗石斛：3g/次，水煎服，200mL煎煮成100mL）；③普通石斛+盐酸二甲双胍组36例（普通石斛：3g/次，水煎服，200mL煎煮成100mL）；④单用金钗石斛组35例（服用金钗石斛煎煮液，1剂/天，分2次口服，50mL/次），均服药8周为1个疗程。结果②组的空腹血糖值较其他三组均要低（$P < 0.01$）；②组与③组治疗后8周的糖化血红蛋白较①、④组的均要低（$P < 0.01$）；②、③组的糖尿病症状分级积分差值均较①、④组的大（$P < 0.01$）。结果提示金钗石斛 盐酸二甲双胍的联合应用能有效降低患者的空腹血

糖、糖化血红蛋白，并有效改善 2 型糖尿病气阴两虚型症状。

林永东运用金钗石斛干预气阴两虚 2 型糖尿病，随机选取气阴两虚 2 型糖尿病患者 80 例，具体分组情况：①金钗石斛 + 盐酸二甲双胍组（27 例）；②普通石斛 + 盐酸二甲双胍组（27 例）；③盐酸二甲双胍组（26 例）。用药方法：②组给予盐酸二甲双胍片，0.25g/ 片，1 片 / 次，3 次 / 天，餐前温开水送服；①组和②组在二甲双胍组的基础上分别服用金钗石斛、普通石斛煎煮液，1 剂 / 天，50mL/ 次，分 2 次口服。三组均 8 周为 1 个疗程，三组患者给予西医康复指导。结果显示，金钗石斛 + 盐酸二甲双胍组显效 20 例，有效 6 例，总有效率 96.3%；普通石斛 + 盐酸二甲双胍组显效 14 例，有效 7 例，总有效率 77.8%；盐酸二甲双胍组显效 10 例，有效 7 例，总有效率 65.4%。表明金钗石斛 + 盐酸二甲双胍组疗效显著优于普通石斛 + 盐酸二甲双胍组和盐酸二甲双胍组，且所有患者治疗期间均未出现严重不良反应，提示西医康复联合金钗石斛干预气阴两虚 2 型糖尿病，在降糖和改善临床症状方面效果良好，且安全性较高。

黄帆等以铁皮石斛单味中药煎煮配合胰岛素治疗 2 型糖尿病，分为治疗组 30 例和对照组 38 例，2 组均给予精蛋白锌重组赖脯胰岛素混合注射液，早晚餐前进行皮下注射，按 0.2U/kg 剂量给药。治疗组在此基础上，每日服用铁皮石斛煎煮汤剂（广西容县），铁皮石斛 20g，加冷水 800mL 浸泡 40min，武火煎煮至沸腾后改文火煎煮 60min，过滤取汁 200mL，加水复煎取汁 100mL，混合。早晚餐后 1h 服用，每次 150mL，连续服用 28d。治疗后，治疗组空腹血糖、餐后 2h 血糖、糖化血红蛋白等指标均显著下降，效果明显优于对照组，治疗组有效率 96.7%，对照组有效率 42.1%，表明铁皮石斛单味中药煎煮配合胰岛素对 2 型糖尿病胰岛素抵抗有明显的治疗效果。

龙太荣观察了石斛滋阴生津方联合消渴丸对 2 型糖尿病的临床疗效，共观察 100 例，观察组和对照组各 50 例。治疗方法：对照组常规使用糖尿病基础治疗，根据患者具体血糖水平服用二甲双胍、阿卡波糖等；观察组在对照组基础上予以消渴丸口服，5 ～ 10 粒，3 次 / 天，同时口服石斛滋阴生津方（石斛 20g，党参 20g，麦冬 20g，五味子 5g，山茱萸 18g，菟丝子 12g，枸杞子 12g，炙甘草 6g）加减，水煎，温服，3 次 / 天，100mL/ 次。经治疗，两组患者空腹血糖（FPG）、餐后 2h 血糖（2hPG）及糖化血红蛋白（HbAlc）水平均较治疗前显著降低（$P < 0.05$），两组患者治疗后中医证候积分较治疗前显著降低（$P < 0.05$），观察组均优于对照组；观察组总有效率 94%，对照组总有效率 74%，观察组显著

高于对照组（$P < 0.05$）。结果提示石斛滋阴生津方联合消渴丸能有效减轻 2 型糖尿病患者临床症状，改善患者血糖水平，两组均有少数低血糖、消化道反应、肝肾功能损伤等不良反应，但无统计学差异，安全性较高。

陈其雨采用随机分组对照法，观察了丹芪石斛方和肠溶阿司匹林治疗糖尿病血管病变的疗效，共观察糖尿病血管病变患者 120 例，随机分为治疗组和对照组各 60 例。治疗方法：对照组患者口服肠溶阿司匹林 0.1g，每日 1 次；治疗组给予丹芪石斛方（丹参 30g，黄芪 60g，石斛 15g，水蛭 10g，黄精 15g，黄连 10g），每日 1 剂，水煎 2 次，共取汁 400mL，分 2 次口服；1 个月为 1 个疗程。经治疗，两组治疗后血糖、总胆固醇、甘油三酯均有明显下降，治疗组优于对照组。治疗组在改善颈部血管内膜厚度、眼底病变及改善各项临床症状方面，均明显优于对照组。治疗组 60 例中显效 22 例，有效 30 例，有效率 86.7%；对照组中显效 16 例，有效 24 例，有效率 66.7%。说明丹芪石斛方对糖尿病血管病变有较好的临床疗效，可用于防治糖尿病血管病变。

张捷平等观察了复方石斛合剂对于 2 型糖尿病患者的临床疗效，将患者随机分为治疗组 90 例，对照组 30 例，病程为 1 ～ 10 年。治疗方法：2 组均予以基础治疗，主要包括饮食控制、运动疗法和口服西药，西药主要包括格列吡嗪和二甲双胍或阿卡波糖片；在基础治疗上，对照组加服四君子汤，每日 1 剂，2 次 / 天；治疗组加服复方石斛合剂（石斛 15g，黄芪 20g，丹参 15g，五味子 8g，葛根 15g，生地黄 12g，玄参 15g，川牛膝 15g）加减，每日 1 剂，2 次 / 天。结果显示治疗组糖尿病相关检测指标明显降低，治疗组 90 例中显效 65 例，有效 20 例，有效率 94.44%；对照组 30 例中显效 14 例，有效 9 例，有效率 76.67%。说明复方石斛合剂能够减轻 2 型糖尿病患者胰岛素抵抗，能有效降低血糖，改善血脂。

苏晓燕等将石斛做成不同剂型进行降血糖疗效观察，发现石斛合剂序贯方丸剂优于颗粒剂。将 240 例患者随机分为 4 组，每组 60 例，各组间性别、年龄、病程等资料无明显差异，具有可比性，具体分组为 A 组（石斛合剂序贯方丸剂）、B 组（石斛合剂序贯方颗粒剂）、C 组（安慰剂，为石斛合剂药物浓度的20% ～ 30%）、D 组（安慰剂颗粒剂），所有患者均服 3 剂停药 1d，连续用药 6 个月。治疗 6 个月后，测量糖尿病疗效指标，进行中医证候评估及安全性评估。治疗后 A 组各项指标均显著优于 B、C、D 组（$P < 0.05$），4 组患者治疗期间均无显著不良反应；A 组、B 组、C 组、D 组总有效率分别为 96.67%、78.33%、

50%、38.33%，提示石斛合剂序贯方丸剂在治疗 2 型糖尿病上疗效显著优于颗粒剂，且安全性较高，无明显不良反应。

四、甲亢性突眼

甲状腺相关免疫性突眼属中医学"髓眼凝睛"范畴，有文献报道，石斛方对于甲亢性突眼有确切疗效。唐鸥等用石斛消瘰丸联合复方樟柳碱注射液治疗甲亢性突眼，选取符合诊断标准的患者 40 例，随机分成治疗组和对照组，治疗组 21 例（32 眼），对照组 19 例（32 眼）。对照组服用石斛消瘰丸（石斛 10g，天冬 12g，麦冬 12g，生地黄 15g，枸杞子 12g，杭菊花 10g，决明子 10g，青葙子 10g，白蒺藜 12g，川芎 10g，牛膝 12g，防风 10g，黄连 6g，水牛角粉 12g，枳壳 10g，茯苓 15g，贝母 10g，玄参 12g，牡蛎 15g，甘草 6g），水煎服，每日 1 剂；治疗组在服用石斛消瘰丸的基础上，注射复方樟柳碱注射液（2mL 于患侧太阳穴注射，1 次 / 天），2 组均为 14d 1 个疗程，共治疗 3 个疗程。结果治疗组显效 16 眼，有效 13 眼，无效 3 眼，总有效率 90.6%；对照组显效 7 眼，有效 16 眼，无效 9 眼，总有效率为 71.9%。提示石斛消瘰丸可有效改善甲状腺相关免疫性突眼，疗效确切，其合用复方樟柳碱注射液治疗甲亢性突眼效果更佳。

五、慢性胃炎

慢性胃炎是人群中的高发消化性疾病，中医学认为，慢性萎缩性胃炎的临床症状和"痞满""胃脘痛"等病证较为相似，在先天禀赋不足和外邪乘虚相袭的相互作用下，脾胃失和，胃黏膜受损，日久导致胃络失养，逐渐萎缩。石斛具有滋阴清热、益胃生津的功效，为治疗胃阴不足之要药，能有效延缓萎缩性胃炎进展，改善患者临床症状，临床疗效显著。

郭静用自拟石斛益胃汤辨证加味治疗胃阴虚型慢性胃炎，随机分为常规组和加味组。常规组包括慢性萎缩性胃炎 23 例、慢性浅表性胃炎 27 例、慢性糜烂性胃炎 10 例，加味组包括慢性萎缩性胃炎 21 例、慢性浅表性胃炎 28 例、慢性糜烂性胃炎 11 例。常规组 60 例患者实施常规西医治疗，加味组 60 例患者实施常规西医与自拟石斛益胃汤辨证加味治疗。处方组成为铁皮石斛 3～6g，沙参 12g，麦冬、玄参、生地黄各 15g，玉竹 8g，辨证加减。1 剂 / 天，分 2 次煎煮，每煎至 150mL，将 2 次药汁合并，早晚服用，150mL/ 次，2 次 / 天，持续服药治疗 4 周为 1 个疗程。治疗后，加味组治愈 47 例，显效 8 例，有效 4 例，总有效率 98.33%；常规组治愈 39 例，显效 9 例，有效 5 例，总有效率 88.33%，加味组临床疗效明显高于常规组。随访期间加味组和常规组分别有 3 例、11 例复发。提示自拟石斛益胃汤治疗胃阴虚型慢性胃炎疗效显著，复发率较低，安全性较高。方中以铁皮石斛、沙参为君药，前者养阴生津、补益脾胃，后者养阴清热、益胃生津、润肺化痰，二者配伍，共增益胃生津、养阴清热之功。

齐乐采用回顾性研究法，观察了石斛破壁粉联合奥美拉唑治疗慢性萎缩性胃炎的临床疗效。方法为选取 112 例幽门螺杆菌阳性的慢性萎缩性胃炎患者，随机分为对照组和试验组，每组各 56 例。对照组采用基础治疗方案（口服奥美拉唑肠溶胶囊、阿莫西林胶囊和克拉霉素缓释片）治疗；试验组为基础治疗方案＋石斛破壁粉（2 袋 / 次，3 次 / 天，冲泡服用），治疗 1 个月。结果表明，治疗后试验组能显著改善慢性萎缩性胃炎相关指标；试验组总有效率、总显效率分别为 96.42% 和 78.57%，对照组总有效率、总显效率分别为 85.71% 和 64.28%，试验组总显效率显著高于对照组。两组患者不良反应均为 2 例，发生率较低，安全性良好。提示石斛破壁粉联合奥美拉唑可有效改善胃功能相关指标，提高患者生活质量，临床疗效较好。

陈吉全等用黄芪石斛莪术汤治疗慢性萎缩性胃炎气阴两虚兼胃络瘀血证 40 例，治疗方法为：将 80 例慢性萎缩性胃炎患者随机分为治疗组和对照组，每组 40 例，对照组给予常规西药治疗，治疗组给予黄芪石斛莪术汤治疗（黄芪 30g，党参 15g，莪术 15g，石斛 10g，制半夏 10g，陈皮 10g，蒲公英 20g，仙鹤草 30g，砂仁 10g，乌贼骨 15g，白及 10g），辨证加减，1 剂 / 天，水煎服，早、晚服用，服药 5 周后，停服 1 周。两组均以 3 个月为 1 个疗程，共治疗 2 个疗程。治疗后，治疗组和对照组有效率分别为 95.0%、75.0%，治疗组明显优于对照组。

郭越等用石斛养胃祛萎合剂治疗慢性萎缩性胃炎合并肠上皮化生患者，将 104 例慢性萎缩性胃炎合并肠上皮化生患者随机分为对照组和观察组，每组各 52 例。对照组患者给予保护胃黏膜、抑酸等常规三联疗法（阿莫西林胶囊、奥美拉唑肠溶胶囊、克拉霉素片），2 周为 1 个疗程，连用 6 个疗程；观察组患者服用石斛养胃祛萎合剂（铁皮石斛 20g，刺五加 50g，三七 10g，石崖茶 20g，满山香 50g），1 袋 / 次，1 次 / 天，2 周为 1 个疗程，连用 1 ~ 2 个疗程。治疗后，观察组和对照组总有效率分别为 92.31%、75.00%，观察组明显优于对照组；两组患者的胃镜病理组织学结果较治疗前有所改善，以观察组患者肠上皮化生、腺体萎缩等改善更明显（$P < 005$）；两组慢性萎缩性胃炎合并肠上皮化生患者的炎症

相关指标都有所下降；与对照组比较，观察组患者血清中炎症相关指标均显著降低，差异性有统计学意义（$P < 0.05$）。提示石斛养胃祛萎合剂治疗慢性萎缩性胃炎合并肠上皮化生患者，临床疗效较好。

胡颖等研究了石斛消萎汤结合西药常规治疗对慢性萎缩性胃炎患者血管内皮因子的调节作用。具体方法为选取慢性萎缩性胃炎患者 116 例，随机分为两组，每组 58 例，对照组患者服用多潘立酮片，幽门螺杆菌阳性者口服替硝唑、克拉霉素等；治疗组在对照组基础上，加服石斛消萎汤（炒麦芽 30g，竹茹 25g，瓜萎皮 15g，炒白芍 25g，麦冬 15g，北沙参 25g，石斛 15g，炙甘草 25g）加减，两组均连续服药 1 个月为 1 个疗程。经治疗，治疗组患者临床症状积分、胃镜病理组织评分及胃镜黏膜征象、消化不良症状等指标均降低，治疗组明显低于对照组（$P < 0.05$）；血清学指标和血管内皮因子水平较治疗前明显升高，治疗组明显高于对照组（$P < 0.05$）；治疗组和对照组的总有效率分别为 96.55% 和 82.76%，治疗组的临床来疗效明显高于对照组。研究表明，石斛消萎汤可有效改善慢性萎缩性胃炎患者临床症状，具有胃黏膜保护作用。

近年来，多名学者运用石斛养胃汤治疗慢性萎缩性胃炎胃阴不足证，石斛养胃汤药味组成和每味药剂量略有差异（均以石斛为主药），临床疗效满意。程秀莲等观察了石斛养胃汤联合莫沙必利治疗慢性萎缩性胃炎胃阴不足证的临床疗效，对照组单纯口服莫沙必利，观察组口服莫沙必利联合石斛养胃汤（炒麦芽、炙甘草、北沙参、竹茹、炒白芍、麦冬、石斛和瓜萎皮），1 剂 / 天，7d 为一疗程，根据患者不同的临床表现进行辨证加减。结果观察组和对照组有效率分别为 94.29% 和 74.29%（$P < 0.05$）。黄金海用石斛养胃汤治疗慢性萎缩性胃炎胃阴不足证 57 例，对照组予以莫沙必利，观察组服用石斛养胃汤（在组方基础上，根据患者临床症状加减药味），治疗后，观察组 57 例，治愈 21 例，显效 17 例，有效 13 例，总有效率 89.5%，优于对照组总有效率 75.4%。陈玉玺探究石斛养胃汤对于慢性萎缩性胃炎胃阴不足证的临床疗效，对照组给予莫沙必利，试验组服用石斛养胃汤并随症加减，试验组总有效率 96.00%，显著高于对照组的 64.00%。刘春叶也做了类似临床观察，对照组给予胃复春片，治疗组给予石斛养胃汤，根据患者症状加减，连服 3 个月，治疗组临床综合疗效总有效率为 88.24%，明显优于对照组的 70.59%。赵德胜以多潘立酮片为对照组，观察了石斛养胃汤对 30 例慢性萎缩性胃炎胃阴不足证的临床疗效，观察组总有效率 96.67%，其中显效 23 例，有效 6 例，无效 1 例。

尹意婷等观察了石斛养胃汤联合奥美拉唑肠溶胶囊对慢性萎缩性胃炎胃阴不足证患者炎症因子与氧化应激水平的影响，将 80 例慢性萎缩性胃炎胃阴不足证患者随机分为对照组及观察组各 40 例，对照组给予奥美拉唑肠溶胶囊，观察组在对照组治疗方案的基础上，加服石斛养胃汤治疗并随症加减，1 剂 / 天，均服用 4 周。结果观察组患者食欲不振、胃脘胀痛及胃刺痛的中医证候评分均较治疗前下降，炎症指标均较治疗前降低，氧化应激水平明显改善，明显优于对照组；观察组总有效率为 95.00%，明显高于对照组的 72.50%。李荣以同样的给药方法治疗慢性萎缩性胃炎患者，对照组给予奥美拉唑＋阿莫西林＋吗丁啉，观察组在对照组基础上，加服石斛养胃汤（黄芪 20g，石斛 18g，当归、代赭石、生地黄各 15g，地骨皮、豆蔻各 12g，白芷、竹茹、荷梗、旋覆花、甘草各 10g，蒲公英、广金钱草各 8g），结果观察组总有效率为 93.3%，优于对照组的 73.3%，临床疗效较好，且不良反应发生率和复发率均较低。

吴玉等选取慢性萎缩性胃炎患者 100 例，随机分成对照组和试验组，对照组采用胶体果胶铋干混悬剂联合阿莫西林治疗，试验组在对照组基础上联合石斛养胃汤治疗。经治疗，患者消瘦、食欲不振、腹痛、贫血的中医症状积分及血清 CRP、IL-6、TNF-α 水平均降低，胃功能指标及血清 G-17、PG I、PG II 水平均升高；各组患者 SOD、NO、MDA 水平及 SF-36 评分均改善，且试验组患者症状、胃功能及血清炎性因子、氧化应激反应等指标改善程度明显大于对照组；试验组总有效率 96.00%，优于对照组的 84.00%。迟敬涛以同样的给药方法进行了研究，石斛养胃汤联合西药胶体果胶铋干混悬剂及阿莫西林治疗，可显著减轻慢性萎缩性胃炎患者临床症状，改善胃功能，抑制炎症反应。吕学富观察了石斛养胃汤联合胶体果胶铋干混悬剂及阿莫西林对慢性萎缩性胃炎胃功能及血清炎性因子的临床疗效，观察组总有效率为 92.86%，明显优于对照组的 83.33%（$P < 0.05$）。

杜婷婷探究了石斛养胃汤治疗慢性萎缩性胃炎的临床效果，将 96 例患者随机分为观察组与对照组，每组各 48 例。治疗方法：2 组患者均给予常规治疗，如抗生素、抑酸剂等；对照组给予胶体果胶铋，成人 3 粒 / 次，4 次 / 天，于餐前 1h 及睡前口服；观察组在对照组基础上，加服石斛养胃汤（炒麦芽 30g，白芍、北沙参、竹茹、炙甘草各 20g，石斛、麦冬、瓜蒌皮各 15g，随症加减药味），1 剂 / 天，2 组均连续服药 4 周。结果显示，观察组和对照组总有效率分别为 91.67% 和 75.00%，观察组明显高于对照组。

六、乙型肝炎

中医学认为慢性乙型肝炎患者多因感受湿毒之邪发病，病邪久踞，湿蕴热结而成肝胆湿热。慢性肝炎病程长，常致患者阴虚，石斛具有滋阴清热、增强免疫力等功效，对慢性肝炎有一定治疗作用。

陆春雷等观察了石斛辅助治疗 HBeAg 阳性慢性乙型肝炎的临床疗效，选取228 例 HBeAg 阳性慢性乙型肝炎患者，随机分为 2 组，每组 114 例，治疗组 113 例（1 例失访），对照组 110 例（4 例失访）。治疗方法：对照组常规治疗并给予阿德福韦口服；治疗组在对照组基础上，加用石斛方，处方组成为铁皮石斛、灵芝、黄芪、茯苓、山茱萸、何首乌、当归各 10g，水煎服，2 次 / 天，连续用药 6 个月。治疗后，ALT 正常率、HBV DNA 转阴率和 HBeAg 血清学转换率均有提高，乙肝指标白细胞介素 –2（IL–2）、白细胞介素 –4（IL–4）和白细胞介素 –10（IL–10）等均有显著改善，提示铁皮石斛方联合西药治疗可提高 HBeAg 阳性慢性乙肝患者的 ALT 正常率、HBV DNA 转阴率和 HBeAg 血清学转换率，对改善患者症状、促进慢性乙型肝炎患者康复等有辅助治疗作用。

王勇用养阴柔肝化湿解毒方联合澳泰乐颗粒治疗慢性乙型肝炎，治疗效果满意。主要方法为：选取 100 例患者随机分为对照组和治疗组，各 50 例，对照组给予澳泰乐颗粒，1 袋 / 次，3 次 / 天；治疗组在对照组基础上，服用养阴柔肝化湿解毒方（白芍、茵陈、生地黄、虎杖、川石斛、半枝莲、车前子、北沙参各 15g，猫人参、丹参、岗稔根、马鞭草各 30g，苍术、苦参各 9g，生甘草 6g），水煎 200mL，1 剂 / 天，早晚分服，治疗 90d 为 1 个疗程。治疗 90d 后，肝功能指标、HBV DNA 转阴率和 HBeAg 血清学转换率等明显改善，优于对照组；治疗组 50 例患者中，显效 33 例，有效 13 例，总有效率 92.00%，明显优于对照组总有效率 64.00%；2 组均无严重不良反应。说明以石斛为组方的养阴柔肝化湿解毒方联合西药治疗慢性乙型肝炎有较好的临床疗效，且安全性良好。

七、高血压

中医学理论认为，高血压属"风眩""头风""眩晕"等范畴，石斛对高血压有一定治疗作用且无西药的副作用。

吴俊等选取符合标准的高血压患者 120 例，随机分成 3 组，分别为铁皮石斛组、铁皮石斛加厄贝沙坦组、厄贝沙坦组，每组 40 例，服药方法为铁皮石斛（鲜）10g/d，加 200mL 水煎服至 100mL，分早晚 2 次口服，50mL/ 次，厄贝沙坦片内服，均服用 12 周为 1 个疗程。治疗后，铁皮石斛组、铁皮石斛加厄贝沙坦组的证候积分改善显效率分别为 62.5% 和 77.5%，显著优于厄贝沙坦组的 17.5%；铁皮石斛组、铁皮石斛加厄贝沙坦组的降压显效率分别为 72.5% 和 92.5%，与厄贝沙坦组效果相当。铁皮石斛组、铁皮石斛加厄贝沙坦组发生腹部不适和腹泻的分别为 2 例和 4 例，不良反应发生率较低。

蒋红霞等收集老年高血压 104 例，随机分成对照组和治疗组，每组各 52 例，对照组给予波依定口服，治疗组在对照组基础上加服石斛养阴方（铁皮石斛、麦冬、地黄各 15g），1 剂 / 天，水煎，分 2 次服用。2 组均治疗 8 周为 1 个疗程。治疗后，治疗组收缩压、舒张压及患者头痛、眩晕、心悸、烦躁、腰膝酸软等临床症状均有明显改善，显著优于对照组（$P < 0.05$）；治疗组显效 32 例，有效 16 例，总有效率为 92.31%，优于对照组总有效率 80.77%。提示石斛养阴方联合西药波依定治疗老年高血压病疗效满意，且不良反应较低，能有效改善老年高血压患者临床症状。

吴人照等报道了应用铁皮石斛膏治疗阴虚阳亢证高血压病，根据入排标准收集患者 120 例，随机分为石斛起步组（内含石斛试验组、石斛加西药联用组）80 例、对照组（厄贝沙坦）40 例，用药方法为铁皮石斛膏，每天 8.0g，口服，厄贝沙坦，每天 150mg，口服，各组连续服用 12 周为 1 个疗程。石斛试验组降压显效率 72.7%，石斛加西药联用组降压显效率 95.2%；石斛试验组和石斛加西药联用组证候积分改善显效率分别为 58.5%、76.2%，均显著优于对照组的 18.2%（$P < 0.01$）。铁皮石斛为养阴的代表药物，补而不腻，清而不伤胃，与西药合用降压效果确切，可明显减轻高血压患者症状。

刘宏军用自拟石斛解压方联合缬沙坦治疗肝肾阴虚型高血压，选取肝肾阴虚型高血压患者 320 例，随机分为对照组和观察组，每组 160 例，对照组患者给予缬沙坦治疗，观察组患者给予自拟石斛解压方联合缬沙坦治疗，处方组成为石斛 15g、白芍、桑椹、（刺）蒺藜、夏枯草、钩藤各 15g，（生）地黄、珍珠母、（生）山楂各 20g，野菊花 16g，黄芩 10g，地骨皮 12g，（怀）牛膝 12g，红花 10g，随症加减，水煎 2 次后将药液混匀并浓煎至 400mL，1 剂 / 天，早晚 2 次温服，连续治疗 8 周为 1 个疗程。比较两组患者临床疗效、治疗前后血压及中医证候积分、治疗期间不良反应发生情况。治疗后，对照组和观察组患者临床疗效分别为 85.00%、93.75%，观察组优于对照组，且观察组中医证候积分和收缩压、舒张压等较对照组均有显著改善。说明自拟石斛解压方联合缬沙坦可有效改善肝肾阴虚型高血压患者血压和临床症状，疗效确切且安全性良好。

八、冠心病

李德祥等将符合诊疗标准的 60 例冠心病心绞痛患者分成对照组和治疗组各 30 例，治疗组患者给予霍山石斛中药方制成的胶囊，规格为 3g/ 粒，2 粒 / 次，3 次 / 天，口服；对照组患者口服消心痛，两组患者均 3 周为 1 个疗程。治疗 1 个疗程后，治疗组和对照组 24h 动态心电图总有效率分别为 63.3% 和 36.7%，治疗组和对照组临床症状总有效率分别为 93.3% 和 40.0%，治疗组优于对照组，有显著差异（$P < 0.01$），且仅有少数腹泻，安全性较好。

王勉采用随机数字法将门诊及住院冠心病心绞痛患者 80 例分成观察组和对照组，每组各 40 例，对照组患者常规给予基础药如他汀类、阿司匹林、硝酸酯类、β 受体阻滞剂等进行治疗，心绞痛时舌下含服硝酸甘油片；观察组患者在对照组基础上加用新鲜铁皮石斛（9g/d，水煎后带渣口服）进行治疗。2 组均连续治疗 3 个月，观察组患者的心绞痛症状改善情况总有效率为 92.3%，明显优于对照组患者总有效率 78.9%；观察组患者中医证候疗效改善情况总有效率为 89.7%，明显优于对照组患者总有效率 73.7%，且观察组患者的血脂、CRP 和血清 8-iso-PFG2α、SOD、MDA、VE-cadherin、TNF-α、VCAM-1、ICAM-1、MCP-1 等水平改善情况明显优于对照组，并且治疗期间无不良反应。

九、关节炎

王勇用四妙勇安汤加石斛治疗类风湿关节炎，将 80 例类风湿关节炎患者随机分成治疗组（43 例）和对照组（37 例），具体治疗方法为，对照组给予肠溶性阿司匹林和雷公藤多苷片内服，治疗组给予四妙勇安汤加石斛（组成为金银花 20g、玄参 20g、当归 15g、生甘草 5g、石斛 20 ~ 30g），随症加减，先煎石斛 1h，后入剩余药混煎即可，1 剂 / 天，病重热急者 2 剂 / 天，分早、晚 2 次饭前半小时服用。2 组均服用 2 个月为 1 个疗程。2 个月后，治疗组显效 17 例，有效 21 例，总有效率 88.37%，显效率 39.53%，优于对照组总有效率 59.47%，显效率 24.32%，2 组比较有显著性差异。四妙勇安汤全方药仅 4 味，加石斛一味，源于《神农本草经》"石斛可除痹"之说，加之石斛味甘微寒，以清凉为用，故可治类风湿关节炎之热痹。

李鹏等报道了自拟石斛牛膝汤治疗膝关节骨性关节炎的临床疗效，选取患者随机分为对照组和治疗组各 198 例，对照组采用常规疗法（包括针刺，配合血海、阳陵泉等，西医予以抗感染、抽关节液等治疗），治疗组在常规疗法基础上服用石斛牛膝汤（药物组成：石斛 50g，怀牛膝、木瓜、香附各 15g，生地黄、薏苡仁、寄生各 30g，杜仲、续断、苍术、防己、玄胡、生姜各 10g），日一剂，分早晚两次口服。治疗 3 周后，治疗组和对照组愈显率分别为 62.6% 和 57.1%，二组比较，差异无统计学意义；治疗 24 周后，治疗组和对照组愈显率分别为 60.6% 和 32.3%，二组比较，治疗组明显优于对照组，差异有统计学意义。

符小艳等采用四神煎配合西药治疗类风湿关节炎，选取病例随机分成治疗组和对照组，每组各 80 例，两组性别、年龄、病程、主要症状、关节功能分级及红细胞沉降率、C 反应蛋白等基础资料具有可比性。对照组患者服用甲氨蝶呤和柳氮磺吡啶，治疗组在对照组治疗基础上加服四神煎（处方组成为黄芪 80g，石斛 30g，远志 20g，牛膝 20g，银花藤 30g）加减，1 剂 / 天，水煎取药汁 300mL，分 3 次于饭前口服。治疗 9 周后，治疗组和对照组的关节疼痛指数、关节肿胀指数、关节压痛指数、关节炎相关实验室指标等显著下降，且治疗组显著优于对照组；治疗组临床总有效率为 95%。方中重用黄芪为君，寓通于补，行血通痹，消肿止痛；臣以石斛，助芪除痹，故能取得显效。

十、干燥综合征

干燥综合征主要症状为眼干、口干，其他尚有呼吸系统、消化系统、神经系统、皮肤黏膜、关节肌肉等腺体外其他器官受累，属中医学"燥痹"范畴。石斛在改善患者口鼻干燥等症状方面疗效明显。

谷群英等运用自拟方石斛二参散治疗原发性干燥综合征，选取原发性干燥综合征患者 39 例，随机分成治疗组 20 例、对照组 19 例。对照组给予硫酸羟氯喹口服；治疗组给予中药石斛二参散（石斛、太子参、北沙参各 15g，黄精、玉竹、黄芪、生地黄各 12g，桑椹子、五味子各 9g，生甘草 6g）加减，水煎早晚分服。结果显示，治疗后较治疗前唾液流速明显增加，治疗组痊愈 2 例，显效 5 例，有效 7 例，总有效率 70%，临床疗效与对照组相当。

顾明年等对石斛玉女煎联合艾拉莫德治疗胃热阴虚型干燥综合征疗效及安全性进行观察，选取胃热阴虚型干燥综合征患者 74 例，随机分成对照组和观察组各 37 例。具体治疗方法：对照组采用艾拉莫德治疗；观察组采用石斛玉女煎联合艾拉莫德治疗，药物组成为石斛 10g，石膏 10g，熟地黄 15g，麦冬 9g，知母 9g，川牛膝 9g，加水 500mL 水煎至 100～150mL，煎 2 次，取药汁混匀后，2 次/天，凉服。2 组均治疗 12 周。结果观察组患者临床疗效、实验室指标、干燥综合征疾病活动指数（ESSDAI）评分、干燥综合征患者报告指数（ESSPRI）评分、Schirmeri 试验、唾液流率（SFR）均有明显改善，且效果显著优于对照组；观察组总有效率 94.59%，明显高于对照组的 78.38%；2 组不良反应发生率均为 18.92%，差异无统计学意义。

有文献报道，含石斛的复方中药汤剂加味增液汤对鼻咽癌放疗后的口干燥症临床疗效确切，处方组成为生地黄 25g，玄参 15g，麦冬 15g，石斛 15g，沙参 10g，甘草 15g，天花粉 10g，葛根 25g。对照组予以单独放疗；观察组予以中药加味增液汤联合放疗，在放疗开始至放疗结束后 1 个月服用，每组患者各 20 例。结果治疗后观察组的口干症占比为 20%，明显少于对照组口干症占比 60%，提示加味增液汤能有效减轻鼻咽癌放疗后口干症状，能在一定程度上预防鼻咽癌放疗后唾液腺损伤。

第二节 皮外科疾病

一、皮肤疾病

特应性皮炎，中医学又称湿疮、奶癣或胎疮。中药外敷治疗血虚风燥型特应性皮炎取得了满意的疗效。刘一超等观察麦冬石斛洗剂治疗血虚风燥型特应性皮炎的临床疗效，选取血虚风燥型特应性皮炎患者 40 例，随机分成对照组和治疗组各 20 例。对照组患者予枸地氯雷他定片，14d/ 疗程，连续服用 2 个疗程，并外用保湿剂糠酸莫米松乳膏；治疗组在对照组的基础上合用麦冬石斛洗剂，药物组成为石斛、麦冬、白及、马齿苋、黄柏、黑豆、当归、土茯苓各 30g，甘草、亚麻子、炒桃仁、红花各 15g，水煎先外洗再外涂糠酸莫米松乳膏。结果治疗组总有效率为 79.95%，显著优于对照组的 45.74%，且治疗组生活质量和相关评分也明显改善。

钟良以铁皮石斛提取物、天丝膜、珠光膜等制成石斛本草面膜，外用治疗皮肤干燥，观察其临床疗效满意。纳入符合标准的患者 120 例，随机分为试验组 60 例和对照组 60 例，治疗方法为，患者晚上以清水洁面，试验组患者使用石斛本草面膜，对照组使用薇诺娜透明质酸修护贴敷料，两组均为 1 片 / 次，1 次 /2 天，15 分钟 / 次，敷于面部后轻拍按摩至吸收，敷完面膜后两组均使用基础护肤产品。4 周为 1 个疗程，第 2 周和第 4 周复诊。治疗 4 周后，试验组和对照组显效率分别为 66.67% 和 50.00%，复发率分别为 6.9% 和 17.4%，试验组临床疗效优于对照组，提示石斛本草面膜可明显改善皮肤干燥患者皮损症状，疗效确切，且无严重不良反应，复发率较低。

二、血栓闭塞性脉管炎

中医学认为血栓闭塞性脉管炎多因脾气不健，肝肾不足，寒湿侵袭，凝滞脉络所致；或寒邪郁久化热蕴毒，湿毒浸淫，脉络闭阻，肢末无血供养，而致肢端坏死，甚则脱落。中医临床治疗上，应根据患者的证型不同辨证诊治，对于热毒炽盛证患者则以清热解毒、养阴活血为主。

曾德创等运用铁皮石斛处方辅助治疗血栓闭塞性脉管炎，根据入排标准选取血栓闭塞性脉管炎患者 62 例，随机分成治疗组和对照组，每组 31 例，治疗组包括局部缺血期 20 例，营养障碍期 9 例，坏疽期 2 例，间歇性跛行 22 例，静息痛 9 例。治疗方法：对照组患者服用盐酸尼卡地平缓释片 + 阿司匹林肠溶片 + 己酮可可碱肠溶片，疼痛剧烈患者加用双氯芬酸、美施康定或哌替啶；治疗组在对照组用药的基础上，加用铁皮石斛方（铁皮石斛、玄参、金银花、生地黄各 15g，当归、知母、紫花地丁、黄柏、赤芍、天花粉各 9g，生甘草 6g），加水煎服，1 剂 / 天，分 2 次口服。两组均服用 3 个月为 1 个疗程。结果治疗组总有效率为 96.8%，治疗组血清 IL-6、IL-8 平均水平显著下降，与对照组比较有统计学差异（$P < 0.01$），表明铁皮石斛方对于血栓闭塞性脉管炎患者免疫损伤有改善作用，可调节免疫功能，降低炎症反应。

第三节 儿科疾病

小儿脏腑娇嫩，脾胃常不足，脾胃运化失职。石斛功效益胃生津，滋阴清热，主治热病津伤，口干烦渴，胃阴不足，食少干呕，病后虚热不退，阴虚火旺，骨蒸劳热。鲜石斛可以用于辅助治疗小儿顽固性发热，将石斛制成复方制剂，还可以用于小儿厌食症及小儿便秘等儿科疾病。

一、小儿顽固性发热

有研究报道鲜石斛榨汁可用于小儿顽固性发热，程志源等选取109例符合标准的顽固性发热伴有气阴两虚证患儿，随机分成治疗组53例、对照组56例。治疗方法：对照组患儿（耳温≥38.5℃）给予布洛芬混悬液口服或双氯芬酸钠栓塞肛门，交替使用；治疗组在对照组治疗的基础上，给予带叶鲜铁皮石斛，按照0.6g/（kg·d），榨汁煮沸为0.2g/mL。结果治疗组总有效率88.68%，显著优于对照组总有效率58.93%，提示新鲜铁皮石斛具有益气养阴清热之功，味甘易为患儿所接受，用于发热时间较长或反复发热导致的气阴两虚疗效确切。

二、小儿厌食症

李云安观察了石斛清胃饮治疗小儿厌食症的临床疗效，选取符合标准的门诊患者200例，均给予石斛清胃饮（由石斛、白豆蔻、厚朴、陈皮、山药、白芍、薏苡仁、山楂、茯苓、白扁豆、大枣、甘草等组成）加减，水煎服，1剂/2天，10d为1个疗程。服药2个疗程后，总有效率100%，其中显效（症状消失、体质量增加、饮食正常、舌象恢复）185例，占92.5%；有效（症状好转、食量增加）15例，占7.5%。

三、小儿便秘

钱雄等收集便秘持续1个月以上，饮食调节后无效的患儿90例，随机分成治疗组50例、对照组40例，对照组给予小于3岁患儿开塞露，大于3岁患儿开塞露并口服液体石蜡。治疗组患儿给予石斛代茶饮口服，小于4岁给予石斛、大枣各10g，麦冬、陈皮各3g；大于4岁给予石斛、大枣各10g，麦冬6g，陈皮3g，1剂/天，水煎后代茶饮，频服。3d为1个疗程，均治疗2个疗程。经治疗，治疗组痊愈45例（其中30例1d治愈），总有效率90.0%，明显优于对照组的72.5%，且两组均无明显不良反应。石斛代茶饮方中石斛、麦冬既可养胃阴，又可生津润肠，使其恢复传导功能，则大便通畅，且药味使患儿易于接受，安全性较高。

第四节　五官科疾病

石斛能滋肾养肝明目，用于肝肾阴亏、目失所养而致视物昏花，常与枸杞子、菊花、决明子等益阴养肝明目药同用，如《原机启微》石斛夜光丸、《圣济总录》石斛散等。临床上，石斛制成中药复方制剂，可用于各种眼科疾病，如干眼症、视疲劳、近视、弱视、葡萄膜炎、玻璃体混浊等，疗效确切。

一、干眼症

干眼属于中医学的"白涩症""神水将枯""神水枯瘁""燥证"范畴。本病以眼部干燥为主要特征，阴精亏虚为发病基础，主要病机是阴虚、内燥、虚火浮越、气不布津。肝肾不足，阴精亏虚，津液不能上承于目，目失濡养发为干眼，故眼干涩灼热、畏光羞明、视物不清；虚火浮越于口鼻则口鼻干燥；气阴两虚，气虚不能敷布精微，阴虚不能充泽五脏、上荣于目而出现不耐久视、神疲乏力。因而治疗上以滋养肝肾、益气养阴为主。

徐静静等选取肝肾阴虚型干眼症患者 24 例 48 眼，随机分为治疗组和对照组，对照组给予滴用羟糖甘滴眼液，1 滴 / 次，4 次 / 天；治疗组在对照组基础上，口服石斛夜光丸，6g/ 次，3 次 / 天，两组均治疗 4 周为 1 个疗程。经治疗，患者肝肾阴虚证中医证候疗效显示，治疗组显效 6 例，有效 5 例，总有效率为 91.67%，对照组总有效率为 58.33%（$P < 0.05$）；治疗组和对照组对干眼症的总有效率分别为 83.3% 和 62.5%（$P < 0.05$）；治疗组对于泪液分泌量、泪膜破裂时间改善作用明显，优于对照组（$P < 0.05$）。提示口服石斛夜光丸联用羟糖甘滴眼液治疗干眼症，可明显改善患者眼部症状和全身症状，疗效优于单纯使用人工泪液（羟糖甘滴眼液）。

李翔等报道石斛夜光丸联合羟糖甘滴眼液治疗干眼症，疗效满意。收集肝肾不足、气阴两虚证干眼患者 90 例，随机分成对照组和观察组各 45 例，各脱落 5 例。对照组患者以羟糖甘滴眼液滴眼，1 滴 / 次，3 次 / 天；观察组患者在对照组治疗基础上给予石斛夜光丸口服，6g/ 次，2 次 / 天，疗程均为 2 个月。疗效判定标准为：显效指眼部症状基本消失，有效指眼部症状减轻。治疗后，观察组总有效率为 80.0%，明显优于对照组总有效率 65.0%；且治疗后观察组眼部及全身症状、泪膜破裂时间、泪液分泌量、角膜荧光素染色等指标显著改善，明显优于对照组。表明石斛夜光丸联合羟糖甘滴眼液可明显改善干眼症临床症状，治疗效果较好。

二、视疲劳

视疲劳中医学称为"目倦"，又名"肝劳"，分为气血亏虚、肝肾不足、阴虚火旺三型，临床上以肝肾不足者多见。肝属木，主疏泄，藏血，主筋，开窍于目；肾属水，主藏精，水生木，木得滋养而助血生精，使目睛明；若肝肾不足则肝阳上亢，肾阴亏损，耗伤精血，筋失所养，调节失司，故而头晕目眩，视物昏花。

白世淼等观察了石斛爽目颗粒对于视疲劳患者的临床疗效，具体治疗方法为，将用眼过度视疲劳患者 120 例随机分成对照组和治疗组，各 60 例，对照组患者以珍珠明目滴眼液点眼，1～2 滴／次，4～6 次／天；治疗组口服石斛爽目颗粒（组方为石斛、枸杞子、菊花、女贞子、当归、柴胡、白芍），1 袋／次，3 次／天，冲服，两组均连续服用 1 个月。经过治疗，治疗组总有效例数为 56例（其中痊愈 45 例，好转 11 例），总有效率 93.3%，显著高于对照组总有效率40.0%。方中石斛、女贞子、枸杞子为君药，具有滋补肝肾、益精明目作用，全方共奏补肝肾、养阴血、疏肝明目之功，发挥缓解视疲劳、改善视功能的作用。

曲燕磊等选取肝肾不足型视疲劳患者 100 例，随机分成 2 组，分别为对照组和治疗组，对照组给予萘敏维滴眼液点眼，1～2 滴／次，4 次／天；治疗组给予石斛夜光丸，6g／次，2 次／天，再采用点法、揉法、抹法进行穴位按摩，两组均以 10d 为 1 个疗程，治疗 2 个疗程。结果治疗组总有效例数为 97 例，总有效率97%；对照组总有效例数为 63 例，总有效率 63%。提示石斛夜光丸合并按摩对于治疗视疲劳疗效较好，患者满意度较高。

三、近视

近视属中医学"能近怯远症""近觑"范畴。中医学认为其由于先天禀赋不足，肝肾亏虚，后天饮食不节，脾胃虚弱，劳瞻竭视，精亏血虚所致；治疗上以滋补肝肾，调理脾胃，养血明目为主。研究发现石斛爽目颗粒配合针刺可以治疗青少年近视，白世淼等将 300 例单纯性青少年近视患者随机分成治疗组 150 例和对照组 150 例，治疗组患者服用医院自制石斛爽目颗粒，每袋含生药 6g，1 袋／次，3 次／天，连续服用 2 个月，并配合针刺眼及头部穴位治疗；对照组患者用1% 复方托吡卡胺滴眼液点眼，于睡前点 2 次／天，2 次之间间隔 15min，连续使用 4 周后，改为 2 次/周，连续使用 2 个月。结果治疗组总有效率 96.67%，显著优于对照组总有效率 31.33%；治疗组中不同程度的青少年近视，石斛爽目颗粒对于轻度和中度近视疗效较好，有效率分别为 100% 和 97.56%。

四、弱视

有文献报道以石斛组方的益视冲剂对于治疗儿童弱视有一定疗效，治疗组80 例，共 149 眼，其中轻度弱视 37 眼，中度 94 眼，重度 18 眼。对照组均采取戴镜并根据注视性质进行红光、光刷等治疗，根据双眼弱视程度进行遮盖等治疗；治疗组在对照组的基础上，加服益视冲剂（沙苑子、茯苓、石斛、枸杞子、山楂、山药、五味子、石决明、熟地黄），3 ～ 6 岁每次 10g，7 ～ 10 岁每次 15g，11 ～ 14 岁每次 20g，2 次/天，口服，3 个月为 1 疗程。结果治疗组总有效率 63.09%，提示益视冲剂可用于儿童弱视辅助治疗。

五、葡萄膜炎

王惠明等收集了 32 例慢性葡萄膜炎引起的低眼压患者，给予石斛夜光丸（主要组成为天冬、麦冬、生地黄、熟地黄、新罗参、白茯苓、干山药、枸杞子、牛膝、金钗石斛、草决明、杏仁、甘菊、菟丝子、羚羊角、肉苁蓉、五味子、防风、甘草、沙苑子、黄连、枳壳、川芎、生乌犀、青葙子等），1 丸/次，2 次/天，分早晚以白开水送服，治疗半个月和 1 个月时测眼压观察疗效，随访最短 2 ～ 8 个月。经治疗后眼压回升至 14 ～ 10mmHg 者 11 例，回升至 8 ～ 4mmHg 者 19 例，2 例回升不明显，总有效率 93.6%。

六、玻璃体混浊

玻璃体混浊属于中医学"云雾移睛""蝇翅黑花"范畴。中医学认为本病病位在水轮，源于肝、胆、肾三经。肝肾精血不足，神水乏源；或失血过多，血虚生热；或悲忧郁怒，肝火上炎；或热病伤阴，真阴耗损；或血热妄行，瘀血内阻；或湿热蕴移，浊气上泛；或痰湿内困，清窍蒙蔽等证，每易患之。大病之后也容易出现飞蚊症现象。临床上多以滋补肝肾为主。

何月枝等收集 124 例 180 眼玻璃体混浊患者，其中包含中高度近视 21 例 33眼，外伤性积血 36 例 52 眼，糖尿病性出血 27 例 41 眼，高血压视网膜病变 40例 54 眼，随机分成治疗组 108 眼、对照组 72 眼。治疗组患者服用石触夜光丸

（北京同仁堂生产），9g/次，2次/天；对照组患者予以杞菊地黄丸，9g/次，2次/天。两组均连续治疗3个月，每个月复诊1次，并对患者随访至第6个月。结果治疗组总有效率89.81%，对照组总有效率66.67%，治疗组疗效显著优于对照组。石斛夜光丸适用于肝肾亏虚、阴虚火旺引起的内障目暗，视物昏花，对各种原因引起的玻璃体混浊疗效肯定。

七、视网膜病变

糖尿病视网膜病变是指一种由糖尿病患者体内长期持续存在的高糖环境引起的以进行性视网膜血管受损、炎症形成和血管生成为显著特征的临床并发症。流行病学调查显示，炎症和微血管病变在其发病机制中起主要作用。有研究表明，石斛对早期糖尿病视网膜病变患者有显著疗效。

唐芸通过收集早期糖尿病视网膜病变（小于等于2期）患者30例，随机分成试验组和对照组，具体治疗方法为：给予试验组患者（共15例30眼）金钗石斛干粉，2g/次，2次/日；对照组患者（共15例30眼）不给予任何干预眼底病变药物，均治疗2个月。结果试验组患者最佳矫正视力（BCVA）、眼压（IOP）、脉络膜厚度、中收凹无血管区（FAZ）面积、周长和形态指数、视网膜微血管、视功能等均有明显改善作用，提示金钗石斛干粉对早期糖尿病视网膜病变患者疗效确切，具有改善患者视功能和黄斑区微循环、增加脉络膜厚度的作用。

第五节　其他疾病

一、不孕症

不孕症是指有生育要求的夫妇，有规律性生活，未避孕一年而未孕的。石斛具有滋阴功效，滋养阴液，使卵子生长有源。近年来的研究表明石斛联合西药可治疗不孕症，提高妊娠率。

陈莹等观察了鲜石斛联合经验方促卵合剂对肾阴不足型卵泡发育不良不孕症患者的疗效，将60例肾阴不足型卵泡发育不良不孕症患者随机分为对照组和观察组，每组各30例。对照组予以口服枸橼酸氯米芬片，观察组在对照组治疗基础上，于月经周期第1d开始服用鲜石斛联合促卵合剂（鲜石斛30g，当归15g，川芎10g，丹参15g，醋香附10g，白芍15g，熟地黄15g，女贞子15g，墨旱莲

10g，山茱萸 15g，枸杞子 15g，山药 15g），加水煎煮，取汁 400mL，1 剂 / 天，早、晚餐后半小时温服，连服 12d，连续治疗 3 个月经周期。观察组和对照组对于症状改善的有效率分别为 86.67% 和 83.33%，临床总疗效相当，观察组和对照组妊娠率分别为 60.007% 和 33.33%。结果提示，经鲜石斛联合促卵合剂治疗，可改善优势卵泡的直径、排卵率、子宫内膜厚度及妊娠率，可增加患者子宫内膜厚度，从而提高妊娠率。

张聪敏等将符合标准的多囊卵巢综合征 120 例，随机分为 4 组，每组 30 例，对照组 2 组分别为克罗米芬组（CC 组）、尿促性素组（HMG 组），治疗组 2 组分别为石斛汤 +CC 组、石斛汤 +HMG 组，2 个对照组分别服用促排卵药克罗米芬、尿促性素，2 个治疗组在对照组的基础上加服石斛汤（石斛 30g，菟丝子 20g，玫瑰花 15g，月季花 15g），1 剂 / 天，加水煎煮，取汁 400mL，早、晚服用。4 组患者应用绒促性素 48 ～ 72h 后监测排卵情况，监测排卵后均给予黄体酮胶丸支持治疗，于排卵后 4 周进行 B 超检查，各组患者均治疗 3 个周期，若不满 3 个周期而妊娠者，则停止观察。结果石斛汤 +CC 组妊娠率（33.3%）显著高于 CC 组妊娠率（20.0%），石斛汤 +HMG 组妊娠率（40.0%）显著高于 HMG 组妊娠率（26.7%）（$P < 0.05$）。说明石斛汤可减少促排卵药物的应用，促进卵泡生长、变圆，促进子宫内膜增长，提高妊娠率，中西医结合，对多囊卵巢不孕症疗效较好。

二、肿瘤放化疗引起的损伤

石斛多糖是主要活性成分之一，具有增强免疫、抗肿瘤等作用。石斛碱也是活性成分，是石斛属植物中具有抗肿瘤作用的有效成分之一。有研究表明，新鲜铁皮石斛及石斛复方颗粒、胶囊、口服液等对于肿瘤放化疗引起的疾病和症状均有显著改善作用。

梁颖等选取中晚期非小细胞肺癌化疗患者 100 例，随机分成试验组和对照组，每组各半，观察鲜铁皮石斛对中晚期非小细胞肺癌化疗患者生活质量及无进展生存期的影响，对照组采用常规化疗（紫杉醇 + 顺铂化疗方案），试验组在对照组治疗的基础上服用新鲜铁皮石斛，12g/d，切成小段后捣碎，久煎 1h 取药汁，分 2 ～ 3 次服完，疗程为直至出现病情进展后终止观察。结果治疗后试验组实体瘤疗效总有效率为 84.0%（42 例），治疗后试验组在躯体功能、角色功能、整体生活质量、疲倦、恶心与呕吐、睡眠困难、食欲和便秘等维度方面，明显优于对照组，血清 CEA 和 CYFRA-21 水平也明显下降。提示，连续服用新鲜铁皮石斛可能具有一定的抗肿瘤效果，能提高中晚期非小细胞肺癌化疗患者生活质量，稳定病情，延长无进展生存期。

陈晓萍等观察了铁皮枫斗颗粒与铁皮枫斗胶囊治疗肺癌放化疗患者气阴两虚证的临床疗效，随机分为颗粒组 32 例、胶囊组 32 例（后因失访而脱落 2 例）、对照组 16 例。治疗方法：颗粒组予以铁皮枫斗颗粒（3g/ 包，内含铁皮石斛生药 0.5g、西洋参生药 0.4g）口服，2 包 / 次，3 次 / 日；胶囊组予以铁皮枫斗胶囊（0.3g/ 粒，内含铁皮石斛生药 0.25g、西洋参 0.2g）口服，4 粒 / 次，3 次 / 日。对照组口服生脉胶囊（0.35g/ 粒，内含人参、麦冬、五味子，由广东环球制药有限公司生产），3 粒 / 次，3 次 / 日。疗程内每周随诊 1 次，均治疗 30d。结果颗粒组和胶囊组气阴两虚证症状改善有效率分别为 81.2% 和 93.3%，明显高于对照组的 50.0%；治疗后颗粒组和胶囊组气阴两虚证症状积分和肺癌症状积分下降幅度均大于对照组（$P < 0.01$）；颗粒组和胶囊组之间比较，差异均无显著性。铁皮枫斗颗粒与胶囊是以铁皮石斛为君药，佐以西洋参精制而成，可益气养阴，养胃生津，补而不腻，清而不伤胃，用于治疗肺癌放化疗患者气阴两虚证，疗效显著。

商玉萍等将 112 例因放化疗致口腔黏膜损伤的恶性肿瘤患者，随机分成对照组 55 例、观察组 57 例，对照组患者给予口炎清颗粒含服（在口腔中停留 3 ～ 5min），1 袋 / 次，2 次 / 日，观察组给予鲜石斛制剂含服（在口腔中停留 3 ～ 5min），1 袋 / 次，2 次 / 日，两组均治疗 2 周为 1 个疗程。鲜石斛制剂是由石斛（三年生，安徽霍山县长冲中药材开发有限公司）、麦冬、土牛膝等鲜药组成，经超高压技术处理后制成的液体口服制剂。经过治疗，观察组患者口腔黏膜损伤程度降级较对照组更为显著（$P < 0.05$）；口腔黏膜损伤疼痛评分较治疗前有不同程度降低，且观察组较对照组疼痛评分降低更为显著（$P < 0.05$）；两组血常规和肝肾功能等安全性指标变化不明显。提示由鲜石斛制成的口服液可以改善放化疗致口腔黏膜损伤，临床疗效显著，且安全性良好。

蓝云英通过石斛代茶饮治疗鼻咽癌放疗引起的口干症，将符合标准的鼻咽癌放疗后口干症（阴虚型）患者 60 例，随机分组为对照 1 组 20 例，采用针刺（金津、玉液）治疗；对照 2 组 20 例，采用石斛（代茶饮）治疗；观察组 20 例，采用针刺（金津、玉液）联合石斛（代茶饮）治疗。对照 2 组具体治疗为，金钗石斛 3g/d，加 300mL 水煮沸，沸腾 10 ～ 15s 后饮用；后再用开水泡服金钗石斛，浸泡约 10min，3～4 次／天，每次约 200mL。嘱患者在饮用的过程中让药物在口腔内停留 10～15s 后再咽下，使药液充分接触口腔。共治疗 4 周。以口腔干燥分级和刺激性唾液流量作为疗效指标，结果显示，观察组有效 14 人，好转 5 人，总有效率 95.0%；对照 1 组有效 7 人，好转 6 人，总有效率 65.0%；对照 2 组有效 5 人，好转 9 人，总有效率 70.0%。石斛代茶饮联合针刺疗法治疗鼻咽癌放疗后口干症疗效较好。

杨嘉麟等应用石斛鲜药防治鼻咽癌放疗患者口腔黏膜反应，选取 80 例鼻咽癌放疗患者随机分成对照组和治疗组，每组各 40 例，两组患者均接受放疗，对照组给予常规口腔处理；治疗组在对照组的基础上加用石斛鲜药治疗，在放疗第 1d 开始至放疗结束口服复方鲜石斛颗粒（广西维威制药有限公司，规格：5g/袋），5～10g/ 次，3 次／天，直至放疗结束。治疗后，治疗组患者口腔黏膜反应出现时间延长，口腔黏膜损伤程度减轻，疗效显著优于对照组。提示石斛鲜药治疗可有效防治鼻咽癌患者放疗所致口腔黏膜反应，缓解黏膜损伤，减轻患者疼痛感，同时对患者生化指标影响较小，安全性良好，值得临床推广。

三、足跟痛

足跟痛在中医学上属"骨痹"范畴，认为肝肾阴虚、痰湿、血热多会导致足跟痛的产生。肝主筋，肾主骨，肝亏虚，筋骨得不到营养，复感风寒湿邪或慢性的损伤使得经络运行不畅，血行不佳，会导致骨骼肌肉营养不良而引发疾病。

潘静采用石斛夜光丸治疗足跟痛，将 45 例诊断标准为跟下或跟后疼痛超过 15d，无其他外伤及感染症状，经中医辨证为肝肾阴亏型患者，给予石斛夜光丸治疗，大蜜丸每丸重 9g，1 丸／次，2 次／天，口服，7d 为 1 个疗程，视患者疼痛效果治疗 2～3 个疗程。结果，治疗 3 周后，痊愈 36 例，良好 5 例，无效 4 例，有效率为 91.1%。1 年随访期，3 例复发。提示石斛夜光丸治疗肝肾阴亏型足跟痛临床疗效显著，复发率较低。

四、衰老症

黄玲等将由石斛、黄芪、枸杞子和五味子 4 味药组成的石斛复方制剂，经过醇提处理后用于 20 例正常人，观察其对血液中抗氧化指标 SOD（超氧化物歧化酶）和 LPO（过氧化脂质）的影响。具体方法为：石斛加水煎煮 2h，冷却，滤过，备用；另取黄芪、枸杞子、五味子与石斛药液合并加水煎煮 2h，浓缩至流浸膏，再加浓度为 50% 乙醇沉淀，静置，滤过，最终浓缩为浓度为 1kg 生药量 /L 的流浸膏，用时稀释至 0.3kg/L。结果用药 2 周后，SOD 值显著升高，LPO 值显著下降，用药前后有显著差异（$P < 0.05$）。提示石斛复方制剂醇提物可显著改善抗氧化指标，有抗氧化和延缓衰老作用，可用于衰老症的治疗。

参考文献

[1] 陈希.用铁皮石斛辅助治疗肺阴虚干咳的疗效观察 [J].当代医药论丛，2014，12（6）：49.

[2] 何思陆，梁烨，陆高翔，等.铁皮石斛处方辅助治疗肺结核效果的临床观察 [J].中国医药科学，2015，5（10）：7-9.

[3] 林达秋，黄宇，林永东，等.金钗石斛治疗气阴两虚型 2 型糖尿病作用的临床研究 [J].中医临床研究，2016，8（9）：48-52.

[4] 林永东.西医康复联合金钗石斛干预气阴两虚 2 型糖尿病的前瞻性分析 [J].中医临床研究，2016，8（12）：10-12.

[5] 黄帆，陈晓帆.铁皮石斛配合胰岛素治疗 2 型糖尿病 30 例 [J].福建中医药，2014，45（6）：43.

[6] 龙太荣.石斛滋阴生津方联合消渴丸治疗 2 型糖尿病临床疗效观察 [J].中国处方药，2021，19（7）：150-152.

[7] 陈其雨.丹芪石斛方治疗糖尿病血管病变 60 例临床观察 [J].实用中西医结合临床，2013，13（2）：20-22.

[8] 张捷平，郑晓玲，洪佳祝，等.复方石斛合剂治疗 2 型糖尿病 90 例 [J].福建中医药大学学报，2011，21（5）：6-8.

[9] 苏晓燕，施红，吴建珊，等.石斛合剂序贯方不同剂型治疗 2 型糖尿病临床疗效比较 [J].中华中医药杂志，2015，30（6）：2233-2235.

[10] 唐鸥，吴子镜，王宏，等.复方樟柳碱联合石斛消瘰丸治疗甲状腺相关免疫性突眼临床研究 [J].实用中医药杂志，2012，28（9）：732-733.

[11] 郭静.自拟石斛益胃汤辨证加味治疗胃阴虚型慢性胃炎临床观察 [J].辽宁中医药大学学报，2019，21（6）：188-191.

[12] 齐乐.石斛破壁草本联合奥美拉唑治疗慢性萎缩性胃炎的临床疗效观察 [J].药物评价研究，2022，45（6）：1141-1145.

［13］陈吉全，刘冉.黄芪石斛莪术汤治疗慢性萎缩性胃炎气阴两虚兼胃络瘀血证40例［J］.中医研究，2015，28（2）：18-20.

［14］郭越，刘辉华，黄瑞.石斛养胃祛萎合剂辨治慢性萎缩性胃炎合并肠上皮化生患者52例［J］.环球中医药，2021，14（2）：340-344.

［15］胡颖，王鸿，赖华梅，等.石斛消萎汤结合西药常规对慢性萎缩性胃炎患者血管内皮因子的调节作用研究［J］.中华中医药学刊，2023，41（1）：175-178.

［16］程秀莲，于永强，刘国平，等.石斛养胃汤联合莫沙必利治疗慢性萎缩性胃炎胃阴不足证的疗效观察［J］.世界中医药，2015，10（S1）：526.

［17］黄金海.石斛养胃汤治疗慢性萎缩性胃炎胃阴不足证57例临床观察［J］.中国民族民间医药，2016，25（8）：69.

［18］陈玉玺.石斛养胃汤治疗慢性萎缩性胃炎胃阴不足证的临床疗效［J］.心理月刊，2019，14（17）：165.

［19］刘春叶.石斛养胃汤治疗慢性萎缩性胃炎胃阴不足证68例［J］.中国中西医结合消化杂志，2015，23（1）：25-27.

［20］赵德胜.石斛养胃汤治疗慢性萎缩性胃炎胃阴不足证临床分析［J］.中西医结合心血管病电子杂志，2017，5（24）：161.

［21］尹意婷，鲁月琴，何月敏.石斛养胃汤联合奥美拉唑肠溶胶囊对慢性萎缩性胃炎患者炎症因子及氧化应激水平的影响［J］.新中医，2022，54（5）：108-112.

［22］李容.石斛养胃汤联合西药治疗慢性萎缩性胃炎的临床效果［J］.内蒙古中医药，2022，41（12）：18-19.

［23］吴玉，蔡敏，张丽，等.石斛养胃汤联合胶体果胶铋干混悬剂及阿莫西林对慢性萎缩性胃炎胃功能及血清炎性因子影响研究［J］.中华中医药学刊，2019，37（8）：1986-1990.

［24］迟敬涛.石斛养胃汤对慢性萎缩性胃炎患者胃功能及血清炎性因子的影响［J］.光明中医，2021，36（9）：1438-1441.

［25］吕学富.石斛养胃汤联合胶体果胶铋干混悬剂及阿莫西林治疗慢性萎缩性胃炎的临床疗效观察［J］.医学信息，2021，34（24）：163-165.

［26］杜婷婷.石斛养胃汤治疗慢性萎缩性胃炎临床观察［J］.中国中医药现代远程教育，2021，19（1）：58-60.

［27］陆春雷，潘兴寿，黄春合，等.石斛辅助治疗 HBeAg 阳性慢性乙型肝炎疗效观察［J］.时珍国医国药，2014，25（11）：2698-2770.

［28］王勇.养阴柔肝化湿解毒方联合澳泰乐颗粒治疗慢性乙型肝炎随机平行对照研究［J］.实用中医内科杂志，2013，27（7）：56-58.

［29］吴俊，庄煌辉，毛志田，等.龙虎山铁皮石斛治疗高血压病临床观察［J］.中医药临床杂志，2018，30（2）：297-299.

［30］蒋红霞，竹剑平.波依定与石斛养阴方联用治疗老年高血压病 104 例临床分析［J］.中国现代应用药学，2010，27（3）：277-280.

［31］吴人照，陈立钻，楼正家，等.铁皮石斛膏与厄贝沙坦联用治疗阴虚阳亢证高血压病临床观察［J］.浙江中医杂志，2015，50（7）：475-477.

［32］刘宏军.自拟石斛解压方联合缬沙坦治疗肝肾阴虚型高血压的临床疗效［J］.实用心脑肺血管病杂志，2017，25（7）：89-91.

［33］李德祥，王学涵，李路，等.霍山石解组方治疗冠心病的临床研发与应用［J］.中国医药指南，2014，12（13）：314-315.

［34］王勉.铁皮石斛联合西药治疗冠心病心绞痛的临床应用［D］.杭州：浙江中医药大学，2020.

［35］王勇.四妙勇安汤加石斛治疗类风湿性关节炎 80 例临床观察［J］.卫生职业教育，2003，21（8）：148-149.

［36］李鹏，吕计宝，熊广明.自拟石斛牛膝汤治疗膝关节骨性关节炎 198 例［J］.健康之路，2017，16（5）：244.

［37］符小艳，黄万洋，吴建梅.四神煎配合西药治疗类风湿关节炎临床观察［J］.四川中医，2012，30（6）：75-77.

［38］谷群英，王建凯.石斛二参散治疗原发性干燥综合征疗效观察［J］.四川中医，2012，30（4）：80-82.

［39］顾明年.石斛玉女煎联合艾拉莫德治疗胃热阴虚型干燥综合征临床疗效及安全性观察［D］.太原：山西中医药大学，2020.

［40］冯绍斌，柯尊斌，伦小川.加味增液汤对鼻咽癌放疗后口干燥症的疗效观察［J］.深圳中西医结合杂志，2018，28（13）：58-89.

［41］刘一超，孙淑娜.麦冬石斛洗剂治疗血虚风燥型特应性皮炎临床观察［J］.山西中医，2023，39（3）：47-48.

［42］钟良.石斛本草面膜治疗面部皮肤干燥的临床疗效观察［D］.长沙：湖南

中医药大学，2023.

[43] 曾德创，邹才华，李近都，等.石斛治疗血栓闭塞性脉管炎患者炎症细胞因子变化的观察［J］.中国医药科学，2016，6（21）：9-12.

[44] 陈莹，李红，马坤，等.鲜石斛联合促卵合剂治疗肾阴不足型卵泡发育不良不孕症临床研究［J］.福建中医药，2021，53（3）：7-9.

[45] 张聪敏，韩长月.石斛汤联合促排卵药治疗多囊卵巢综合征不孕症的临床观察［J］.河北中医，2013，35（12）：1817-1819.

[46] 程志源，邹国斌，吴苏柳，等.鲜铁皮石斛佐治小儿顽固性发热53例疗效观察［J］.浙江中医杂志，2017，52（8）：592.

[47] 李云安.石斛清胃饮治疗小儿厌食症200例［J］.河北中医，2000，22（7）：509.

[48] 钱雄，李宗起，唐桂亚.石斛代茶饮治疗小儿便秘50例临床观察［J］.浙江中医杂志，2016，51（6）：433.

[49] 徐静静，叶河江.石斛夜光丸联合羟糖苷滴眼液治疗肝肾阴虚型干眼症的临床观察［J］.成都中医药大学学报，2010，33（1）：18-20.

[50] 李翔，张敏，王超，等.石斛夜光丸联合羟糖苷眼液治疗干眼症的临床研究［J］.辽宁中医杂志，2012，39（1）：8-10.

[51] 白世森，戎曙欣，陈小华.石斛爽目颗粒治疗视疲劳的疗效观察［J］.河北中医药学报，2009，24（3）：23-24.

[52] 曲燕磊，张唯.石斛夜光丸配合按摩治疗视疲劳的临床观察［J］.现代中医药，2017，37（5）：63-64.

[53] 白世森，戎曙欣，陈小华，等.针刺配合石斛爽目颗粒治疗青少年近视的疗效观察［J］.河北中医，2009，31（11）：1693-1694.

[54] 张利玲，滕维城，林萍.益视冲剂治疗儿童弱视80例临床观察［J］.陕西中医，2001，22（5）：271-272.

[55] 王惠明，杜曼华.石斛夜光丸治疗各种慢性葡萄膜炎引起的低眼压32例临床观察［J］.工企医刊，1994，7（1）：14-15.

[56] 何月枝，余剑，苏易芸.石斛夜光丸治疗玻璃体混浊的临床观察［J］.中国民康医学，2011，23（9）：1127-1128.

[57] 唐芸.赤水金叉石斛治疗糖尿病视网膜病变的疗效研究［D］.遵义：遵义医科大学，2022.

[58] 梁颖，戚静燕，闫峰，等.连续食用鲜铁皮石斛对中晚期非小细胞肺癌化疗患者生活质量及无进展生存期的影响 [J].中华中医药学刊,2014,32(4):901-903.

[59] 陈晓萍，张沂平，朱娴如，等.铁皮枫斗颗粒（胶囊）治疗肺癌放化疗患者气阴两虚证的临床研究 [J].中国中西医结合杂志，2006，26（5）：394-397.

[60] 商玉萍，汪洋奎，王欣晨，等.鲜石斛制剂对肿瘤放化疗致口腔黏膜损伤的临床疗效观察 [J].肿瘤药学，2021，11（3）：350-353.

[61] 蓝云英.石斛联合针刺治疗鼻咽癌放疗口干症的临床研究 [D].广州：广州中医药大学，2018.

[62] 杨嘉麟，林安琪，卢振宁，等.石斛鲜药用于鼻咽癌放疗患者口腔黏膜反应防治中的效果 [J].现代医学与健康研究，2023，7（10）：99-102.

[63] 潘静.石斛夜光丸治疗足跟痛45例临床疗效观察 [J].中国医药指南，2013，11（28）：484.

[64] 黄玲，施红.醇提的石斛复方制剂抗氧化作用的实验和临床研究 [J].福建中医学院学报，1998，8（2）：25-26.

第七章 石斛的药膳食疗

石斛是我国久负盛名的珍稀名贵中药，被尊为"中华九大仙草"之首，素有"药中黄金""千金草"之美称。除能作为贵重的药材药用外，还有食用及保健价值，民间享有"北人参，南石斛，人参补气，石斛滋阴"的美誉。古今中外，在药膳食疗中，石斛应用广泛，可入药、入膳、入茶、入酒等。

第一节 石斛在古今养生中的应用概述

石斛益胃生津，滋阴清热，用于热病津伤，口干烦渴，胃阴不足，食少干呕，病后虚热不退，阴虚火旺，骨蒸劳热，目暗不明，筋骨痿软。现代研究表明，石斛含有石斛多糖、氨基酸、黄酮、生物碱及微量元素等多种对人体健康有益的化学成分。现代药理学研究表明，石斛在调节免疫、抗肿瘤、抗氧化、抗衰老、抗疲劳、降血糖、降血压、降血脂、保肝、护肾、护胃、抗辐射、护肤、保湿等方面均有药理作用。在古今记载中，均强调其为健脾养胃阴之要药，此功效在今天已广泛应用于治疗已病、预防未病、食疗调理等方面。这些宝贵的经验，均为现今石斛保健产品的开发奠定了重要的基础。

一、石斛在古今食疗中的应用

石斛作为除热益阴之品，在古代除了作为中药材用于治疗疾病之外，早已运用于食疗当中。《神农本草经疏》记载石斛："夏月一味酒蒸，泡汤代茶，顿健足力。"《本草纲目》记载："每以二钱入生姜一片，水煎代茶饮，甚清肺补脾也。"《本草通玄》记载："古人以此代茶，甚清上膈。"石斛早在古代就煎水代茶，以茶剂作为食疗的形式，为古人所用。不仅如此，更是与其他药食同源的食材搭配进行使用。《神农本草经疏》中记载石斛："同麦门冬、白茯苓、橘皮、甘草，则益胃强四肢。同麦门冬、五味子、人参、炙甘草、白芍、枸杞、牛膝、杜仲，则主伤中，补五脏虚劳羸瘦，强阴益精。同枇杷叶、麦门冬、橘皮，则下气。时至今日，我们也常常看到石斛与各种日常食材及药食同源药材搭配使用。如石斛与麦冬配伍，用于胃阴不足、养胃生津、润肺止咳、保护肠胃。石斛与西洋参配伍，用于益气养阴、补益脾胃、增强免疫力。石斛与人参配伍，用于气阴两虚者，大补元气、补脾益肺、安神益智。石斛搭配红枣，用于补益气血、养血安神。石斛与菊花、枸杞搭配，则益肝明目。

现今，人们在日常饮食中，石斛的运用多而广泛。人们将石斛作为主食，或辅料，以丰富多样的菜式，烹饪成各种美味的佳肴，并以合理的配搭，发挥其养生保健作用。同时石斛作为药食同源的中药，具有确切的疗效，深受大家喜欢。无论用鲜石斛榨汁代茶饮，或是以汤用之，均甘香可口，还起到养阴清热、益胃生津的功效。若是作为配料，熬上一锅粥，或以肉炖之，更是将其甘香发挥到极致，味美而独特。石斛的用法多种多样，且极其方便，倘若口干唇燥、干呕、饮食减少、大便干结、小便短黄，泡上一壶石斛茶，炖上一锅石斛汤，熬上一碗石斛粥，即可调节身体上的不适之症。

二、石斛在不同证候及体质人群中的膳食搭配

石斛药膳食疗对于不同证候及体质的人群有不同的膳食搭配，如胃热口渴较轻者，可单用石斛煎汤代茶饮；若阴伤较重，与麦冬等同用；气阴不足致发热口渴，可与黄芪、麦冬、生地黄等益气养阴药相伍，如《证治准绳》石斛汤；常与枸杞子、菊花、决明子等益阴养肝明目药同用，能滋肾养肝，如《原机启微》石斛夜光丸；脾胃阴虚者，可用石斛和花生搭配熬煮成石斛花生米粥，以达补虚扶羸等。另外在不同体质方面，阴虚羸弱体质，可用石斛搭配猪瘦肉、麦冬一起食用；气阴两虚，宜与党参、黄芪、山楂、枸杞子等配伍成药膳；阴虚内热，宜搭配百合、生晒参、麦冬、枸杞子、山药组成佳肴；肝肾阴虚者，宜与冬虫夏草、白芍、山茱萸、桑椹子、女贞子、旱莲草、熟地黄、瘦肉炖成养生滋补汤；胃阴虚实热型，搭配西洋参，代茶饮；肺气虚者，宜与银耳、鸡蛋、冰糖配成石斛银耳羹；尤其是五脏虚劳羸瘦、胃阴不足者，在一段时间的日常饮食当中，适量加入石斛，有利于补益强身。值得注意的是，热病早期、没有伤阴表现者、温湿病未化燥者、脾胃虚寒者及阳虚者，不宜使用石斛。石斛不能与巴豆、蒲公英、鱼腥草、桑椹同用；也不与白萝卜、绿豆合用，会降低其食疗功效。另外对其过敏者禁用，孕妇、产妇慎用。

三、石斛在治未病及慢性疾病调理中的应用

石斛药膳食疗在慢性病调理及预防多种疾病上也有广泛的应用。《中国药学大词典》称铁皮石斛"专滋肺胃之气液，气液冲旺，肾水自生"，善于养阴生津，治疗阴虚津亏诸症。因而石斛从古至今在各种阴虚病症及提高免疫力方面得到广泛应用，如患有浅表性胃炎、慢性肝炎、虚劳症、糖尿病等人群。

慢性肝炎中肝阳上亢常用的石斛药膳有石斛草决明汤、石斛杞菊汤、石斛鸡丝等，均可护肝利胆、滋养肝肾。浅表性胃炎常用白芍石斛瘦肉汤、石斛蔗浆饮、石斛炖猪瘦肉等。虚劳症也有多个常用膳食菜谱，如红参石斛竹丝鸡汤、金霍斛益肺饮、石斛花生米。糖尿病或血糖过高者常用石斛老鸽汤、石斛皂角仁粥、黄金大麦石斛羹。

第二节 石斛的药膳食疗方

在现代生活当中，食疗已衍生出药膳行业，以菜肴、粥、羹、汤、米食、面食、酒、茶饮、膏等各种制作方式，利用食物的药用价值，通过食物的选择、烹饪方法和搭配，达到预防和治疗疾病的目的。而作为"中华九大仙草"之首的石斛，其突出的药用价值，古往今来均吸引着药膳的创作者，将其药用保健功能融入美食当中，开发出一系列石斛食疗保健产品，如各种石斛菜肴、石斛酒、石斛汤品、石斛糕点等多种类型的药膳，应用于日常生活中既能防病又能治病，受到社会各界的欢迎，形成独特的石斛养生文化。目前市场上对石斛药膳养生的研究，仍可再进一步深入进行，研发出其相关食品和保健品，充分挖掘石斛的药膳养生价值。

一、汤膳

1. 斛决明目汤

原料：石斛 10g，决明子 12g，枸杞子 12g，菊花 10g，猪瘦肉（兔肝、猪肝）、盐适量。

做法：洗净材料，置于炖锅中炖煮 1h，即可饮用。

功效：有益肝明目之效，适用于肝肾阴虚所致两目干涩，视物昏花，头晕耳鸣者。

2. 石斛百合汤

原料：石斛 12g，百合 20g，沙参 15g，玉竹 10g，苹果或雪梨 1 个，生姜 2 片，瘦肉、盐适量。

做法：洗净材料，置于炖锅中炖煮 1h，即可饮用。

功效：有清热滋阴、润肺止咳、益胃生津、清心安神之效，适用于秋季肺燥阴伤所致阴虚燥咳、咽干口燥、干咳痰稠、虚烦惊悸、失眠多梦、精神恍惚、肺胃阴伤等症。

3. 养阴消渴汤

原料：石斛 6 ～ 9g，天冬、玉竹、南沙参、黄精、熟地黄、怀山药、茯苓各 12g，陈皮 5g，随意酌加瘦肉或鸡肉适量，盐适量。

做法：可加沸水适量同煲 2h。

功效：对糖尿病消渴症、烟酒过多致肝胃阴伤诸症颇有效。

4. 石斛解暑汤

原料：鲜石斛、鲜芦根适量，冲洗干净；猪瘦肉 200g，洗净切片；食盐、老抽等调料少许。

做法：三物共置瓦煲内，加水约 2000mL，武火煮沸后，文火煮煲约 2h，加调料即成，吃肉喝汤。

功效：有养阴清暑、除烦止渴之效；宜于伤暑中暑，更宜于糖尿病患者食用。

5. 石斛麦冬煲猪心

原料：石斛、麦冬、生地黄、莲子适量，猪心 1 个（剖片），猪瘦肉 250g，生姜 3 片，为 3 ～ 4 人分量。

做法：把材料清洗干净，除猪心、猪瘦肉外，其余浸泡 30min，将所有材料共置于瓦锅中，加清水约 3000mL，武火煲沸后，改文火煲约 2h，加入细盐调味即成。吃肉喝汤。

功效：此汤方有安神除烦、清热养心、补虚健脑之功；夏天服之养心调神，尤其适合电脑族及考生食用。

6. 白芍石斛瘦肉汤

原料：猪瘦肉 250g，白芍 12g，铁皮枫斗 5g，红枣 4 枚。

做法：把瘦肉切成块状，白芍、铁皮枫斗、红枣（去核）洗净。把全部用料一齐放入锅内，加清水适量，武火煎沸后，文火煮 1 ～ 2h，调味即成。

功效：益胃润肺，养阴生津。

7. 石斛苦瓜黄豆排骨汤

原料：新鲜铁皮石斛、新鲜苦瓜、黄豆、猪排骨各适量，带皮生姜片 3 ~ 4 片，盐适量。

做法：先用清水把铁皮石斛、苦瓜、黄豆、排骨、生姜洗净，苦瓜去核切块，黄豆洗净后用清水浸泡过夜。排骨入锅加适量冷水，煮开后洗净泡沫，沥水后，和铁皮石斛、生姜一起放进瓦煲里，加入清水 1200mL（约 6 碗水量），先用武火煲沸后，撇去浮沫，改用文火煲半个小时，加入苦瓜及黄豆，继续用文火煲 1h，调入食盐少许，饮汤食苦瓜及猪排骨。汤味甘和，兼具肉香而不腻。

功效：清凉祛外感，滋阴生津。

8. 虫草铁皮枫斗汤

原料：冬虫夏草 5 条，铁皮枫斗 5g，瘦猪肉 200g（最好带骨），陈皮一角。

做法：将洗干净的冬虫夏草和石斛分别用适量清水浸泡 30min，然后置于陶瓷炖盅，加入其余材料，隔水慢炖 1.5h，吃虫草和肉，喝汤。

功效：养阴生津，滋补肝肾，老幼皆宜。

9. 铁皮石斛红枣老母鸡汤

原料：铁皮石斛鲜条若干，红枣 4 粒，母鸡半只，盐适量。

做法：红枣洗净，去核，鸡洗净沥干，石斛洗净切小段，越小段越入味，加清水与母鸡一起下锅，大火煲开。倒入石斛改小火煲 1.5 ~ 2h，加盐调味，收火。

功效：益胃生津，滋阴清热。

10. 铁皮石斛老鸭汤

原料：老鸭 1 只，铁皮石斛 20g，冬虫夏草 25 条，莲子 5g，薏米 5g，铁棍山药（或竹笋）10g，葱、姜、料酒若干。

做法：把铁棍山药削皮，洗净各种食材，铁皮石斛切断，与冬虫夏草、薏米放入煲中，加水先煲约 20min，老鸭斩大块，焯水去血沫。将老鸭和铁棍山药放入汤里，再加上姜、葱及适量料酒，一起煮 1h，再把莲子放进去煲 40min，加少量盐调味，关火。

功效：生津止咳，益气解暑。铁皮石斛具有独特的滋阴功能，搭配老鸭的清补效果，使得这款汤兼具滋阴清热、补血养肾之效，是一款难得的美味营养补汤。特别适合夏天或化疗后身体虚弱及上火时服用。

11. 铁皮石斛鳝鱼汤

原料：黄鳝 500g，当归、党参 12g，铁皮石斛 15g，料酒适量，生姜适量，大蒜、醋、盐、酱油、葱段、味精、胡椒粉各适量。

做法：黄鳝掏净内脏，洗净沥干，铁皮石斛洗净，生姜洗净切丝，药材洗净，党参、当归装入纱布袋扎紧口备用。鱼、铁皮石斛、中药袋及调料一并放入砂锅内，加适量清水，先用武火烧沸后，去掉浮沫，再用文火煎熬 1h，去除药袋，加入盐及调味品后即可。吃鱼喝汤。

功效：此汤尤其适合气血两亏或者患有胃癌患者平时食补使用。

12. 铁皮石斛洋参煲草龟

原料：铁皮石斛 10g，西洋参 10g，草龟 1 只，脊骨 250g，猪肉 200g，鸡爪 2 只，老姜 25g，红枣 10g，枸杞 10g，食盐适量。

做法：将脊骨斩件，猪肉切块，草龟弄好洗干净，并将所有食材洗净。瓦煲烧水至滚后放入脊骨、猪肉、草龟，去除表面血渍，倒出洗净。再加水及药材原料煲 2h 后调味即可食用。

功效：生津止渴，清热提神，滋补养颜，解酒益胃。

13. 石斛田七炖鸽子

原料：一只鸽子，石斛 10g，田七 4g，瘦肉 50g，陈皮 5g，枸杞、葱、姜、盐适量。

做法：鸽子除去内脏，处理干净。洗净石斛、田七，并提前放于砂锅中，加少许水煮沸 30min。把鸽子放入砂锅中，加入枸杞、葱姜和足量的清水一起烧开，再用小火慢慢煲 1.5h，余 20min 时加入准备好的枸杞及食盐，一起煲熟取出就能食用。

功效：此汤清而不淡，补而不燥；具有滋阴清热、补气血、补虚健肾、活血化瘀、调理身体机能、增强身体免疫力的功效，适合跌打和骨伤人士食用。

14. 铁皮石斛养生汤

原料：新鲜铁皮石斛 10g，黄精 15g，香菇 2 个，铁棍山药 15g，筒子骨 2～3 块，香葱 1 根，盐适量。筒子骨也可换成老母鸡。

做法：冲洗干净鲜石斛所带的泥沙及其余杂质，山药削皮，切小断，并与黄精等其余材料一起洗净，加水适度煲汤，食前加入切段的香葱和食盐。

功效：此汤能调节内分泌、填精增液，对女性润卵养泡、促进卵泡生长等有很好的作用，可美容养颜、调节内分泌、养护卵巢。

15. 石斛怀山党参煲水蛇

原料：石斛 15g，怀山药 30g，党参 35g，水蛇 500g，生姜 3 片，盐适量。

做法：将所有药材洗净，并提前置于陶瓷锅中浸泡 20～30min；水蛇内脏处理干净，置沸水中稍滚片刻，再洗净，晾干水，起油镬稍爆炒；与生姜一起放进煲内，加入清水 2500mL（约 10 碗量），武火煲沸后，改文火煲约 2h，调入适量食盐即可食用。

功效：滋阴养胃清热，尤其适合大便秘结及糖尿病、慢性胃炎等患者。

16. 太子参石斛瘦肉汤

原料：太子参 40g，石斛 25g，红枣 4 个，猪瘦肉 400g，生姜 3 片，盐适量。

做法：太子参、石斛、红枣洗净，稍浸泡，红枣去核；猪瘦肉洗净，整块不刀切，然后一起与生姜放进瓦煲内，加入清水 2500mL（约 10 碗水量），武火煲沸后改为文火煲约 2h，调入适量的食盐便可食用。

功效：补脾益胃。

17. 青榄石斛炖排骨

原料：石斛 12g，青橄榄 10 粒，排骨 400g，盐适量。

做法：石斛洗干净加水泡半小时；青榄清洗干净，拍散；排骨洗净切块，焯水。将青榄、石斛、排骨一同放入煲内，武火炖开后改文火继续煲 1.5h，最后调味食用。

功效：汤水清甜可口，有清热滋阴、利咽化痰、调养脾胃之功效。一般人群均可食用，亦可作为秋季养生药膳；高尿酸人群不宜过多食用。

18. 石斛倒扣草炖猪瘦肉汤

原料：铁皮石斛 25g，倒扣草 30g，猪瘦肉 500g，生姜 3 片，盐适量。

做法：石斛稍浸泡，倒扣草反复洗净，猪瘦肉洗净，切块，与生姜一起放进炖盅内，加入冷开水 1500mL（约 6 碗水量），盖上盅盖，隔火炖 3h，调入适量盐便可。此量可供 3～4 人食用，猪瘦肉可捞起切片拌酱油佐餐用。

功效：清热滋阴，解表利水。

19. 石斛虫草炖花胶

原料：石斛 15g，冬虫夏草 10g，花胶 20g，鸡脚 100g，猪瘦肉（或乌鸡）300g，生姜 3 片，盐适量。

做法：石斛、冬虫夏草用清水洗净稍浸泡 1h，置沸水中稍滚片刻，切段状；

猪瘦肉、鸡脚洗净，切块，与生姜一起放进炖盅内，加入适量冷开水，隔水炖1.5～2h，调入适量食盐调味即可食用。其中花胶、鸡脚、猪瘦肉可捞起拌入酱油供餐用。

功效：以石斛配伍养阴固肾的花胶炖猪瘦肉，汤味清润，有滋补养阴、养胃益气之功效；适合于胃阴虚、肺虚久咳、气喘、肺结核、肾结核、肾功能不全、肾虚腰膝酸痛、阳痿遗精、病后体弱、神经衰弱的人饮用，对化疗、放疗引起的白细胞下降也有防治作用。

20. 石斛炖猪肺汤

原料：石斛 10g，沙参 10g，猪肺 300g，盐 5g，料酒 10g，胡椒粉 2g，葱段、姜片各适量，猪骨汤 1000g。

做法：猪肺需多次浸水去血水，切块，其余药材洗净，沙参切片。猪骨、猪肺稍焯水，汤锅中放入猪骨汤，投入石斛、猪肺块、沙参片，加盐、料酒、葱段、姜片、胡椒粉调味，煲 1.5h 左右即可。

功效：此汤方清肺热，止烦渴，对上消型糖尿病患者有较好的食疗效果。

21. 石斛花龙骨汤

原料：甜玉米 1 根，石斛花 50g，芡实 20g，枸杞子 15g，龙骨约 400g，盐少许。

做法：将龙骨用清水冲净，焯水；玉米去皮去须，洗净切成几小段；将石斛花、芡实和枸杞洗净，泡入锅水中，约 20min 后，加入甜玉米、龙骨，再加入足量清水，煮沸后，转小火煲 1.5h。

功效：养精固肾，养阴平肝。

22. 铁皮石斛鲍鱼汤

原料：铁皮石斛鲜条 40g，鲍鱼 250g，鸡肉 250g，盐适量。

做法：铁皮石斛拍碎，将鲍鱼、鸡肉一起放入砂锅中，加入适量纯净水武火煮 30min，改用文火继续煲 2h 左右，以少许食盐调味即可。

功效：养胃益精。适于夜尿频、气虚哮喘、血压不稳、精神难以集中者，尤其对糖尿病患者有辅助治疗的效果。

23. 铁皮石斛海参汤

原料：铁皮石斛鲜条 30g，海参 3 只，猪瘦肉 150g，盐适量。

做法：先把海参洗净，切段；铁皮石斛鲜榨汁，将渣和药汁放入炖锅中，加入已洗净的其余食材，炖 1.5h 即成。

功效：此汤方有补肾益精、养血润燥、健脾益气之功。适用于气阴不足、脾肾两虚之动脉硬化人群，久服能厚肠胃、益精血。

24. 清肺生津汤

原料：鲜铁皮石斛 15g，鲜梨 50g，生地黄 10g，核桃仁 15g，花生米 15g，鸭肉 200g，盐少许。

做法：先将鲜石斛放入砂锅中，加水煮半小时，再将其余材料一并放入，用大火煮沸，再用温火炖 1h 即可服用。

功效：清肺祛痰热，健脾利水湿；用于糖尿病并发咽炎属虚火者。

25. 石斛响螺肉汤

原料：石斛 25g，决明子 15g，瘦猪肉 200g，干海螺肉（响螺肉）100g，蜜枣 1 个，生姜 3 片，盐适量。

做法：把所有材料洗净后一起放入炖盅，加适量冷开水，约炖 3h，加盐即可食用。

功效：此汤方有养肝明目、清燥润肺、滋阴养颜之功效。

26. 石斛鲫鱼增乳汤

原料：鲫鱼 1 条，石斛、玉竹、黄芪各 15g，鲜山药 50g，红枣（去核）4 枚，姜 3 片，盐适量。

做法：鲫鱼去除内脏处理干净，沥干，装于布袋中，其余药材洗净；将所有食材放入陶瓷锅中，炖煮 1.5h。

功效：此汤方有增加乳汁的功效。

27. 石斛木瓜鸡脚汤

原料：石斛 15g，木瓜 1 个，花生 200g，鸡脚 250g，瘦肉 300g，红枣、姜片、盐适量。

做法：木瓜去皮囊和籽，切成几块；红枣去核；鸡脚去甲，洗净，并焯水。将所有原料放进汤煲里共煮 1.5h 即可食用。

功效：补虚健胃，润肤养颜；适合皮肤干燥、筋骨荏弱的人食用。

二、茶饮

1. 铁皮石斛茶

原料：铁皮石斛 30g。

做法：将铁皮石斛放入锅内用水煮。可代茶饮用，铁皮石斛取出嚼服；也可把石斛置于蒸馏装置中，加热蒸馏，饮取蒸馏液。

功效：开胃健脾，清热保津。适用于热病伤津及阴虚津亏所致的咽干口渴、饮食不香、低热不退、唇舌干燥等。

2. 石斛决明子茶

原料：石斛 12g，决明子 10g，桑寄生 15g。

做法：水煎服饮。

功效：适用于中老年人肝火上亢所致的血压偏高、头目眩晕、视物不清者。

3. 桂圆石斛茶

原料：石斛 10g，桂圆 5 ～ 10 颗，白糖少许。

做法：桂圆去壳，同石斛一起放锅中，加水、白糖，小火烧沸一刻钟即可，不可久煮。配点心喝。

功效：补脾健胃，补心益智，除烦热。

4. 石斛清胃饮

原料：石斛 80g，竹茹 12g，芦根 25g，枳壳 12g，麦冬 18g，薄荷 8g，白芍 12g，甘草 6g。

做法：煎水饮用。

功效：有轻清凉润、理气止痛之功。用于慢性浅表性胃炎、胃溃疡偏热者。

5. 石斛西洋参茶

原料：西洋参 18g，石斛 30g，麦冬 10g，玉竹 8g。

做法：把石斛切片，与麦冬、玉竹洗净晾干，放入陶瓷锅中，加足量水，大火煮沸后，改用小火煨煮 30min；用洁净纱布过滤，去渣，收集滤汁，装进有西洋参饮片的容器中，加盖焖 15min，即可当茶饮用。

功效：石斛功能养胃阴、生津；西洋参性凉，味甘、微苦，擅长补气滋阴、清火生津；麦冬、玉竹润燥，配伍为食疗茶饮，具有明显的滋阴养胃、生津止咳功效，对胃阴虚热型白血病并发口腔炎患者有较好的辅助治疗效果。

6. 石斛乌梅茶

原料：石斛、麦冬、玉竹、沙参各 15g，乌梅 5 枚。

做法：水煎取汁，加冰糖适量代茶饮用。

功效：可用于热病伤阴，或夏天出汗多引起的口干思饮，大便干燥。

7. 石斛杞菊茶

原料：石斛、枸杞子、女贞子各 15g，菊花 10g。

做法：煎汤饮。

功效：用于肝肾阴虚，目昏眼花，视力减退。

8. 石斛甘蔗饮

原料：石斛 30g，甘蔗 500g。

做法：石斛煎水取汁，甘蔗去皮，切碎略捣，绞取汁液，过滤。两汁混合，频频饮用。

功效：石斛养阴清热、益胃生津，甘蔗清热除烦、生津止渴。两者配伍，用于热伤津液，烦热口渴，舌红少苔。

9. 石斛花美颜茶

原料：石斛花 10g，红枣 3g，枸杞 3g，冰糖、蜂蜜适量，另可加石斛。

做法：石斛花、红枣、枸杞洗净，加冰糖少许，微火煮 20 ～ 30min。可热饮，也可冷却后放入冰箱冷藏，早晚服用两次。

功效：滋阴明目，养胃生津，理气健脾，养血养颜，增强免疫力。石斛花有养颜清心之效，可清热养阴，延缓女性衰老，缓解视力减退。

10. 石斛生津茶

原料：石斛 8g，甘菊 18g，荸荠 5 个（去皮），青果 5 个（捣碎），麦冬 8g，鲜芦根 2 支（切碎），桑叶 10g，竹茹 5g，鲜藕 10 片，黄梨 2 个（去皮）。

做法：上述组方混合加水煎煮代茶饮。

功效：有生津育阴、清热润燥之功。可治疗口干咽燥、烦渴干咳的秋燥症，亦治温病热盛，灼伤肺胃阴津，口中燥渴，咳唾白沫，黏滞不爽者。

11. 铁皮石斛益寿茶

原料：鲜铁皮石斛 30g，五味子、枸杞子各 10g，麦冬 15g。

做法：先浸泡鲜石斛 30min，然后用小火煎 30min，再把麦冬、五味子、枸杞子倒入，煮 5min，倒于大杯中，继续焖泡 5min。

功效：滋阴润肺，补肾养颜，养胃宁心；用于老年体衰、记忆力减退、头昏目眩、夏日多汗、心烦、口干舌燥等，可增强免疫，延年益寿。饮酒、吸烟人群常饮此茶能清肺利咽，养肝护胆。常饮此茶有醒脑明目、益寿延年的作用。

12. 石斛怀山茶

原料：石斛 12g，怀山药 15g，玉竹 15g，沙参 12g，麦冬 12g，无花果 3 个。

做法：将所有食材洗净，无花果切碎，一起放入养生壶中，大火煮开后，再转小火煮 20min，熄火即可饮用。

功效：润燥养胃，可补充身体因为熬夜与秋燥而流失的水分。需要控糖的人士可不加无花果。

13. 玫瑰石斛保肝茶

原料：石斛 15g，沙参 10g，黄芪 10g，佛手 8g，金针菜 15g，红枣 4 粒，玫瑰花 9 朵。

做法：将石斛、黄芪、沙参、佛手洗净并浸泡 30min，煎煮 1h 后，再将金针菜加入同煎 20min 左右时，加入玫瑰花，15min 后即可饮用。

功效：补气保肝。

14. 石斛止咳煎

原料：石斛 10g，川贝母 10g，雪梨 1 个，冰糖适量。

做法：雪梨去核切片后，与石斛、川贝母放入锅中，加适量水炖煮 1h，加入冰糖即可饮用。

功效：润肺止咳，可用于燥热型咳嗽、慢性咽炎等人士调理。

15. 金钗石斛红茶（绿茶）

原料：金钗石斛花、新会陈皮、杭白菊、红茶（绿茶：毛尖等）。

做法：混合制成袋泡茶，开水冲泡饮用。

功效：理气降逆，调中开胃，燥湿化痰，调节五脏，理气护胃，清热；最适宜亚健康、胃炎、口臭、三高等人群日常养生饮用。

16. 石斛叶保健袋泡茶

原料：铁皮石斛叶、罗汉果、茉莉花各适量。

做法：参考传统红茶加工工艺对铁皮石斛叶进行预处理，粉碎；罗汉果、茉莉花粉碎，过筛，混合，装袋，开水冲泡饮用。

功效：清肺止咳，补阴虚，润肠通便，行气解郁。

三、菜品

1. 石斛煮牛肚

原料：石斛、玉竹各 15g，牛肚 500g，红枣 5 枚，食盐、味精适量。

做法：红枣去核，石斛、玉竹洗净，用布包起，牛肚洗净切片。先将牛肚加水适量煮沸后，加入红枣及药包，煮至牛肚熟烂后去药包，用食盐、味精调味即可。

功效：适用于胃热阴虚、胃脘疼痛、胃内灼热、口苦咽干者。

2. 铁皮石斛蒸甲鱼

原料：鲜铁皮石斛 30g，甲鱼 1 只，川贝母 5g，料酒、盐、花椒、生姜、葱各适量。

做法：把铁皮石斛拍碎放入砂锅中，加入少量纯净水武火煮沸后，小火保持微沸 40min；将甲鱼处理干净切块，放入蒸盘中；加入石斛汤、川贝母、盐、料酒、花椒、姜、葱于蒸笼蒸 1h 即可。

功效：滋阴健脾，清肺止咳。适用于慢性支气管炎、肺结核，以及秋季咳嗽气喘、低热、盗汗患者，也是各种慢性疾病至秋天出现干燥症状人群的滋补品。

3. 石斛红烧羊肉

原料：羊肉片 500g，石斛 25g，干姜、熟地黄各 15g，当归 10g，黄精 15g，肉桂 5g，八角 4 个，小茴香 10g，苦瓜 1 根，白菜 150g，大骨 1 根，米酒 500g，盐 10g，姜 3 片。

做法：将所有药材洗净，放入纱布袋中包好备用；将装有药材的纱布袋、大骨、姜及米酒放入锅中熬煮 1h，捞除大骨及纱布袋，加入白菜及苦瓜块煮至熟软，再加入羊肉片煮熟，最后加入盐调味即可。

功效：补气养血，暖肾补肝，滋阴温阳。尤其适合秋冬季节食补调理。

4. 石斛汁焖鲍鱼

原料：珍珠鲍鱼 300g，猪小排骨 150g，铁皮石斛 5g，盐适量。

做法：石斛洗净，加少许水煮 40min，得石斛汤汁。鲍鱼脱壳，宰洗干净，去除黑秽；猪小排骨斩块，用沸水焯后，洗净，垫在砂锅底，上面置鲍鱼；加入石斛汤汁，调入盐，加入适量沸水，焖煮 1h 左右。

功效：色味清净，鲜甘嫩口，可添精补髓，营运五脏六腑，对糖尿病肾精不足以致视物昏花、夜盲、腰膝酸软等病症皆有效。

5. 石斛花炒蛋

原料：鲜铁皮石斛花适量，鸡蛋 4 个（两人份），油、酱油、盐适量。

做法：石斛花洗净，沥干；鸡蛋打散，并加入适量酱油、盐，搅拌均匀。将鲜铁皮石斛花加入打好的蛋液中，搅拌均匀；锅烧热，放适量油入锅，待油热后倒入蛋液，翻炒至蛋熟，出锅即可。

功效：滋阴养颜，益智健肝。

6. 石斛花生米

原料：鲜石斛 50g，花生米 500g，食盐 60g，大茴香 3g，八角、生姜片、山奈 3g。

做法：鲜石斛切碎，与食盐、大茴香、山奈同入锅内，加清水适量，倒入花生米，烧沸后文火煮约 1.5h，至花生米呈粉质。

功效：养阴清热，生津润燥，补虚扶羸。适合肺胃阴虚之咽干津少，舌上无苔，咳嗽痰少，肠燥便秘及乳汁清稀等人士食用。

7. 石斛焖五花

原料：鲜石斛 80g，五花腩 300g，胡萝卜、南瓜、豆腐适量，葱、蒜、花椒、五香粉、盐、酱油适量。

做法：洗净鲜石斛，切成小块，拍碎，于锅中先浸泡 20min，并先煮 30min。胡萝卜、南瓜、豆腐切小块。五花腩洗净，切小块，与葱、蒜、花椒、五香粉、盐、酱油等调料加入锅中，继续煮 30min，最后加入胡萝卜、南瓜、豆腐，各食材变软即可。

功效：此菜品营养丰富，可以促进新陈代谢，维持健康的生活。

8. 清煮石斛鱼片

原料：鲜石斛 80g，白贝 250g，皖鱼／鲈鱼 1 条，海带、黑木耳、胡萝卜、豆芽适量，胡椒、酱油、盐各适量，可加少量辣椒。

做法：洗净鲜石斛，切成小块，拍碎，于锅中先浸泡 20min，并先煮 30min。鱼处理干净，沥干，切片。海带、胡萝卜洗净切条，白贝、黑木耳、豆芽等其余食材洗净。除鱼片外，鱼头、其余食材和调料悉数加入锅中熬煮 15min 后，加入鱼片，煮至鱼熟即可。

功效：此菜品味道鲜美，清热利湿，有营养价值。

9. 石斛花蒸鸡

原料：肉鸡 1 只，石斛花 30g，生姜 2 片，红枣 4 粒，盐、白糖、生粉、生抽适量。

做法：石斛花提前洗干净，泡发至软。红枣去核切成小块，生姜切丝，鸡斩成小块，放进大碗，加入适量盐、白糖、生粉、生抽调味腌 10min。把石斛花、红枣、姜丝放进鸡肉中，拌匀，装碟。烧一锅水，水开后，把鸡放入蒸格，大火蒸 12min 左右，关火后焖 5min 再出锅。

功效：滋阴美颜，补虚。

10. 石斛鸡丝

原料：石斛、枸杞子各 25g，鸡肉 250g，莴苣 50g，姜 2 片，葱、料酒、油、盐、味精各适量。

做法：将石斛水煮浓汁，枸杞子洗净，莴苣去皮洗净，与姜一同切丝，葱切碎，鸡肉于沸水中浸熟，拿出放凉后撕成丝条状。炒锅烧热，加油，放入姜、葱爆香，加石斛浓汁与其余材料，炒至 9 成熟，随后加入鸡丝炒至变色，收汁煮熟即可。

功效：补肝肾，美容颜。

11. 斛汁白合炒虾仁

原料：石斛 6g，生晒参 3g，麦冬 5g，铁棍山药 100g，枸杞子 10g，鲜百合 2 个，虾仁 250g，盐、姜末、小葱、味精各适量。

做法：所有药材洗净，于锅中煮沸 30min，煮成浓汁。于烧红的炒锅中，加入虾仁，与药汁同炒，加入其他调料再翻炒至熟。

功效：养胃润燥健脾，对脾胃阴虚内热者有一定保健养生作用。

12. 斛汁拌海蜇

原料：石斛 15g，海蜇皮 200g，银耳 50g，荸荠 4 个，葱、白糖、酱油、盐、鸡精、麻油各适量。

做法：把石斛浸泡 30min，银耳用温水涨发，去蒂洗净，与石斛一同煮熟，但不能煮烂，捞起银耳冷却，切丝，石斛继续煮成浓汁。海蜇皮切细丝，用开水过一下。荸荠切薄片，用白糖、酱油和味精拌和。锅烧热，下葱、药汁和荸荠炒至 9 成熟，同热油一起浇入装有海蜇皮的大碗内，加入银耳丝、麻油拌匀。

功效：理气活血，抗衰老。

13. 石斛蒸蟹

原料：石斛 20g，螃蟹 2 只，姜、葱、料酒各少许。

做法：将螃蟹用沸水烫死，打开蟹壳洗净，将石斛放入螃蟹内，加料酒，把蟹壳盖回蟹上，放入姜、葱，旺火隔水蒸 8min 之后即可。

功效：滋阴润燥，生津止渴；适用于鼻咽癌放疗患者。

14. 石斛烧猪肘

原料：石斛 15g，猪肘 1000g，冰糖 150g，红枣 100g，盐、酱油、料酒、葱段、姜片适量。

做法：将猪肘处理干净，并切成小块；石斛先煎 1h，去渣取汁；红枣洗净去核，冰糖加水煮成深黄色糖汁。在砂锅底上垫几块猪骨，加水，放入猪肘烧开，打去浮沫，加石斛汁，再将红枣、冰糖汁放入，用微火慢慢煨，加入其余材料，待猪肘煨至烂熟即成。

功效：益胃生津，养阴清热，益精明目；可单食或佐餐，应用于热病伤津、口干烦渴、病后虚热、阴伤目暗等症。

四、粥类

1. 铁皮石斛粥

原料：铁皮石斛鲜条 30g，猪瘦肉 50g，鱼片 50g，大米 / 粳米 150g，盐、冰糖适量。

做法：将鲜石斛切断后加入温水榨汁，与大米一同煮粥。在煮好的石斛粥中加入瘦肉或鱼片，煮熟即可。

功效：石斛粥营养丰富，特别适合大病初愈、只能进流食的患者；其开胃健脾，能快速补充患者所需的营养成分。

2. 铁皮石斛花生粥

原料：鲜铁皮石斛 20g，大米 100g，花生米适量。

做法：石斛洗净切段，加米、花生、水共煮成粥，食用。

功效：养阴润燥，清热生津，补虚扶羸；适用于脾胃阴虚，咽干津少，舌无苔，咳嗽痰少，养肠润燥，便秘，乳汁清稀。

3. 石斛花粥

原料：鲜铁皮石斛花 30g，粳米 50g，冰糖适量。

做法：取铁皮石斛花 30g，加水 200mL，用文火久煎取汁约 100mL，去渣，再加冰糖、粳米适量，同入砂锅内，加水 400mL 左右，煎至米开粥花稠停火。

功效：养胃阴、生津液、止烦渴。

4. 铁皮石斛牛肉粥

原料：鲜铁皮石斛 20g，牛肉 150g，大米 150g，绍酒、盐适量。

做法：牛肉切片，用绍酒、盐腌制。鲜石斛洗净，切断，拍碎，并与大米共煮成粥，再加入腌过的新鲜牛肉片，按自己口味适当加点盐。

功效：调理肠胃，补脾胃，益气血，除湿气，消水肿，强筋骨，补中益气。

5. 石斛养肺粥

原料：鲜铁皮石斛 30g，鲜百合 2 个，鸭肉 100g，粳米 150g，冰糖、枸杞、盐适量。

做法：鲜石斛清洗，切成小段。将大米淘好以后，倒入切好的石斛鲜条、百合，煮至米开粥稠停火，加入百合、冰糖、枸杞等，再煮10min，加盐调味食用。

功效：此粥润肺、补阴虚，适合肺结核日常食用。

6. 石竹粳米粥

原料：石斛15g，玉竹10g，红枣5枚，粳米100g，盐适量。

做法：将石斛、玉竹煎煮30min后去渣取汁，加入红枣、粳米煮粥。

功效：对慢性胃炎者有很好的疗效。

7. 石斛双花粥

原料：石斛15g，金银花8g，菊花10g，粳米50g，盐适量。

做法：石斛、金银花、菊花加水煎40min，去渣留汁，汁水与粳米同煮成粥，加入调味料即可。

功效：适用于阴虚内热者，鼻咽癌放疗患者尤其适用。

8. 石斛杞地粥

原料：石斛、枸杞子、熟地黄各10g，粳米100g，冰糖适量。

做法：石斛、熟地黄、枸杞子一同放入砂锅，加适量清水，大火煮沸，小火熟煮30min，去渣留汁。粳米洗净，放入砂锅，加入药汁，再加适量清水，大火煮沸，小火熟煮成粥，调入冰糖即成。

功效：补益肝肾，养阴生津，明目。适用于春季保健食用，尤其适合平素易感疲乏、眼花、视疲劳的人群食用。

五、甜品与饮料

1. 石斛蔬果汁饮料

原料：鲜铁皮石斛30g或干品15g，鲜果，蔬菜，冰糖。

做法：石斛洗净，切成小段，用水浸泡30min，煮沸1h，去渣留汁。水果切成小块，将水果与石斛汁加入榨汁机榨汁喝即可。

功效：石斛西瓜汁，清胃养阴，止渴通便。石斛雪梨汁，滋阴，美容，抗氧化。石斛苹果汁，生津润肺，除烦解暑，开胃，醒酒，更适合慢性胃炎、消化不良、气滞不通、便秘等人群。石斛橘子汁，开胃理气，止咳润肺。石斛蓝莓汁，防治脑神经老化，强心，抗癌，软化血管，增强人体免疫力。石斛芹菜汁，对

"三高"人群是道不错的食疗方。石斛番茄汁，美容养颜，若配上几片嫩南瓜、一片柠檬片同榨，常喝有减肥的疗效。石斛西瓜黄瓜汁，清热去暑。

2. 石斛木瓜鲜奶

原料：石斛纯粉 1g，熟木瓜 500g，新鲜牛奶 1 杯，莲子肉 50g，红枣 4 颗，冰糖适量。

做法：新鲜木瓜去皮、去核、切粒，用清水洗净；莲子肉、红枣去核洗净。将石斛纯粉、鲜奶、木瓜、莲子肉、红枣、冰糖放入炖盅，隔水炖熟即可。

功效：润肤养颜，使肌肤润泽，皮肤嫩滑，面色红润，容光焕发，防止过早衰老；对皮肤干燥、面色萎黄、气血不足者有明显疗效，且增强了营养物质的吸收，也具有强筋健骨、延年益寿的功效。

3. 石斛阿胶牛奶

原料：石斛纯粉 2g，阿胶 10g，牛奶 250mL，蜂蜜适量。

做法：阿胶放进杯里以温开水溶解后，加入牛奶、石斛粉隔水炖半小时左右，取出放凉至适合饮用的温度后加蜂蜜调和。

功效：补血生津，滋阴润燥；适用于血虚失润、烦躁不寐之人。

4. 石斛花生乳

原料：石斛纯粉 2g，花生 30g，牛奶 250mL，蜂蜜适量。

做法：花生洗净，于破壁机中打粉，将花生粉与石斛粉混合，加牛奶和少量水同煮，最后用蜂蜜调味。

功效：补脑、健身、益智，以清肝明目。

5. 石斛枣莲浆

原料：石斛纯粉 2g，红枣 30g，莲子 30g，牛奶 250mL，蜂蜜适量。

做法：红枣去核，莲子打粉后与石斛粉提前煮 50min，后加入红枣后煮至浓糊，再加入牛奶、蜂蜜，拌匀。

功效：滋阴益气，养血安神，清热解毒，健脾开胃。

6. 石斛咖啡

原料：咖啡粉、石斛粉。

做法：将咖啡粉加入石斛粉，加入热水煮透后，搅拌 2 下，放置 2min，待温度适宜时饮用。

功效：醒脑提神，滋阴补虚，开胃促食，消脂消积，滋阴补脾。

7. 石斛奶茶

原料：鲜奶，石斛纯粉，茶叶，砂糖。

做法：把石斛纯粉与茶叶同煮，加入砂糖溶解后，去渣取汁；适当温度时加入鲜奶搅拌。

功效：滋阴养胃。

8. 石斛美颜糖水

原料：红枣 10 粒，桂圆 20g，石斛 10g，姜片 10g，红糖 12g。

做法：所有材料和水混合后，中火煮沸，小火再煮 1h 即可。

功效：对慢性浅表性胃炎有食疗功效。

六、主食

1. 石斛面

原料：45kg 粗麦面粉，5kg 石斛叶／石斛花／石斛鲜条汁液、荞麦、红稗、怀山粉。

做法：和面，压制成面条，干燥即得。

功效：健脾养胃，补气血，抗氧化。

2. 石斛焖饭

原料：鲜石斛 20g，大米 300g。

做法：鲜石斛浸泡后，榨汁，石斛汁倒入洗净的米中，搅拌一下，以防煮出来的饭不均匀，放进电饭煲即可。

功效：石斛和大米一起煮，不仅清香可口，还可降血糖、降血压。

七、糊羹类

1. 铁皮石斛银耳羹

原料：铁皮石斛纯粉 5g，银耳 15g，枸杞 8g，红枣 5 粒，冰糖 150g，鸡蛋 1 个，猪油少许。

做法：银耳在温水中浸泡 30min，待其发透后去蒂头洗净，撕成瓣状，放入锅中加适量水，加入铁皮石斛纯粉、去核红枣，先武火烧沸，文火上熬 3h；冰糖放入另外一个锅中加水，置于武火上熬成汁，兑入鸡蛋清搅匀后撇去浮沫，将糖汁缓缓冲入银耳锅中；加枸杞再煮 10min，起锅前加少许猪油，使之更加滋润可口。

功效：高血压、血管硬化、肺虚久咳、久病体弱、神经衰弱、失眠等症患者坚持服用，将会有明显疗效。

2. 石斛麦片羹

原料：石斛粉 5g，大麦片 50g。

做法：将大麦片倒入杯中，加入 5g 石斛粉，加入 200mL 热水搅拌均匀即可食用。

功效：降低人体胆固醇，降低血糖，补充人体所需营养。

3. 石斛五谷糊

原料：五谷粉 50g，石斛粉 5g。

做法：取适量五谷粉，加入 5g 石斛粉放入容器中，倒入 200mL 沸水，搅拌一次，静置 2min 后再搅拌均匀，即可食用。

功效：健脾养胃，补气安神，还有延年益寿的功效。

4. 坚果石斛糊

原料：核桃 30g，榛果仁 30g，石斛粉 5g，冰糖少许。

做法：核桃、榛果仁打粉，混合石斛粉、冰糖于锅中，加水煮成糊状，即可。

功效：增强人体免疫力。

5. 石斛虾蛋羹

原料：鲜石斛 20g，鸡蛋 4 个，虾仁 10g，香菇 2 个，葱花、香菜、糖适量。

做法：石斛鲜条榨成汁，过滤。香菇提前浸泡，切条。鸡蛋加糖打散，加入炒过的虾仁和蒸好的香菇条，用石斛汁代替水来蒸蛋，小火慢蒸，最后加葱花、香菜。

功效：健脾，补虚。

6. 石斛玉米羹

原料：石斛 20g，玉米 1 根，淀粉、韭黄 10g，鸡蛋 1 个，肉末 10g，发菜 5g，盐适量。

做法：把玉米切碎，石斛、韭黄切断，石斛提前煮 1h，去渣取汁。除鸡蛋外，所有材料加入石斛汁中，煮成羹；鸡蛋直接打入锅里，用筷子迅速搅拌，成鸡蛋花状，加盐调味。

功效：石斛有健脾开胃的作用，能让汤汁味道更鲜美，口感更丰富，清爽不油腻。

八、糕点

1. 石斛馒头 / 面饼 / 窝窝头

原料：鲜铁皮石斛 20g，面粉适量。

做法：石斛鲜条洗净，榨成汁（或煎汁）；做馒头、发面饼和窝窝头时直接加入适量的铁皮石斛汁。

功效：补益脾胃。

2. 石斛蒸糕

原料：黏米粉 50g，石斛 5g，鸡蛋 50g，水 55g，糖 24g，酵母和小苏打各 1g。

做法：石斛煮 40min 后，去渣留汁，用石斛汁与其他成分按蒸糕的做法制作即可。

功效：补益脾胃，助消化。

3. 石斛鸡蛋布丁

原料：鲜石斛 20g，鸡蛋 2 个，淡奶油 150g，牛奶 150g，白砂糖适量。

做法：取鲜石斛洗净，放入榨汁机，加水榨汁，过滤得新鲜石斛汁 100mL。烤箱 180℃，预热 10min。将糖倒进牛奶，搅拌至融化，打入两个鸡蛋，搅拌均匀；再倒入淡奶油，加入石斛汁搅拌均匀；过筛 3 次，使蛋液细腻顺滑；倒入烤碗里，在烘箱中烤至表面焦糖色。

功效：补脾胃，滋阴。

4. 石斛蛋挞

原料：鲜石斛 20g，牛奶 70g，炼乳 8g，鸡蛋 1 个，蛋挞皮 6 个，淡奶油 10g。

做法：取鲜石斛洗净，放入榨汁机，加水榨汁，过滤得新鲜石斛汁 50mL。蛋挞皮提前拿出来解冻备用。鸡蛋打散与牛奶混合，并倒入炼乳、石斛汁、淡奶油搅拌均匀，用筛网过滤一遍蛋挞液。于空气炸锅中烤制，180℃烤 10 ～ 12min，温度、时间根据各空气炸锅的情况调整。

功效：补脾胃。

九、养生酒

1. 金钗石斛元气酒

做法：将石斛片约 30g，洗净切碎拍破，单味或加入其他材料（如人参、黄芪等）一起浸入 40° 以上白酒中，3 个月后即可服用。

功效：滋阴益气。

2. 石斛强筋酒

原料：石斛 250g，杜仲、丹参各 120g，怀牛膝、生地黄各 150g，枸杞100g，白酒 3000mL。

做法：将石斛、杜仲、丹参、怀牛膝、生地黄洗净晒干，直接放入瓶中，倒入白酒，密封后浸泡 60d，即可取酒饮用。每次 20～40mL，每日可饮 1～2 次。

功效：石斛加上辛散温通的酒，配伍杜仲等药材，可滋阴助阳、脾肾同调，有舒筋活血、强筋壮骨、祛风除湿的功效。

3. 石斛润燥酒

原料：石斛 50g，麦冬 30g，生地黄、玄参各 40g，天花粉 30g，生山药、黄芪各 50g，苍术、葛根各 20g，盐知母、盐黄柏各 20g，白酒 1500mL。

做法：药材捣碎，加入白酒中密封，经常摇动，浸泡 2 周，过滤，即成。每次取 30～60mL 服用，也可按 1∶1 比例加入蜂蜜糖水混匀服用，日服 2～3 次。

功效：滋阴清热，生津润燥；适用于燥热伤阴型病症。

4. 石斛健脾酒

原料：石斛 200g，山药、熟地黄各 60g，怀牛膝、白术各 30g，白酒3000mL。

做法：将上述诸药捣碎，装入纱布袋中，然后放入瓶中，倒入白酒浸泡，加盖密封，浸泡 2 周，过滤后即得。每次服 20～30mL，每日 2 次。

功效：补肾、养阴、健脾；主治阴虚体弱而致的腰膝酸软、体倦乏力、食欲不振、头晕目眩等。

5. 石斛温阳酒

原料：石斛 120g，杜仲 100g，熟地黄 120g，丹参 90g，肉桂 60g，牛膝45g，白酒 4000mL。

做法：将上述诸药捣碎，装入纱布袋中，放于瓶中，倒入白酒浸泡 2 周，过滤，即可。

功效：补肾，温阳，壮筋骨。

十、膏剂

1. 金钗石斛膏

原料：金钗石斛 1000g，白蜜 1500g。

做法：将金钗石斛择净研细，水煎3次，3次煎液合并，文火浓缩，加入白蜜煮沸收膏即成。一次6g，每日2次，温开水适量送服。

功效：滋润清火，养胃平肝；适用于肝火所致的头痛、牙痛、口苦咽干、烦躁失眠等。

2. 石麦膏

原料：鲜石斛2500g，麦冬1000g，炼蜜1000g。

做法：将石斛、麦冬洗净，切碎，浸泡1h，再煎煮5h，滤取药汁；药渣加水再煎，反复3次，合并滤液，用文火煎熬，浓缩至膏状，以不渗纸为度；兑入蜂蜜，一边搅拌均匀，一边文火稍沸，冷后装入瓷皿或玻璃器皿内。每次15mL，1日2次，白开水冲服。

功效：滋阴润肺，生津止渴。适用于肺阴亏虚所致的久咳不止、少痰、口干咽燥、潮热盗汗等。

3. 石斛梨膏

原料：石斛，梨，川贝，罗汉果，生姜，桔梗片，甘草片，陈皮，冰糖。

做法：石斛切段，梨切块，与罗汉果、生姜、桔梗片、甘草片、陈皮加水煮3次，合并3次滤液，加冰糖和川贝粉继续煮成膏。

功效：止咳化痰，滋阴润肺。

十一、保健品

1. 石斛奶片

原料：石斛粉，奶粉，木糖醇，微粉硅胶。

做法：按一定比例称取各原料，混合、搅拌均匀。加入润滑剂微粉硅胶，添加至混合粉中，搅拌均匀，搅拌时间不宜过长。使用压片机，压制成片。按一定温度烘干，冷却即可。

功效：益胃补虚，强筋壮骨；辅助用于热病体虚，筋骨痿软无力。

2. 铁皮石斛凝固型酸奶

原料：鲜石斛，鲜奶，奶粉，乳酸菌，蔗糖。

做法：原料提取→过滤→调配（添加奶粉、蔗糖）→搅拌均匀→杀菌→经水浴冷却→接菌→分装→酸奶发酵→冷藏→成品。

功效：滋阴清热；辅助用于热病口渴、便秘症。

第八章 石斛的综合开发利用及产业发展现状

第一节 石斛的综合开发利用

在《中药志》《中药材手册》及一些现代中药文献中，石斛被列为全草类中药材，但根据《中国药典》（2020年版）规定，石斛（包括金钗石斛、霍山石斛、鼓槌石斛或流苏石斛的栽培品及其同属植物近似种）和铁皮石斛的入药部位均为茎。故叶、花和根并不属于其药用部位，没有得到很好的利用，因此开展石斛的综合开发利用研究是十分有必要的。铁皮石斛在民间有着悠久的药用历史，现在常以药膳的形式出现在普通百姓家中，也经常作为全草使用。因此，在确保安全性评价的基础上，进行石斛其他部位的综合功能性评价、化学成分和质量标准制定等研究，以支持将石斛的其他部位申报为新的资源食品或药用部位。这将为石斛其他部位的应用提供科学依据，具有重要而深远的意义。在此基础上，充分开发利用茎以外的其他部位（如花、叶、根），可以使铁皮石斛产品的功效和形式更加多样化，以满足不同消费者的需求。

一、石斛花的综合开发利用研究

石斛花是石斛的重要组成部分，因不属于药用部位，故在很多时候都作为非药用部位而被丢弃，开展石斛花的综合利用研究是很有必要的。

（一）石斛花的化学成分研究

1. 铁皮石斛花的化学成分

有研究表明，铁皮石斛花的化学成分主要包括多糖类、黄酮类、挥发性成分和氨基酸类。多糖类是其主要功效成分，具有抗氧化、免疫调节和抗炎作用。黄酮类化合物具有抗氧化活性，可对抗自由基的损伤。挥发性成分主要包括醛类、烷烃类、酯类、醇类和含氮化合物，其中有机酸类含量较高，具有一定的香气和药理活性。铁皮石斛花内含有 17 种氨基酸，包括 7 种人体必需氨基酸。

为进一步明确铁皮石斛花的营养价值，促进其开发利用，不少团队对铁皮石斛花的蛋白质、可溶性糖、多糖、游离氨基酸、中长链脂肪酸、维生素和矿物质含量进行了测定研究。结果表明铁皮石斛花具有特定的营养价值，含有约 1% 蛋白质，约 5% 的多糖，主要由葡萄糖和蔗糖构成；还含有以亚油酸、亚麻酸和棕榈酸为主的 8 种中长链脂肪酸，以维生素 B_4 和维生素 C 为主的 15 种维生素，以及以 K、Ca、P、Mg、Fe 为主的 13 种矿物元素。铁皮石斛花是一种值得深度研究和开发的可食用花卉。

2. 鼓槌石斛花的化学成分

鼓槌石斛分布于中国云南、广西、四川等地。《中国药典》（2010 年版）中收录了鼓槌石斛作为中药石斛的一个来源，为中药石斛的正品。鼓槌石斛花具有甘甜的味道，性质微温，富含多种挥发油成分，具有疏肝解郁、缓解急痛、缓解疲劳等功效，具有较高的药用和食用价值。

一些学者对鼓槌石斛的化学成分进行了研究，发现其主要成分包括菲类、联苄类等化合物。有人对鼓槌石斛干花正己烷提取物进行定性定量研究，从中分析鉴定了 22 个化合物，占总提取物的 92.34%，其中含量最高的是十八碳二烯酸（亚油酸），约占提取物总量的 40.66%。滇产鼓槌石斛花中含有丰富的总黄酮和挥发性成分，挥发油的分析结果显示，共检出 115 个峰（成分），其中 42 个被鉴定，占挥发油总量的 59.1%，主要是单萜类、脂肪烃及其衍生物类物质。

3. 金钗石斛花的化学成分

金钗石斛俗称扁金钗、扁黄草，是我国传统名贵中药材。金钗石斛花花形俏丽，色泽鲜艳，主要生长在贵州、四川、广西、云南等地，具有很高的药用价值，但产量较低且不易保存，因此价格昂贵。

金钗石斛花挥发性成分所具有的特殊香气，是评价石斛花品质的重要指标之一。金钗石斛花挥发性成分比较复杂，花色苷是一种重要成分。有人对金钗石斛花花色苷进行分离纯化，并对金钗石斛花精油进行了 GC–MS 分析，挥发性成分中共鉴定出 63 种化合物，占挥发性成分的 80.49%，主要为烯烃类、酯类、醇类、醛类等，其中质量分数较高的有柠檬烯（25.87%）、四氢柠檬醛（11.1%）、松油烯（8.7%）、2- 呋喃甲醛（6.51%）、甲酸己酯（2.12%）等；含量较多的还有亚油酸（36.92%）、庚烷（7.69%）、肉豆蔻酸（3.51%）、亚油酸甲酯

（2.12%）等。另外鉴定出13种花色苷类化合物，其中主要成分为矢车菊素类等。

4. 流苏石斛花的化学成分

流苏石斛是《中国药典》内石斛药材收载的来源品种之一，主产于我国西南部至西北部。流苏石斛花以其美丽的外观，在石斛兰中属于高观赏价值的品种。目前，已经鉴定出流苏石斛中的一些化合物，包括菲类、联苄类、蒽醌类和香豆素类等。此外，流苏石斛作为《已使用化妆品原料名称目录》（2015版）中的一种石斛，其在化妆品领域的应用逐渐增多。有人提取流苏石斛花的香气成分，并进行了分析，从中检测到了23种香气成分，主要成分包括烯烃类、醛类和酯类，其中 α–蒎烯（占45.06%）和 β–蒎烯（占23.22%）的总质量百分比高达68.28%。此外，还发现了其他化合物，如月桂烯（8.25%）、桧烯（5.01%）、反式–β–罗勒烯（4.87%）和双戊烯（4.53%）等。上述香气成分构成了流苏石斛花特有的香味，其中一些香气成分是《已使用化妆品原料名称目录》（2015版）收录的可添加成分，被广泛用于香精行业，从而拓宽了流苏石斛在化妆品领域的应用前景。

5. 玫瑰石斛花的主要成分

玫瑰石斛（Dendrobium crepidatum）花粉红艳丽，主要分布在云南、贵州及印度、尼泊尔、缅甸、越南等地。其花的资源丰富，被茶商用于制作保健花茶，具有清新解郁和润肤养颜等功效。玫瑰石斛花主要成分有多糖、总酚、总黄酮、氨基酸等，其多糖含量在不同花期间无显著差异。盛花期的总酚、总黄酮和水溶性浸出物分别为1.67%、1.57%和52.5%，花中含有16种氨基酸，其中包含7种必需氨基酸、2种半必需氨基酸；每千克干花中氨基酸总量为53.62g，必需氨基酸占非必需氨基酸的60.1%，占总氨基酸的37.5%；药效氨基酸占氨基酸总量的65.3%，鲜味氨基酸占氨基酸总量的27.2%。玫瑰石斛营养丰富，具有开发成石斛茶的基础和潜力。

6. 紫皮石斛花的化学成分

紫皮石斛（Dendrobium devonianum）主产于云南省保山市龙陵县。紫皮石斛花含有黄酮类物质（如柚皮苷和花色苷）、石斛多糖、氨基酸和石斛碱等营养成分和活性成分，具有抗氧化、护肝、降糖降压等功效。紫皮石斛花已经被广泛应用于茶饮、发酵食品、糖果糕点等食品中。

研究发现，紫皮石斛花中含有粗蛋白、游离氨基酸和多糖等营养成分，同时还含有多种氨基酸、脂肪酸、维生素和矿物质，特别是富含亚油酸甲酯、维生素 B₄、维生素 C 和钾等营养成分。紫皮石斛花的基本营养素包括水分、蛋白质、多糖和游离氨基酸，还含有 6 种酯化的脂肪酸，包括亚油酸甲酯，其含量最高，亚油酸有助于降低心血管疾病和癌症的发生，这表明紫皮石斛花具有潜在的脂肪酸补充物质的开发潜力。在紫皮石斛花中检测到了 13 种维生素，值得注意的是，维生素 B₄（腺嘌呤）的含量非常高，有助于核酸合成；维生素 C 的含量也较高，表明紫皮石斛花富含维生素。紫皮石斛花富含钾、钙等常量元素，其中钾含量最高，钙次之，钠含量最低，呈现出高钾低钠的特点；同时，在紫皮石斛花中检测到了铁、铝、锰、硼、锶、铜、锂等微量元素，其中铁含量最高。

（二）石斛花的药理作用研究

目前对石斛花的研究大多集中于成分提取，对其具体药用价值和抗病毒方面的应用研究报道较少。浙江经贸职业技术学院赵潇利用鸡胚培养法和血凝试验研究了石斛花提取物对新城疫病毒的抑制作用，结果显示，石斛花提取物中的多糖和总黄酮可以有效抑制新城疫病毒的增殖，其中石斛多糖的抑制效果最好。

近年来，黄酮类物质在抗肿瘤治疗中被广泛应用，云南农业大学梁婉婷团队使用网络药理学和体外生物学试验来研究铁皮石斛花总黄酮在治疗结肠癌中的活性成分、作用靶点和信号通路。他们采用 LC-MS/MS 分析了铁皮石斛花中的黄酮类代谢物，并利用中药系统药理数据库和分析平台（TCMSP）筛选出总黄酮的活性成分和靶点基因，然后结合 GeneCards 和 DisGeNET 数据库筛选出结肠癌的疾病靶点基因，构建了"药物 – 有效成分 – 靶基因 – 疾病"调控网络图，以及蛋白互作网络图（PPI）来分析关键靶点，并进行了 GO 富集分析和 KEGG 通路富集分析。此外，他们使用 MTT 法检测了铁皮石斛花总黄酮对 HCT116 细胞的增殖抑制活性，进行了细胞凋亡和细胞迁移的流式细胞术和细胞划痕试验，以及 Western blot 检测相关蛋白的表达情况。结果显示，铁皮石斛花总黄酮具有抗结肠癌的潜力，能够通过多个靶点和途径发挥作用，尤其与凋亡基因 Bax 和 Bcl-2 的表达调控相关。

有人对铁皮石斛花不同提取物的总黄酮含量、总酚含量和抗氧化活性进行了测定，并评估了提取物对 H_2O_2 诱导细胞氧化应激损伤的保护作用。结果表明铁皮石斛花乙醇提取物具有最多的总酚、总黄酮含量和最优的抗氧化活性，且细胞毒性较低，可以通过提高抗氧化活性改善 H_2O_2 诱导的 HepG2 细胞的氧化应激损伤。桂林医学院凌楠团队研究了广西产铁皮石斛花不同提取物的细胞毒性和抗氧化活性，结果显示，其乙醇提取物的总酚和总黄酮含量高于水提取物，并且抗氧化活性优于水提取物，其中冷冻干燥乙醇提取物（DEF）效果最好；总酚、总黄酮含量与抗氧化指标之间的相关系数均高于 0.7。同时，他们使用 MTT 法评估了提取物的细胞毒性，并通过测定丙二醛（MDA）含量、ABTS 总抗氧化活性、过氧化氢酶（CAT）、谷胱甘肽过氧化氢酶（GSH-Px）和总超氧化物歧化酶（T-SOD）的活性水平来评估提取物对 H_2O_2 诱导的细胞氧化应激的保护作用。结果提取物在 $100 \sim 800\mu g/mL$ 浓度下对 HepG2 细胞的毒性较低，经 H_2O_2 诱导后，提取物能够降低 MDA 含量，提高 ABTS、CAT、GSH-Px 和 T-SOD 的活性水平。

（三）石斛花的产品开发研究

石斛花可以用来制作茶饮，其可以单独冲泡，也可以与其他茶叶混合冲泡。休宁县春之斛生物科技有限公司将石斛茎叶经过热提和浓缩得到提取液，再用提取液浸泡石斛花干，制作成养生茶。有将石斛花与绿茶、桂花等茶叶混合，加入调味剂、稳定剂等制作茶饮料。还有人通过单因素和正交试验优化，确定铁皮石斛花和乌龙茶质量比，开发出感官特性优良且具有保健功能的铁皮石斛花速溶固体饮料，为铁皮石斛花的利用提供了参考。

石斛花可以用来制作发酵食品。将鲜石斛花与白糖混合，常温下密闭发酵制得酵素食品，具有较高的总酚含量和抗氧化效果。华南理工大学王娟将石斛茎和花制成基料，接入乳双歧杆菌、保加利亚乳杆菌和嗜热链球菌进行发酵，制作成香味清新的酸奶。广东金维牛奶有限公司将石斛花提取液与脱脂奶粉、糖类等一起接种发酵制作含乳饮料。

石斛花可以用来制作糖果糕点。张珍林用铁皮石斛花超微粉与低筋粉、牛奶等制成蛋糕，制得的蛋糕风味独特、口感细腻。上海应用技术大学井玉林将石斛花酶解浓缩液与糖料一起熬糖，制作棒棒糖，颜色均匀、透明，可见其中的石斛花碎片。

石斛花还可以用来制作其他食品，也用来制作石斛花凉拌、石斛花炖鸡腿、石斛花炖茶花蛋等食疗菜肴。佛山科学技术学院李颖诗将石斛花超微粉和仙草多糖混入小麦面粉中，制作的面条口感劲道，不糊汤，营养丰富。合肥微信片农业科技有限公司将干石斛花和百合花泡开后制作成面糊，制作饼坯，煎熟后成金黄色饼。

张珍林研制了铁皮石斛花保湿柔肤水产品。通过单因素试验和正交试验，确定了最佳配方为：乙醇体积分数为 10%、铁皮石斛花多糖原液添加量为 12%、甘油添加量为 5%。该柔肤水具有良好的感官评价，品质优良且性能稳定。铁皮石斛花多糖原液具有抗氧化性，可以修复皮肤，增强皮肤抗衰老能力，改善肌肤暗沉无光泽的问题，颇受市场欢迎。

二、石斛叶的综合开发利用研究

铁皮石斛叶是加工铁皮石斛鲜条（枫斗）时的副产品，每年会浪费大量的铁皮石斛叶。为了更好地利用资源，扩大铁皮石斛的使用范围并提高其附加值，学者对铁皮石斛叶的化学成分、药理作用、毒理作用和产品开发等方面开展了研究分析，为进一步研究和开发利用铁皮石斛叶提供了参考和理论指导。

（一）石斛叶的化学成分研究

1. 铁皮石斛叶的化学成分

铁皮石斛叶的化学成分主要包括多糖、黄酮和石斛碱等。不同部位的化学成分含量和结构存在差异，茎的多糖含量高于叶和花，叶的黄酮含量高于花和茎。叶和茎中多糖的组成结构也存在差异。铁皮石斛叶中含有 8 种黄酮二糖苷类化合物，不同种源和产地的铁皮石斛叶黄酮类成分存在差异。铁皮石斛的不同部位、采收阶段和干燥方法处理后的生物碱含量存在差异，其中茎上段含量最高，根和叶也具有一定的生物碱含量。

任刚团队对铁皮石斛叶进行了分离纯化，并鉴定了 24 个化合物的结构，包括 3,4- 二羟基 -5,4′- 二甲氧基联苄、杓唇石斛素（moscatilin）、黑麦草内酯（loliolide）、（+）- 丁香脂素、芦丁、对羟基苯乙酮、对羟基苯甲酸、原儿茶酸、儿茶酚、对羟基苯丙酸乙酯、甘油亚麻酸酯、亚麻酸 2- 丁氧基乙酯、棕榈酸等。铁皮石斛的叶部分含有与茎类似的脂溶性成分，包括联苄衍生物、简单酚酸、黄酮和木脂素等，与茎的成分相似。联苄类衍生物在铁皮石斛中最常见，其中 8 种分离出的成分中有 4 种首次在铁皮石斛叶中发现。叶部还含有 2 种 C13 巨豆二烯类衍生物，这在兰科植物中尚属首次发现。

马成林团队采用超临界 CO_2 提取对铁皮石斛提取物进行成分分析。铁皮石斛叶除多糖外，还分离鉴定出四种成分：十八烷酸、棕酸、亚油酸、叶醇。叶醇是普遍存在于许多植物叶子、精油、水果中的天然香料成分。

多糖为石斛的主要药用成分，杨东梅团队以贵州产铁皮石斛叶为原料，采用水提醇沉法提取铁皮石斛叶多糖，确定了铁皮石斛叶多糖的单糖组成，包括甘露糖、葡萄糖醛酸、葡萄糖、阿拉伯糖和岩藻糖。

2. 叠鞘石斛叶的黄酮类成分

叠鞘石斛叶富含黄酮类成分，研究开发具有广阔的前景。阮沛桦使用UPLC-PDA 方法建立了从单成分到多成分再到叠鞘石斛叶的指纹图谱全成分分析方法，分析了 10 批样本，同时测定了叶中的芹菜素 –6,8– 二 –C– 葡萄苷、异夏佛塔苷、芦丁、总黄酮含量。

（二）石斛叶的药理作用研究

1. 抗氧化作用

使用不同方法对铁皮石斛不同部位多糖的抗氧化活性进行测定，结果显示茎、叶、花多糖在不同清除法中表现出良好的抗氧化活性。茎多糖对 DPPH 自由基的清除率最高，叶和花多糖对 DPPH 自由基也表现出显著清除能力；叶中多糖对羟基自由基的清除率最高，而茎和花多糖在这方面的表现也较好；茎、叶、花多糖对超氧阴离子的清除率较低，但仍具有一定的抗氧化活性。铁皮石斛叶含有黄酮类成分，对 DPPH 自由基具有一定的清除作用，其中叶的清除能力优于茎。铁皮石斛茎、叶、花中的黄酮类成分表现出较强的抗氧化活性，尤其是花中的黄酮类成分。

2. 免疫调节作用

铁皮石斛茎、叶、花多糖对小鼠巨噬细胞具有免疫调节活性，不同浓度的多糖对巨噬细胞的增殖及 NO、TNF–α、IL–1β 等免疫指标产生显著影响。铁皮石斛叶多糖对 IL–1β 的分泌和巨噬细胞吞噬活性表现最强，花多糖对 NO 合成活性表现最强。

3. 对消化系统作用

铁皮石斛叶和花制成的和胃茶煎剂在体内试验中显示出对大鼠胃排空率的明显降低，表现出解除肠痉挛的作用。

4. 其他

从铁皮石斛茎和叶中分离得到的两种多糖（DLP-1 和 DLP-2）在炎症细胞模型中表现出抗炎作用，可保护细胞免受 LPS 刺激的细胞毒性，并抑制了活性氧的形成。韩娟娟研究表明 5μg/mL 铁皮石斛叶多糖对 LPS 诱导的细胞毒性具有剂量依赖性保护作用，5μg/mL 铁皮石斛叶多糖可有效抑制 LPS 诱导的细胞内 ROS 产生。

有研究表明，铁皮石斛叶多糖和 VC 对 DPPH 和 ABTS 自由基的清除率随着浓度增加而提高。铁皮石斛叶多糖对 DPPH 自由基的清除率（IC50）为 0.639mg/mL，对 ABTS 自由基的清除率（IC50）为 0.608mg/mL，而 VC 的清除率分别为 0.358mg/mL 和 0.293mg/mL。

（三）石斛叶的产品开发研究

近年来不少研究人员在石斛叶和花的化学成分与药理作用研究的基础上开发了一些相关的产品，受到市场的欢迎。林雪媛等通过正交试验优化了铁皮石斛叶总黄酮泡腾颗粒剂的制备工艺，得到了一种吸收快、生物利用度高的产品。易智彪提取了具有保湿功效的铁皮石斛叶提取物，而袁秋萍等则开发了铁皮石斛叶保健面条，还开发了含有铁皮石斛叶的食品系列，包括铁皮石斛叶曲奇饼干和具有特有香气的月饼，成为中老年人欢迎的保健食品。吕圭源等为扩大铁皮石斛的药用资源，提取了具有降尿酸、预防和治疗高血压作用的有效成分，可用于药品或食品的研发。邢建荣等以浙江温州产铁皮石斛叶为主要原料，通过正交试验优选了配方组成比例，制得口感柔和清爽、色泽淡黄的铁皮石斛叶饮料。铁皮石斛叶含有多糖、黄酮、生物碱等化学成分，具有抗氧化、免疫调节、缓解肠痉挛等药理作用。尽管与铁皮石斛茎的成分和作用相似，铁皮石斛叶的开发利用较少。直到 2018 年，铁皮石斛叶才被列入地方特色食品，引起人们对其认识和关注，这也推动了以铁皮石斛叶为主要原料的食品研发。

三、石斛根的综合开发利用研究

现行版《中国药典》记载铁皮石斛以茎入药，在其生产领域，一般都认为根为非药用部位，但其产量很大，且药材采集过程中，要做到茎根分离也需要浪费大量的人力物力，造成了资源的浪费。为了开发石斛的综合利用价值，有人对其根进行相关研究。刘英豪课题组对石斛根的化学成分进行了系统分离纯化，从乙醇提取物中分离得到了 5 个菲醌类化合物，体外抗肿瘤活性评价结果显示这些化合物对 HL-60、A549 和 MCF-7 三种肿瘤细胞株具有生长抑制活性。

研究还发现，铁皮石斛根部含有与药用茎部相类似的化学成分，如少量的石斛多糖和黄酮碳苷类化合物。宓文佳进行了铁皮石斛根提取物对 2 型糖尿病模型小鼠的降糖作用研究，采用高糖高脂饲养加链脲佐菌素诱导 2 型糖尿病小鼠模型，给予铁皮石斛根不同溶剂的提取物（EW、EA 和 EB），每日两次，单次给药剂量为 5g/kg，连续给药 10 周。结果显示，铁皮石斛根的各种提取物均能改善 2 型糖尿病模型小鼠的一般体征和生活质量，其中提取物 EB 的改善效果最为明显；提取物 EB 能有效降低模型小鼠的空腹血糖，改善异常糖耐量。进一步研究了提取物 EB 的降糖作用，发现其能显著降低模型小鼠的糖化血红蛋白，具有临床意义。

此外，铁皮石斛根部富含微量元素，如铁、铝、钒、铬、锌、镍、磷等，这些微量元素对胰腺的分泌功能和胰岛素敏感性有影响，因此非药用的铁皮石斛根部在糖尿病的防治中也具有一定的应用价值。

四、石斛的其他综合开发利用研究

石斛的综合开发研究利用一直受到重视，近年来不少报道石斛的综合开发利用研究取得显著成绩，现介绍几个石斛综合开发利用的产品，供参考。

1. 石斛手工香皂：它的组分为椰子油、猪油、橄榄油、氢氧化钠、浓度为 95％～ 98％的乙醇溶液、饱和氯化钠溶液、甘油、月桂基葡萄糖苷、膨润土、金钗石斛水提物（采用蒸馏水溶解为浓度 0.2g/mL 的溶液）、对氯间二甲苯、维生素 C 及适量的香皂专用色素和香精。本产品具有美白、抗菌、延缓皮肤老化的作用，产品安全温和、滋润，性能稳定，使用后肌肤光滑且不会出现干燥问题。

2. 石斛中草药护发素：该产品以石斛提取液为主要原料，包括乳化油相与混合水相，比例为 35∶65，乳化油相：椰子油、棕榈酸酯、硬脂酰胺乙基二乙胺、香精、硬脂酸钠；混合水相：去离子水、活性成分、乳化剂、石斛提取液、乙二胺四乙酸。可以使用石斛提取液复配多种有机物，增强石斛提取液中有效成分在护发素中的残留，再运用活性成分使得石斛有效成分长时间停留在头发表面，加强对头发的保护。

3. 具有缓解视疲劳功能的石斛凝胶软糖：本品以凝胶软糖为载体，添加铁皮石斛及枸杞子、菊花等多味药食同源中药材提取物，以低热量低聚糖醇配以适当比例的凝胶剂形成稳定的糖胶网络骨架，制备成一款具有缓解视疲劳功能的无糖铁皮石斛凝胶软糖。相较于目前市面上缓解视疲劳保健产品添加成分单一、治疗功能局限的不足，本发明对视疲劳的缓解作用具有整体调理、防治并重的优点，

且 "0 糖" 零负担，缓解视疲劳功能确切，更加符合现代人低糖饮食的理念。

4. 石斛保湿精华液：该精华液主要包括复活草提取液、金钗石斛提取液、燕麦提取液、透明质酸、丁二醇、乳化剂和去离子水。将复活草提取物、石斛提取物和燕麦提取物混合，并加入低敏的保湿剂、增稠剂和乳化剂等，形成高效温和、无防腐的天然草本保湿产品体系，极大程度上减少过敏症状的产生；同时，在使用后复活草提取物能够与石斛提取物、燕麦提取物协同配合，达到良好的补水保湿效果，并提升精华液的抗皱修复功效，在补水后能够形成有效保湿，使得水分能够进入深层皮肤，进一步提升补水保湿性能。

5. 石斛植物保湿乳液：由溶剂、保湿剂、润肤剂、乳化剂、增稠剂和螯合剂组成。本品通过各组分之间的搭配，能够有效提升皮肤水分含量，兼具抗皱纹及修复皮肤屏障功效，并且具有优异的耐热性和耐寒性，以及清爽、滑润的肤感。

第二节　石斛产业发展现状

随着石斛在医疗保健行业的重要作用越来越被广大民众所认识，其市场需求量越来越大，各地对石斛产业的发展也越来越重视。特别是石斛的主产地，如安徽（霍山县）、贵州西南部至北部、云南东南部至西北部、四川南部、湖北南部、海南、广西西部至东北部、西藏东南部等都在发展石斛产业，广东的韶关、梅州、清远、潮州、中山、广州等，以及台湾、香港等也有栽培。现对各地石斛产业发展情况总结如下。

一、云南省石斛产业发展现状

石斛产业是云南省近十年来发展迅速、较具规模和富市场潜力的优势中药材产业之一，具有继三七、天麻、重楼之后培育成为百亿元大宗中药材产业的良好基础和前景。"十四五" 时期，中国大健康产业和云南省高原特色农业及世界一流绿色食品产业建设将持续推进，为云南石斛产业发展带来了新的机遇。

（一）优势与基础

1. 发展优势

（1）种质资源与气候优势　石斛具有较高医疗价值，因其在增强人体免疫力方面的显著功效和食药同源特质被誉为 "中华仙草之首"，历来受到广大消费者喜爱。全球石斛种质资源有 1100 余种，中国共有 92 种，其中云南拥有 58 种（其中 25 种为云南省特有），是全国石斛资源最为丰富的省份。

石斛喜欢温暖潮湿且具有一定阴蔽条件和空气质量较佳的生长环境，多附生于林间树木茎秆或长于石山缝隙中。云南地处低纬高海拔地区，年平均气温 14.9 ~ 22.4℃、相对湿度 73% ~ 87%，尤其是西南、东南及广大低热湿润地区，石斛年生长期长达 280 ~ 300d，大棚种植每亩平均产量 350kg 以上，最高亩产可达 1000kg，是全国石斛生长最适宜区域。

（2）林地及石漠化山地资源优势　2020 年底，云南省森林覆盖率已达 62.7%，远超全国平均水平（21.63%），拥有林地面积 2.6 万公顷，具有发展石斛仿野生种植、生态种植和有机种植的良好条件。

云南省石漠化山地分布十分广泛，全省石漠化山地面积约为 350 平方公里，其中尤以文山、红河等滇东南地区较为集中。这些地区缺乏传统农作物的土壤和储水条件，却具有发展石斛的优势条件和优异自然生态环境。文山州麻栗坡县的中越边境石漠化山地有 8000 余亩石斛种植基地，漫山遍野石头缝中生长的金钗石斛、鼓槌石斛、叠鞘石斛等各类石斛长势喜人。

2. 产业基础

（1）科技研发基础　在省、州（市）科技部门支持下，中科院昆明植物所、省农科院、省药物所、云南农业大学等多家科研院所及高校多年来围绕云南石斛产业发展需求，开展了多项石斛种质资源保护、野生资源驯化繁育、大棚规范化栽培、仿野生栽培、有效成分分析利用、石斛深加工等科技研发活动，取得了一批科技研发成果。为促进全省石斛产业依靠科技创新实现较快发展，云南省还组建了石斛产业科技创新战略联盟与石斛产业科技协会，初步形成了"产学研"结合的石斛产业科技创新服务体系。但总体而言，科技投入及人才团队建设均远未能满足全省石斛产业高质量可持续发展的需求。

（2）种植业基础　石斛是云南省"十大云药"之一。在政府、企业和广大农户的共同推进下，经过 10 多年努力，云南省石斛规模化种植已经扩展到滇西南、滇南、滇东南的 13 个州（市）的 60 余个县（市、区），建成龙陵、芒市、勐海、屏边、景谷、广南等 10 余个重点县（市、区），带动 50 万以上农村居民实现创业增收。龙陵县、芒市、广南县先后获得"中国紫皮石斛之乡""中国石斛之乡"和"中国广南铁皮石斛之乡"称号。截至 2020 年底，云南全省石斛种植面积已近 14.2 万亩（铁皮石斛 3.6 万亩，紫皮石斛 3.6 万亩，其他石斛 7 万亩）、鲜条产量 1.6 万吨、农业产值约 34 亿元。

（3）加工业和市场基础　近年来，在云南品斛堂生物科技有限公司、云南久丽康源石斛开发有限公司、云南斛健庄园生物科技有限公司、龙陵县林源石斛开发有限公司、怒江州瑞佳农林科技发展有限公司和云南高山生物农业股份有限公司等一批龙头企业引领下，云南省石斛加工业规模不断壮大，石斛产品不断增加，产业链不断延伸，创立了龙陵紫皮石斛、云南铁皮石斛等一批知名品牌。石斛加工整体呈现从石斛枫斗、石斛干条等初级产品加工向以石斛原液、石斛冻干粉、石斛精片、石斛胶囊、石斛含片、石斛纯粉、石斛浸膏、石斛茶、石斛冲剂、石斛酒和石斛保健品、石斛干花等精深加工转型升级的发展态势，紫皮石斛原浆等优质深加工产品荣获 2020 年云南省绿色食品十大名药称号。截至 2020 年底，保守估算全省石斛加工业产值已达 20 亿元以上，其中，仅全省 11 家国家级及省级石斛产业龙头企业加工业产值就达 8 亿元左右。

目前，云南省以石斛为原料的中药产品主要为三大类：一是以石斛鲜条形态不经加工直接食用的产品；二是以枫斗、环草等为主的初加工制品；三是以石斛有效成分提取物制作的中成药、制剂及保健食品。产品主要销往云南省内部分州（市）、苏浙沪及广东等中国沿海地区。随着人们健康意识加强和云南石斛产品知名度不断提高，云南省石斛产品已经呈现出向北京、东北和川渝地区市场扩张发展的趋势；海外市场则主要销往日本、韩国、美国和东南亚等国家和地区。

二、浙江省石斛产业发展现状

（一）石斛产业发展现状

浙江省是首先开展铁皮石斛药品和保健食品开发，并实现产业化生产的省份之一。铁皮石斛为浙江省新"浙八味"中药材培育品种。目前浙江省铁皮石斛产值已近 40 亿元，大小生产企业几百家，其中大多数是近十年内加入这个行业的。经过十多年的市场培育，已形成了集科研、种植、加工、销售等较为完整的铁皮石斛产业链，发展成为浙江省中药产业、高效生态农业的重要组成部分。

据了解，浙江省对于铁皮石斛的应用、种植、采收和铁皮枫斗的规模加工可以追溯到明朝时期，铁皮石斛对海拔、湿度、光照有着近乎苛刻的要求，导致其产业分布区域性明显，主要集中在浙江、云南、福建等中国南部省份。近年来，由于铁皮石斛的药用价值、食品保健价值不断被发掘，带动其产业种植规模不断扩大，2019年全国铁皮石斛产量达3.1万吨左右。依托生物技术培育石斛种苗，发展石斛产业，并培养当地农户掌握石斛种植技术，切实拉动当地就业发展，助力浙江乡村振兴。据统计，浙江2020年石斛企业平均年产石斛苗8000余万株，预估持续产值上亿元，带动就业超10万人，人均收入42000元以上。

全省铁皮石斛种植基地约3.8万亩，主要以医药企业、种植企业、专业合作社、种植大户基地为主，其中基地规模100亩以上的有40多家，产值超过1亿元的有4家。在铁皮石斛加工及销售环节，浙江企业仍具有领先优势。浙江已形成天台、乐清、金华、杭州等产业集聚区，天皇药业、康恩贝、寿仙谷、森宇药业、天目药业、胡庆余堂药业等一批骨干企业已成为产业发展的中坚力量，初步形成了立钻牌、寿仙谷牌、森山牌、康恩贝济公缘牌、天目山牌等主导品牌。石斛主要产品有鲜品、铁皮枫斗、颗粒剂、胶囊、浸膏、片剂、口服液、饮料和养生酒等，浙江有经国家批准的石斛保健食品45个，占全国铁皮石斛类保健食品总数的七成，其中鲜品和铁皮枫斗销售产值约占45%。2021年国家市场监督管理总局同意浙江省对铁皮石斛、灵芝、山茱萸开展传统既是食品又是中药材物质（食药物质）管理试点的生产经营监督管理方案。

目前列入省级现代农业精品园区创建的有15个基地，建立省级铁皮石斛种质资源保育基地4个，保存资源200余份，主要推广良种有天斛1号、仙斛1号、仙斛2号、森山1号和浙江省内的地理标志保护品种。目前，浙江省共认定了3家优质道地药材示范基地。温州乐清市被评定为"浙江铁皮石斛产业基地""中国铁皮枫斗加工之乡"，"天目山铁皮石斛""余姚铁皮石斛"获原国家质量监督检验检疫总局地理标志保护产品，"武义铁皮石斛"获原农业部农产品地理标志保护产品，金华寿仙谷药业有限公司铁皮石斛基地和浙江健九鹤药业集团有限公司被认定为中医药文化养生旅游示范基地。浙江健九鹤药业集团有限公司获得中国首个"中华野生铁皮石斛保护地"认证。在中国铁皮石斛之乡乐清双峰，当地燕荣阁石斛基地采用野外种植方式，将石斛苗捆绑到活树上，也被称为仿野生种植。石斛可以通过根系吸收活树和岩石上的养分，是一种接近自然生长环境的种植方式。同时，树木和岩石还可以调节温度、湿度和光照等环境因素，为石斛提供较为稳定的生长环境。

浙江省是中国最早实现铁皮石斛人工培育种植的省份。早在20世纪90年代，浙江省就率先实现了铁皮石斛的规模化种植和产业化开发，根据火石创造数据库显示，当前全国铁皮石斛种植加工企业共1377家，其中浙江省549家，占

39.9%。

浙江省无论是在技术还是规模上，铁皮石斛产业已远远走在全国前列。同时，为贯彻落实《浙江省人民政府关于加快推动中医药发展的实施意见》（浙政发〔2017〕50号）及《浙江省人民政府办公厅关于加快推进中药产业传承发展的指导意见》（浙政办发〔2015〕123号）等文件精神，进一步弘扬中医药文化，推进浙产道地药材的资源保护和开发，不断巩固和扩大浙产中药品牌影响力，以推动中药产业做大做强和传承发展，在组织开展的新"浙八味"遴选工作中，铁皮石斛在产值、种植面积和知名度上遥遥领先，稳坐"新浙八味"的头把交椅。据权威专家预计，铁皮石斛在全国的市场已超过西洋参。

浙江在铁皮石斛创新能力方面也不断提升，在品种培育方面不断涌现出优异的品种，良种应用率达到90%以上。标准制定方面，2007年制定实施了全国首个地方标准《无公害铁皮石斛》，而后相继制定了《铁皮石斛生产技术规程》等多个国家、地方、团体标准；2019年浙江省卫健委牵头制定铁皮石斛花和铁皮石斛叶的地方标准，正式将铁皮石斛花和叶作为地方特色食品。浙江省铁皮石斛全产业链标准体系日益完善。

在产学研合作方面，有浙江大学、浙江农林大学、浙江中医药大学、浙江省医学科学院、浙江省中药研究所、浙江省农科院等20余家高校与科研院所共同参与铁皮石斛技术创新、产品质量把控等工作。公共创新服务方面，已建立浙江省中药材产业协会铁皮石斛分会、浙江省保健品行业协会、浙江省铁皮石斛产业技术创新战略联盟、铁皮石斛浙江省工程研究中心、金华铁皮石斛产业协会、乐清铁皮石斛产业协会、余姚石斛文化产业促进会等产业创新服务机构。

（二）石斛产业发展存在的问题及建议

浙江省铁皮石斛产业虽取得了一定的发展，但仍面临一些问题：①产品质量有待提升。多数中小企业以小规模种植为主，缺乏有效管理，种源混杂、配套缺失、把控不严等问题十分突出，严重影响产业整体质量。②精深加工亟待推进。当前铁皮石斛仍属于保健食品之列，全国拥有铁皮石斛保健品批号的企业屈指可数，药食同源开发有待加快推进，促使充分开发产品附加值。③产品市场亟待拓展。针对上述问题，专家提出以下几点建议。

第一，建立产业联盟，规范生产经营。构建种子筛选、原料种植、加工生产、溯源管理等全过程产业发展规范模式和标准的制定，不断完善铁皮石斛产业发展的标准体系，规范铁皮石斛的生产经营活动。

第二，加快实行铁皮石斛茎食药物质的深加工应用。在全国范围内，贵州、云南、安徽等地已试点放开铁皮石斛茎的药食同源。国家相关部门也已经同意浙江省实行试点放开，各石斛企业应加强推进铁皮石斛的精深加工产品，对标高附加值领域，细分产业，以拓展铁皮石斛产业的增值空间。

第三，浙江也应加大对中药企业科研攻关扶持力度，激发企业创新热情，加强对铁皮石斛多糖、生物碱等领域的药用功能研究，合理配伍，不断提升铁皮石斛药用价值。

三、贵州省石斛产业发展现状

（一）石斛产业发展现状

近年来，贵州石斛产业在政府的大力推动下换发新生，产业规模和产品类型得到长足发展。贵州依托得天独厚的自然资源优势，主要发展石斛生态种植。其中，金钗石斛在贵州赤水丹霞地貌附石生态栽培，达到了 10 万亩的产业规模，石斛鲜品蕴藏量 8000 吨以上，占全国总面积的 95% 以上；贵州铁皮石斛生态栽培广布全省，主要为喀斯特石山附石栽培模式和附树栽培良种模式，仿野生生态种植面积规模、产量和产值均位居全国第一。

贵州创新了铁皮石斛生态种植新模式，摒弃铁皮石斛大棚种植的模式，充分利用贵州广阔的林地空间和环境气候资源，选择以大型水体江河沿岸的常绿阔叶林为主的天然林，将驯化的金钗石斛、铁皮石斛 1～2 年生苗回归大自然中种植，辅助必要的供水设施，做好极端高温干旱气候的水分供给。在病虫害防治方面，以植物源农药为主，配合微生物菌剂，以绿色防控的方式生产无公害产品。从林地选择、种苗质量到栽培方法、管护和病虫害防治等关键技术，项目开创了贵州石斛产业从大棚苗床到附树仿野生生态栽培的新模式。

贵州在高品质石斛生态产品规模化发展上走在前列，实现石斛近野生生态栽培，在环境上依托贵州丰富的江河、水库等大型水体周边的林地资源和独特的立体气候条件，能满足生产生态产品的质量要求。经多次测试论证，金钗石斛实现栽培管护全程"零化肥、零农药"，品质上乘，得到市场青睐，经济效益好，有效带动地方经济，成为地方主导产业。铁皮石斛以附树近野生生态栽培技术所生产的石斛鲜条品质明显高于行业标准，其中，石斛鲜条的含水量为 3.8%，远低于《中国药典》的 12%；浸出物为 14.7%，远高于《中国药典》规定的 6.5%；多糖含量高达 50.5%；其他次生代谢产物明显高于大棚栽培品，赋予了铁皮石斛的功能功效。大量实践证明了贵州培植出的石斛品质优越、绿色生态，品质特性和经济效益明显。带动山区经济，服务脱贫攻坚和乡村振兴。截至 2021 年，全省石斛生态种植面积维持在 16 万亩左右，金钗石斛 10 万余亩，年创造经济价值近 36 亿元；种植铁皮石斛 5.7 万余亩，年创造经济价值近 20.5 亿元。这不仅有力地助推了全省脱贫攻坚，还是乡村振兴做强产业、践行"绿水青山就是金山银山"发展理念的生动实践。

贵州依托丰富的森林、水源和独特的气候环境优势，以附树近野生生态栽培技术为支撑，奠定了贵州成为中国未来石斛产业发展核心区的基础。贵州生态种植的石斛产品也将重现其功能功效。贵州的专业技术人员先后攻克了林地选择、种苗质量要求、定植、水肥管理和病虫害防控等关键技术，掌握了优质产品特性，取得了系列重大成果。贵州当地涌现了不少石斛种植的优秀企业，如 2013 年成立的赤水芝绿金钗石斛生态园开发有限公司，作为一家专业从事金钗石斛"种植 – 初加工 – 研发与创新应用 – 精深加工 – 销售"的大健康全产业链模式企业，一直致力于深耕金钗石斛的繁育、种植、加工与创新应用等领域，在贵州省赤水市东部建立了仿野生金钗石斛种植基地 3000 多亩，并拥有金钗石斛种苗繁育驯化自有基地、规范化种植示范基地 10000 亩，种植的金钗石斛中石斛碱含量高于《中国药典》标准，是全国较大的金钗石斛有机认证种植基地，获得国家地理标志产品标识认证、有机认证，是贵州定制药园示范基地、优质道地药材示范基地和"三无一全"认证基地。公司以"公司 + 合作社 + 农户"的产业化经营带动当地金钗石斛产业化发展，实现了企业、农民、市场和社会共赢的格局，已形成完整的产品体系，产品涵盖金钗石斛药材、金钗石斛饮片、金钗石斛膏方、金钗石斛提取物、石斛养生茶饮系列、石斛膳食汤方、金钗石斛压片糖果、金钗石斛功能性食品、金钗石斛焕颜系列及美白保湿系列功效护肤品等，成为贵州具有较高影响的石斛科技企业，为贵州石斛产业的发展做出了积极贡献。

贵州还将加大石斛各类深加工产品的科技研发力度，持之以恒，致力于实现铁皮石斛产业领跑全国。

（二）石斛产业发展的优、劣势分析

贵州的环境气候非常适宜发展优质石斛，是石斛属植物的原产地之一，分布石斛属植物 28 种，主要分布在黔西南、黔南和黔东南等地。贵州石斛药用历史悠久，兴义黄草坝因盛产石斛久负盛名。"赤水金钗石斛""兴义黄草坝石斛""安龙石斛"等被列为国家地理标志产品。

1. 优势分析

（1）具有满足石斛生长得天独厚的生态环境优势。贵州处于北纬 26° 左右，平均海拔 1100m，属典型的亚热带湿润季风气候，最冷月平均气温 5℃，最热月平均气温 25℃，年降水量 1100 ～ 1400mm，气候温和湿润，是生产优质石斛的天然基地。贵州省森林覆盖率接近 60%，具有适宜发展优质石斛的森林空间环境。

（2）具有多重叠加的政策优势。近年来，省委、省政府明确省领导领衔推进 12 个产业，石斛是其中重要的一个，先后出台了《省委省政府领导领衔推进农村产业革命工作制度》《贵州省发展石斛产业助推脱贫攻坚三年行动方案（2019—2021 年)》《关于印发贵州省农村产业革命石斛产业发展专项资金管理办法（试行）的通知》等支撑产业发展的文件和政策，以及配套产业资金的支持，为产业发展保驾护航。

（3）具有长期积淀的产业优势。赤水市从事金钗石斛种植及产业 16 年，攻克了金钗石斛仿野生种植、产地初加工、药材质量、种苗生产及质量评价 5 个省级地方标准，获国家发明专利授权 5 项，获授权实用新型专利 9 项，获得国家地理标志产品保护、中国绿色生态金钗石斛之乡、国家林下经济示范基地等国家级名片 9 张，成功列入国家级出口食品农产品质量安全示范区和国家生态原产地保护示范区。目前，金钗石斛人工种植面积和产量均占全国 90%，铁皮石斛仿野生栽培总面积占全国的 85%，且份额还在逐年增加。

2. 劣势分析

一是基础设施薄弱。石斛生产基地的道路、供水、供电等基础设施欠缺或薄弱，自有品种未形成优势。目前贵州种植的铁皮石斛绝大部分来自浙江、云南，贵州对本省的石斛研究处于起步阶段，自主研发新品种不多，石斛品种研发不够系统，创新能力不足。

二是科技及产业开发欠系统。目前贵州基础研究、产品研发及精深加工滞后，企业自主研发技术人才和专业化设备匮乏。

三是融资难。石斛种植投资均价 2.5 万元 / 亩，资金投入大，因此，从事本行业的企业必须具备一定的资金实力及融资能力。目前财政支持政策、投融资机制不健全，石斛企业融资困难。

四是盲目跟风。据统计，贵州石斛种植企业中，具有石斛研发经历，真正懂得石斛的企业不多，自我发展能力和创新能力不足，对外依存度过高。

针对以上问题，贵州各地都在制定石斛产业发展规划，扬长避短，推动石斛产业高质量发展，把石斛产业建成贵州中医药的支柱产业。

四、安徽省石斛产业发展现状

（一）霍山石斛的优势

霍山县位于皖西大别山腹地，它处在神奇的北纬31°，江淮分水岭，属南北气候分界点，山地气候复杂多变，平均气温14～16℃，无霜期210～240d，年平均日照时数超2200h，年平均降水量1200～1500mm，形成了阴凉湿润、风畅多雾的独特小气候，造就了动植物的多样性，为孕育丰富的中药材资源提供了得天独厚的气候、地理条件。孕育出优质植物药材238科1793种、珍稀道地药材200余种，数量和质量均居省、市第一方阵，是闻名遐迩的"西山药库"，其中霍山石斛最为名贵，位列十大皖药榜首。

霍山石斛俗称米斛、霍斛、霍石斛，主产于大别山腹地的安徽省霍山县。霍山石斛历史悠久，成书于约公元3世纪的《名医别录》记载："石斛生六安山谷、水傍石上。"清代著名医家赵学楷在《百草镜》中这样描述霍山石斛："石斛，近时有一种形短只寸许，细如灯芯，色青黄，嚼之味甘，微有滑涎，系出六安州及颍州府霍山县，名霍山石斛，最佳。"霍山石斛是产自安徽霍山的特有珍稀品种，深受医药、保健及食疗界的欢迎。

（二）霍山石斛产业发展现状

1. 规模体量不断壮大

目前，霍山县拥有霍山石斛基地12000余亩，从事霍山石斛种苗组培、种植、加工及销售的市场主体1900余家，从业人员近万人，总产值40余亿元，培育出龙头企业32家、高新技术企业4家，通过GMP认证企业2家，获得"十大皖药"示范基地授牌企业6家；研发出浸膏、颗粒、胶囊、含片等系列产品数十种，拥有中成药和保健食品生产批准文号4个。霍山县内以央企中国中药霍山石斛科技有限公司、上市企业迎驾集团旗下的安徽大别山霍斛科技有限公司、港资企业天下泽雨生物科技发展有限公司、本土企业长冲中药材开发有限公司等为龙头的霍山石斛产业体系基本形成。随着霍山石斛"食药身份"的解决，县内外众多企业对霍山石斛的普通食品、保健食品、化妆品、药品的研发生产正如火如荼地开展。

2. 基础研究不断深入

通过产学研合作，先后开展了霍山石斛种源保护、种苗组培、药理药效应用、产品研发、标准研制、安全性评价等方面的基础性研究，并取得丰硕成果。霍山石斛产业拥有植物新品种 4 个（霍山石斛 1、2、3 和 4 号），安徽省新产品1 件（迎驾霍山石斛酒），省级高新技术产品 1 件（九仙尊"石斛清养浸膏"），省工业精品 1 件（九仙尊"石斛清养颗粒"），安徽特色伴手礼——魂之草霍山石斛颗粒等多个品种；获省级以上科技奖 3 项、各类授权专利 79 件；主持研制并发布实施国家行业标准 2 个、省级地方标准 14 个、省级食品行业团体标准 1 个。同时，霍山石斛基因组测序、快速鉴别、核心功效研究等方面也有重大突破。

3. 品牌效应不断凸显

霍山石斛 2007 年获批国家地理标志保护产品和证明商标，品牌荣获"中国百强农产区域公用品牌"，7 次荣登"中国品牌价值评价"榜单（2016 年度、2018 年度、2019 年度、2020 年度、2021 年度、2022 年度和 2023 年度），2023年度霍山石斛名列区域品牌（地理标志）百强榜第 50 位。霍山石斛炮制技艺被列入省级非物质文化遗产名录。兴建了大别山霍斛文化馆、太平畈霍山石斛博物馆等一批文化宣传设施，现拥有中国驰名商标 1 个、省著名商标 10 个。2020 年，霍山石斛成功列入《中华人民共和国政府与欧洲联盟地理标志保护与合作协定》（简称《中欧地理标志协定》）第二批清单产品。2021 年，成功注册全国名特优新农产品。2023 年被列入全国"土特产"推介名录。

霍山县先后被国家有关部门认定为"中国石斛之乡""中国特色农产品优势区""国家区域性良种繁育基地"；太平畈乡被中国中药协会评为全国首个"中国中药（石斛）文化小镇"，列入农业农村部"全国乡村特色产业 10 亿镇"名单。霍山县先后成功举办第七届中国（霍山）石斛产业发展论坛、首届中国霍山石斛科技产业发展论坛（第八届世界养生大会主论坛）。2019 年，"霍山石斛"成功亮相北京世园会。2021 年，霍山县获批建设霍山石斛国家地理标志产品保护示范区。

五、福建省石斛产业发展现状

福建省是铁皮石斛主要产地之一，铁皮石斛是福建省的道地药材。根据文献记载，福建省的野生铁皮石斛集中在西部地区，多分布在邵武、宁化、连城、泰宁、建宁、将乐等地，其中以邵武的丹霞地貌岩石地区发现的野生铁皮石斛最多。但由于野生铁皮石斛生长环境苛刻，自身繁殖能力低而产量少，因此极为珍贵。20 世纪 80 年代中期，福建连城揭乐江氏家族通过十几年的研究，成功突破了铁皮石斛野生驯化栽培技术。现福建省已成为全国铁皮石斛种植、加工主产区和主销区。据统计，2019 年福建省铁皮石斛种植面积约 1.8 万多亩，其中，人工大棚 3500 亩，林下种植 14500 亩。生产基地主要分布在龙岩连城、武夷山、泉州永春、厦门集美、三明泰宁、福州福清、宁德福安等地。截至 2020 年，全国共有铁皮石斛生产加工企业 4202 家，其中福建省有 714 家。目前，福建省种植基地大部分投产，多年生铁皮石斛鲜品产量在 300 ~ 340 千克 / 亩，每年铁皮石斛鲜品总产量可达 4150 吨，年总产值约 14 亿元。

近年来发布了《福建省食品安全地方标准 铁皮石斛花》《福建省食品安全地方标准 铁皮石斛叶》。厦门塔斯曼生物工程有限公司是福建省农业产业化重点龙头企业、中国中药协会石斛专业委员会副主任委员单位，是一家集科学研究与产业化开发于一体的科技企业，公司建有省、市级院士专家工作站，是福建省食品安全地方标准中铁皮石斛花、叶标准的主要制定单位之一，并且参与制定《中国药用铁皮石斛标准（试行）》，多次获各级科技进步奖。

福建省连城冠江铁皮石斛有限公司是一家具有一百多年传承匠心工艺制品"龙头凤尾"枫斗生产、研发、创新、销售一体化的"老字号"企业，同时也是中国中药协会石斛专业委员会副主任委员单位，2013 年负责起草申报并成功完成农业部"冠豸山铁皮石斛"农产品地理标志登记，参与制定《中国药用铁皮石斛标准（试行）》，荣获科学技术进步奖、发明专利奖等多项成果。

六、四川省石斛产业发展现状

石斛是川产道地药材之一，川石斛在《本草图经》中就有记载。明代李时珍在《本草纲目》中记载："石斛名义未详。其茎状如金钗之股，故古有金钗石斛之称，今蜀人栽之，呼为金钗花。"又："石斛开红花，短而中实……处处有之，以蜀中者为胜。"这里所指开红花、短而中实之石斛即为现今川东南产金钗石斛（ *D. nobile* Lindl. ）。四川的药用石斛资源曾十分丰富，据《中国药材商品学》统计，20 世纪 70～80 年代全国石斛年购销量约 600 吨，其中四川 250 吨，约占 42%；但到 20 世纪 80～90 年代，四川的石斛资源就已经很稀少了。四川现存的野生石斛有 12 种，分别是串珠石斛、铁皮石斛、矩唇石斛、叠鞘石斛、细叶石斛、罗河石斛、细茎石斛、金钗石斛、广东石斛、曲茎石斛、兜唇石斛和昭觉石斛。2019 年，中国国际石斛研究和发展中心落户成都青白江，收集了 30 多个国家的 1098 份珍稀名贵石斛种源，占全世界野生石斛种源的 60%，有望成为全球最大的石斛种源库和基因库。

四川石斛经历了野生资源消耗、种源保护、仿野生种植、组培育苗和人工大棚种植几个发展阶段。四川省人工种植的石斛种类以金钗石斛、叠鞘石斛、铁皮石斛为主，全省种植面积约 4.45 万亩，其中金钗石斛、叠鞘石斛人工种植以贴石仿野生栽培为主，种植面积分别达到 3 万亩、1.2 万亩；铁皮石斛人工大棚种植为主，达 0.2 万亩，偶有零星的活树附生栽培和树架仿野生栽培。全省范围内以石斛为主导产业的从业企业共计 36 家，以石斛为主导产业的合作社有 19 个，其中新三板挂牌企业 1 家，省、市级龙头企业 7 家，带动就业 3 万余人。四川省铁皮石斛消费市场目前正逐步打开，据初步了解，仅铁皮石斛种植企业产销量在 300 吨左右，按平均售价 400 元／千克计算，实现销售收入 1.2 亿元左右。此外，也有部分消费者通过电商平台、药店等渠道购买铁皮石斛鲜条、切片、石斛粉、石斛枫斗等产品，这部分渠道的销售额在 1.0 亿元左右。

目前，四川省石斛产业主要品牌有国家地理标志产品"夹江叠鞘石斛""合江金钗石斛"，以及四川省峰上生物科技有限公司企业品牌"甘御兰"；主要产品有石斛粉、石斛红酒、石斛白酒、石斛花茶、石斛鲜条、石斛枫斗、石斛软胶囊、石斛日用品系列等。近年来四川也十分重视石斛养生文化、石斛功效的科普宣传工作，四川省峰上生物科技有限公司的石斛产业园区是成都市科协的科普基地，也是成都市康养旅游目的地，年接待游客达 30 万人次。

七、江西省石斛产业发展现状

江西有药用石斛 6 种，分别为重唇石斛、铁皮石斛、钩状石斛、细茎石斛、广东石斛、黄花石斛。江西省铁皮石斛种植面积位居全国第六，占全国铁皮石斛种植面积的 1%，江西的野生铁皮石斛资源分布广泛，食用历史悠久。江西省是全国铁皮石斛产业较具发展潜力的省份，是铁皮石斛的黄金生长区域，特有的丹霞地貌遍布全省，缓坡山地非常适宜进行铁皮石斛集约化、标准化、规模化的栽培。丹霞地貌已成为野生铁皮石斛的理想生长场所。崖壁上的铁皮石斛从深山来，经过人工反复培育再栽回深山崖壁上，药效是大棚种植的数倍。目前，全省铁皮石斛种植企业和基地突破 80 余家，种植面积超过 3 万余亩，其中，丹霞崖壁原生境栽培约 1 万亩。如今，这种栽培模式在鹰潭修水、井冈山、兴国等丹霞地貌的崖壁上推广开来。

目前，上饶市已拥有如江西翰野生物科技股份有限公司等多家铁皮石斛大型种植企业，鹰潭市天元仙斛生物科技有限公司从事野生铁皮石斛种质资源的研究与利用，已选育多个优质铁皮石斛品种，在龙虎山景区种植铁皮石斛达数百亩。2016 年国家林业局岩壁铁皮石斛工程研究中心在修水县成立，他们的研究成果提高了江西铁皮石斛的科技含量。

龙虎山是江西省石斛的主要分布地和种植地，也是我国野生铁皮石斛重要原产地之一。经科学考证，从龙虎山收集到 36 种野生铁皮石斛，基因序列可分为16 类，其中龙虎山特有的达 7 种之多。利用龙虎山野生铁皮石斛种群，经过多年攻关，成功选育出"龙虎 1 号"等 9 个铁皮石斛良种。近年来，龙虎山铁皮石斛人工种植迅猛发展，人工栽培布点虽然分散但规模已达 66.7 公顷。宜春明月山百岁草种植有限公司利用宜春市袁州区温塘镇的富硒山泉水在深山树林中进行铁皮石斛仿野生栽培，充分利用地方特色自然资源种植富硒铁皮石斛达 26.67 公顷，不仅提高铁皮石斛的质量与品质，更提高了其附加值。德兴铁皮石斛入选农业农村部"2016 年第一批农产品地理标志登记产品"。

尽管铁皮石斛产业在江西起步较晚、规模较小，但近年来已有很大的进步，随着浙江铁皮石斛企业加速向江西转移，全省铁皮石斛种植企业和基地突破 80 家，形成瀚野生物、天元仙斛等一批骨干企业。省政府发布的《江西省"十三五"大健康产业发展规划》《江西省"十三五"健康服务业发展规划》等一系列文件，已将铁皮石斛列为江西省中医药强省战略的首选大品种。

八、广东省石斛产业发展现状

自 2014 年以来，韶关学院、广州中医药大学和华南植物园石斛团队多次对广东省野生石斛资源进行调查。据初步统计，广东省野生石斛约 18 种，主要有铁皮石斛、金钗石斛、细茎石斛、美花石斛、马鞭石斛等。野生石斛主要分布于韶关市（始兴、仁化、武江、浈江、乐昌、曲江、乳源、翁源等）、梅州市（平远县、蕉岭县等）、清远市（英德、阳山等）、潮州市（潮汕）、广州市（从化市）

等地。研究表明，广东省具有开发前景的石斛种质资源比较丰富，如丹霞铁皮石斛、始兴金钗石斛、乐昌细茎石斛、浈江美花石斛等。

2014年，韶关市人民政府委托韶关学院编制了《韶关市石斛产业发展规划（2014—2020年）》，明确了韶关石斛产业发展规划总则、总体布局、发展重点和方向。2018年8月，韶关市科技局批准认定由韶关学院申报成立了韶关市石斛工程技术研究开发中心。2018年12月，由广州中医药大学、韶关学院、韶关始生元农业科技有限公司、韶关市润斛生态农业有限公司和韶关市禾间堂生态农业有限公司合作，共同成立了韶关市丹霞铁皮石斛研究院，专门开展石斛种植、加工与开发研究工作。目前全省种植面积约8000亩，其中仿野生种植6000亩，大棚种植2000亩。年产量与产值：石斛种苗年产300万瓶，石斛鲜条年产量30～50吨，年产值约3亿元以上。广东省石斛企业开发的主要产品为石斛鲜条、石斛枫斗、石斛切片、石斛超微粉、石斛茶、石斛汤宝、石斛酒等。

广东石斛产业的发展与其他省份比较仍有较大差距，应加强如下几个方面：①深入挖掘广东特色石斛资源，打造广东石斛品牌。②力争将丹霞铁皮石斛纳入广东省道地药材目录，并得到更好的保护。③省卫健委尽快发布实施"广东省铁皮石斛药食同源物质生产试点工作方案"。④进一步整合资源（行业组织、高校科研院所、企业、互联网、大数据等），搭建更高的石斛创新产业平台，做好资源共享工作。⑤通过"产学研"合作，加快推进高品质、高附加值的石斛产品，并推动上市。⑥广东省石斛科研院校和企业需要主动融入粤港澳大湾区和粤澳合作中医药科技产业园，主动参与广东省和韶关市共建的生物医药创新发展基地建设。

九、中国石斛产业发展现状

（一）石斛产业规模、布局及发展模式

石斛产业从无到有仅20年左右时间，而且产业快速发展是"十一五"期间。"十一五"末期全国石斛种植面积约267公顷（其中50%左右的面积投产），年产鲜条约100万千克，其中浙江占60%以上。现有栽培石斛的地区也从传统的浙江、云南扩展到广西、广东、福建、安徽、贵州、江苏、北京、上海等10余个省市区。据统计，2021年中国石斛属植物种植总面积达45.4万亩，综合产值逾500亿元，从事石斛相关产业的工作人员达百万。

从产业链各环节分析看，石斛产业集中于浙江和云南两个省份，且二地的发展模式不同：

浙江以龙头企业自建生产基地为主，集原料生产、加工与销售于一体，共有企业19家。其中，杭州天目山药业股份有限公司为石斛产业标准的主要制定者，2000年，天目山药业与浙江大学、浙江省医学科学院合作，建立了组培和大棚栽培基地，开展幼苗组培和大棚种植研究。其大力推广标准化栽培技术和中药材GAP基地管理，制定和发布了天目山铁皮石斛"产地环境""种子种苗""生产技术规范""安全质量要求"等相关标准。

云南是石斛种类最为丰富、气候条件优良的栽培区域。目前，云南的德宏、思茅、版纳、文山、红河、保山、临沧等地均有石斛种植，全省大棚集约种植面积大约67公顷，并有少量的仿野生栽培。云南主要以种植和初加工为主，目前涉及生产、种植、加工的企业共有37家，多数种植基地采用"公司+农业合作组织+农户"的经营模式，种植基地以农户栽培与管理为主，种苗与成品生产销售由公司承担，石斛产业的发展直接带动了栽培农户增收。

从浙江的石斛产业布局看，浙江乐清依然是石斛产品的重要集散地和栽培生产地，天台、临安、武义、建德、金华、龙泉、庆元等生态环境优良的区域均建有一定规模的生产基地，且栽培集约化程度较高。浙江石斛产业模式与云南明显不同，多以加工企业建立人工栽培基地形式组织生产销售。浙江天皇药业有限公司、浙江森宇药业有限公司、浙江民康天然植物制品有限公司、天目山药业有限公司、雁吹雪铁皮石斛有限公司等一批石斛企业均建有栽培基地以确保其产品的质量，各企业均开发有自主品牌的产品。还有以石斛鲜品销售为主的企业，如杭州天厨小香生物科技有限公司在建德建立生产基地，生产石斛枝原条，研发鲜品保鲜包装技术，建立销售网络，并通过带动农户与农业合作组织形成了建德石斛鲜品生产基地。

（二）石斛产品市场分析

1. 药材及保健品

石斛销售市场目前主要在浙江，其次是上海、北京等大都市，其他大部分区域石斛销售还未形成市场规模。通过对目前市场上销售的石斛产品调研，以石斛为主要原料的产品可分3类：一是鲜品（鲜条）直接销售；二是将石斛茎制成干品，即枫斗；三是精深加工产品，主要有3种类型，即胶囊（丸）、口服液和浸膏，其中有石斛茎粉末纯品，但更多的是添加人参、糖、维生素、灵芝等加工成的复合保健品。

（1）鲜条 主要集中于各主产地的种植农户和集散市场，也是中间商的主要原料来源渠道，浙江建德、武义、庆元，云南德宏、普洱、保山及广西、广东等为主产地。2011年主产地铁皮石斛价格如下。

浙江省：带根叶：1800元/千克；鲜条：1500～1600元/千克。

云南省：带根叶：900元/千克；鲜条：800～1000元/千克。

广东省：鲜条：1600～1800元/千克。

广西壮族自治区：带根叶：800元/千克；鲜条：600～900元/千克。

（2）枫斗 铁皮枫斗集中于集散市场、医药名店销售，与石斛属20余个药用种类所制成的枫斗产品外观常难以区分，但售价相差极大；同是铁皮石斛，不同产地的产品售价相差大，浙江乐清、武义等地栽培的一般高于云南产的产品。2011年主产地价格如下。

浙江省：铁皮枫斗：8000～25000元/千克；紫皮枫斗：2400～2500元/千克。

云南省：铁皮枫斗：7500～22000元/千克；紫皮枫斗：1500～1800元/千克。

广东省：铁皮枫斗：9000～25000元/千克；紫皮枫斗：2600～2800元/千克。

广西壮族自治区：铁皮枫斗：7000～20000元/千克；紫皮枫斗：1600～1900元/千克。

（3）精加工药品及保健品 精深加工成品以超市、医药名店为主，据不完全统计，国内以石斛为原料的制药企业年需求石斛总量为1.5万吨，其中仅江苏与浙江两地的上市药业就需要8000余吨，市场需求量巨大。铁皮石斛精加工的原材料多数为生产企业自行人工栽培或定点生产基地生产，质量信誉较高。但因铁皮石斛产地间、种内品种间存在质量差异，不同生产企业对精深加工产品投料数量及配料成分的差异，导致保健效果与销售价格的差异。产品有南京金陵制药集团生产的脉络宁注射液、北京同仁堂集团生产的孕妇清火片等。

2. 鲜花产品

石斛兰等鲜花产品在欧美等发达国家普遍受欢迎，因该花具有秉性刚强、祥和可亲的气质，多为"父亲节"专用花卉，具备很强的观赏性。当今世界上许多国家都有广泛栽培，尤以东南亚最盛，其中以泰国产量最大，消费市场主要在日本及欧美等发达国家。到 2005 年，共有 9446 个杂交种在国际兰花品种登记机构记录。我国培育和规模化生产观赏石斛兰时间较晚，比之蝴蝶兰等品质、种类较为落后，但市场空间巨大。

3. 目标市场分析

石斛作为重要的中药材、保健品原料和观赏植物，其用途广泛，开发利用历史悠久，且铁皮石斛自古被人们当作高档药用生态产品进行消费，目前铁皮石斛主要销售地为北京、上海、广东及香港等区域，具备较强的消费能力和市场前景。石斛除作药用外，还具有较高的观赏价值，主要销往日本、欧美的发达国家，在盆花和切花生产方面具有较大的市场前景。石斛制品作为新世纪食品、药品、保健品的主导趋势，市场前景较好。因此，相关产品必将会在国内、国外市场具备较强的竞争力。

（三）石斛产业特点分析

1. 石斛产业目前已经渡过起步期进入发展期，政府已经开始关注和引导产业发展，石斛产业已经成为重点引导型产业。目前进入门槛相对较高，但还没有著名品牌产品和龙头企业出现，如果能在技术和市场上有所突破，今后五年将有很大的利润空间和发展空间。

2. 石斛产业属于高科技支撑的产业，从产业链环节上看，从育苗（科研机构＋具备育苗能力的企业）→种植（基地＋农户）→初加工（基地＋农户）→深加工（药企、保健品生产企业）。组织培养工厂化生产技术研发与推广应用，解决了种苗大量繁育难题，确保了生产栽培每年数亿株苗木的需求问题；栽培基质的研发与集成栽培技术的应用，解决了从野生到家化栽培的技术瓶颈；依据中医原理，通过多种名贵药材的复配，生物活性物质的高科技提取工艺研发，形成了一批专利技术与新产品，在产业链上拥有专利和培育技术将是企业的核心竞争力。

3. 石斛产业属于高投入、高风险产业。目前石斛种苗的组织培养及工厂化生产不仅需要技术，也需要较高的投入和管理；石斛种植由于技术性强，需要较高投入建设大棚设施，除土地成本，每亩集约化栽培石斛投资达 5 万～6 万元；在成品加工领域，更需要现代高科技有效成分的提取工艺与技术，在设备、技术上需要高投入，高投入必然存在较高的风险。因此，石斛产业链各环节都需要较大型的农业合作组织、骨干龙头企业的直接组织参与。

4.种植是铁皮石斛产业的基础，成品加工是产业发展的核心，营销确保了产业的持续发展。从浙江石斛产业发展与产业链各环节布局分析可以发现，浙江铁皮石斛近年的快速发展得益于栽培、加工与营销的有机结合，产业链的各环节联动。相反，部分省区虽然大力发展石斛种植，但未能很好地实现产业联动，从而制约了铁皮石斛产业的快速发展。

（四）石斛行业与互联网等行业融合发展机遇

互联网对石斛的影响在将来会更加深刻，企业使用"互联网+"平台技术来提高网络服务水平并增强竞争力，石斛电子商务将迅速发展。业界建立了石斛质量安全大数据和互联网监管技术平台，可以有效地实时监测石斛质量和重要安全指标。

繁荣的供应形式将继续支持石斛产业与互联网等产业的融合与发展，丰富石斛产业的新模式和新业务形式，这是当前社会资本更加关注的，石斛产业与其他相关产业融合带来的发展机遇。当前的"互联网+""实时广播+""移动+""电子商务+""5G+"等都是石斛行业与相关产业整合发展的案例，是石斛产业真正促进消费转型升级的重要起点。这些主要行业的整合和发展将产生石斛行业的无数新模式和新格局。

（五）石斛行业发展需要突破创新瓶颈

石斛产业的发展趋势是智慧和生态将成为新的标准和新的亮点。从三个层面可以看出这一趋势，第一是客户的要求，从业人员对石斛的要求越来越高，对服务的要求也越来越高。第二是政府的管理目标，最初只针对企业，做好一项奠定行业基础的工作就足够了，但现在不行，除了高质量的基础设施运营商，还需要在行业规范、行业前景、行业趋势等方面有明确的方向指导，并且管理要求也在不断提高。第三是投资者的期望，现在很难提高低端技术的产品价值，因此许多公司都在改变笼子，以通过产业升级来提高质量和价值。因此，石斛产业需要不断提高自身的创新能力，突破行业瓶颈，实现整个石斛产业的高质量发展。

>> 参考文献

[1]于善凯，涂宏建，晏永球，等.铁皮石斛花的研究进展[J].特种经济动植

物，2021，24（10）：41-45.

［2］范家坤，刘倩葶，罗慧，等.铁皮石斛花营养成分分析［J］.食品安全质量检测学报，2021，12（21）：8334-8341.

［3］毕云凤，朱秀英，苏艳梅，等.叠鞘石斛花的化学成分研究［J］.工业微生物，2023，53（2）：14-16.

［4］张冬英，范黎明，龚舒静，等.鼓槌石斛花总黄酮及挥发性成分研究［J］.食品科技，2014，39（10）：198-202.

［5］宋小蒙，王洪新，马朝阳，等.GC-MS分析金钗石斛花挥发性成分［J］.食品与生物技术学报，2019，38（9）：133-138.

［6］杨晓蓓，王雅琴，谢勇，等.顶空固相微萃取和气相色谱-质谱联用分析流苏石斛花的香气成分［J］.日用化学品科学，2019，42（8）：40-43.

［7］李杰，王再花，周荣.玫瑰石斛花的主要营养成分分析［C］.//2017年中国观赏园艺学术研讨会论文集，2017：511-514.

［8］罗慧，刘倩葶，范家坤，等.紫皮石斛花营养成分测定分析［J］.中国野生植物资源，2021，40（9）：18-22.

［9］赵潇.石斛花提取物抗新城疫病毒效果研究［J］.现代农业科技，2021（2）：188-189.

［10］梁婉婷，王新婷，朱朋艳，等.基于网络药理学分析铁皮石斛花总黄酮抑制结肠癌作用机制及体外实验验证［J］.中南药学，2022，20（12）：2772-2780.

［11］杨明志，赵菊润，李振坚.中国石斛产业发展报告［M］.北京：中国医药科技出版社，2022.

［11］凌楠，罗春凤，高崇斌，等.广西产铁皮石斛花提取物的细胞毒性及体外抗氧化活性研究［J］.中国食品添加剂，2023，34（5）：141-148.

［12］唐靖雯，卢礼平，王欢，等.铁皮石斛叶的研究进展［J］.中国民族民间医药，2020，29（7）：63-67.

［13］张春花，徐巧林，曾雷，等.铁皮石斛叶的化学成分研究［J］.林业与环境科学，2020，36（3）：30-34.

［14］马成林.铁皮石斛叶超临界CO_2萃取、成分分析及免疫功能初步研究［D］.南京：南京农业大学，2014.

［15］阮沛桦，邓红，傅咏梅，等.叠鞘石斛叶黄酮类成分的"点-线-面"质量

分析［J］.医药导报，2020，39（11）：1536-1541.

［16］黄少杰，陈宏著，钟淳菲，等.铁皮石斛叶多糖对秀丽隐杆线虫体内抗衰老作用［J］.食品科学，2022，43（21）：203-208.

［17］杨东梅，谢宏晨，李安宁，等.贵州铁皮石斛叶多糖鉴定及降脂功能研究［J］.食品科技，2023，48（1）：167-174.

［18］黄琼，何燕萍.铁皮石斛叶多糖提取工艺优化及其抗氧化活性［J］.中国食品添加剂，2022，33（9）：48-53.

［19］张勇.铁皮石斛茎、叶、花多糖理化性质及抗氧化、免疫调节活性研究［D］.杭州：浙江大学，2016.

［20］韩娟娟，陈舜胜，刘克海.铁皮石斛叶多糖的提取及其免疫活性测定［J］.山东农业大学学报（自然科学版），2021，52（3）：436-442.

［21］刘英豪，林芳霞，谭银丰，等.石斛根中三个新的菲醌类化合物［J］.有机化学，2021，41（5）：2112-2115.

［22］宓文佳，陈素红，吕圭源，等.铁皮石斛根提取物对 2 型糖尿病模型小鼠的降糖作用研究［J］.中药药理与临床，2015，31（1）：125-129.

［23］陈佳江，郭力，许莉，等.叠鞘石斛茎叶花 HPLC-DAD-ELSD 对比研究［J］.时珍国医国药，2013，24（3）：574-575.

［24］李长田，李成博，范卫卫，等.鼓槌石斛干花正己烷提取物的 GC-MS 研究［J］.云南师范大学学报（自然科学版），2011，31（5）：75-78.

［25］遵义医科大学.一种金钗石斛手工香皂及其制备方法：CN202211558901.3［P］.2023-06-23.

［26］贵州华波日化有限公司.一种基于石斛的中草药护发素及其制备方法：CN202211550045.7［P］.2023-04-04.

［27］浙江工业大学.一种具有缓解视疲劳功能的铁皮石斛凝胶软糖及制备方法：CN202310498386.2［P］.2023-07-04.

［28］马奔光.一种治疗烫伤的外用中药浓缩液及其制备方法：CN202010169464.0［P］.2020-04-28.